Erwin Ringel

Zur Gesundung der österreichischen Seele

Herausgegeben von Michael Lewin

Europaverlag
Wien

Medieninhaber Europaverlag GesmbH Wien

Hersteller Elbemühl Graphische Industrie GesmbH Wien
Verlags- und Herstellungsort Wien
Printed in Austria

ISBN 3-203-50997-0

INHALT

Vorwort

Nestroy meinte sinngemäß: Die Natur hat ein Stück geschrieben mit dem Namen der Liebe. Und weil es so gefallen hat, haben die Menschen eine Fortsetzung verfaßt: die Ehe. Aber, wie es schon immer geht mit »die zweiten Teil«, es ist nicht mehr das nämliche Interesse.

Warum schreibe ich dann dennoch »einen zweiten Teil«? Weil er sich zum ersten nicht wie Ehe zu Liebe, sondern wie Therapie zu Diagnose verhält und bekanntlich jede Diagnose ohne Therapie sinnlos bleibt. Einmal mußte gezeigt werden, daß und wie wir uns helfen könnten.

»Die österreichische Seele« (1984) war ein Buch, dessen erstes Kapitel (leider) Wort für Wort (wie leicht nachgelesen werden kann) im vergangenen Jahr Bestätigung fand, ein Buch der Unter-, nicht der Übertreibung.

»Religionsverlust durch religiöse Erziehung« (zusammen mit A. Kirchmayr 1985) warnte vor dem Rückschritt, der in der katholischen Kirche seit einiger Zeit stattfindet. Man hat es erst geglaubt, als die Folgen gerade in Österreich unübersehbar wurden.

Folgerichtig mußte ich jetzt ein Buch der Hoffnung schreiben, in der Hoffnung, daß sich auch dessen optimistische Aussagen annähernd so erfüllen mögen wie die pessimistischen der beiden anderen.

Den Lesern darf ich es überlassen, ob sie mich gütig zu jenen »kritischen Schreibern« zählen werden, von denen Franz Vranitzky gesagt hat: es liegt ihnen etwas an unserem Lande.

Altaussee, den 8. August 1987

I. KAPITEL

Waldheim. Österreich zwischen Selbstschädigung und Selbstbesinnung

Daß ich bei der Bundespräsidentenwahl auf der Seite Kurt Steyrers gestanden bin, darf ich als bekannt voraussetzen.

Bedauere ich es heute, mich in einem verlorenen Wahlkampf intensiv engagiert zu haben? Ganz im Gegenteil; ich bleibe bei der Aussage, die ich nach der Niederlage gemacht habe: »Lieber mit Steyrer verlieren, als mit Waldheim gewinnen«, und ich vermute, daß dies heute auch viele Menschen, die seinerzeit Waldheim bevorzugt haben, verstehen werden. Ich hoffe, daß ich die Begründung für diese These hier nicht schuldig bleiben werde.

Nur soviel sei gleich zu Beginn gesagt: Es gibt eben Zeiten und Personalentscheidungen, die wie eine Wasserscheide wirken, die klare Parteinahme verlangen, die Auffassungen polarisieren – solche Momente sind sicher hart und mehr als schwierig, aber sie bringen auch einen großen Vorteil, vielleicht sogar eine Gnade mit sich: Sie zwingen den Menschen, Farbe zu bekennen und damit zu erkennen, wohin er gehört.

Es existiert nur ein Grund, der es mich bedauern läßt, für Steyrer gekämpft zu haben: Bei allem, was ich seitdem zur Waldheim-Affäre sage, zögern viele Leute nicht, diese Bemerkungen mit der Parole zu entwerten: Er war ja für den Steyrer tätig und kann daher nicht objektiv sein. In Wirklichkeit handelt es sich aber bei meinen Stellungnahmen um tiefenpsychologische Aussagen, wobei ich selbstverständlich gegen Irrtümer und Subjektivismen (= mögliche Voreingenommenheiten) nicht völlig immun bin.

Die Ausgangssituation

Nun aber einen Schritt weiter, zur Beantwortung der schicksalhaften Frage: Warum hat Steyrer die Wahl verloren? Seine Ausgangsposition war keineswegs günstig, sein Bekanntheitsgrad wesentlich geringer als der eines ehemaligen Generalsekretärs der UNO. Dazu kommen noch andere Gründe:

Die Bevölkerung wollte ein Gegengewicht gegen die schon 16 Jahre dauernde sozialistische Alleinregierung schaffen, nicht zuletzt deswegen, weil leider auch diese in ihrer Geschichte so vorbildlich demokratische Partei an der Versuchung zum Machtmißbrauch während der langen Regierungszeit nicht völlig vorbeizugehen vermochte. Selbst in der Wolle eingefärbte Sozialisten waren aus zwei Gründen verärgert: Da war einmal die Krise in den verstaatlichten Stahlbetrieben, wo Entlassungen für die Sanierung unvermeidlich wurden, nachdem diese Maßnahme allzulange hinausgezögert worden war; da war andererseits die jedem Demokraten unsympathische Koalition mit den »Freiheitlichen«, die vom Altkanzler Kreisky seinem Nachfolger Sinowatz als Vermächtnis aufgezwungen wurde, wohl weil Kreisky von der Schuschnigg-Regierung seinerzeit verfolgt worden war und seither in den Nachfolgern der Christlichsozialen den Hauptfeind zu sehen psychologisch gezwungen war.

Alle diese Fakten aber hätten noch lange keinen Sieg Waldheims garantiert. Dieser wurde mit einem Schlage erreicht, als der Jüdische Weltkongreß Waldheim beschuldigte, ein Kriegsverbrecher und Nationalsozialist zu sein. Durch dieses Geschehen entstand eine solche irrationale Begeisterungswelle für Waldheim, daß selbst ein stärkerer Kandidat als Steyrer, etwa selbst Bruno Kreisky oder sogar der liebe Gott (wie ich es in einem »Spiegel«-Artikel formulierte), dagegen nicht hätte reüssieren können. Man kann also mit gutem Grunde – pointiert formuliert – Israel Singer und Edgar Bronfman vom Jüdischen Weltkongreß als die besten Wahlhelfer Waldheims bezeichnen; es wäre nur fair gewesen, wenn die »Waldheimschen« ihnen eine Provision überwiesen hätten.

Mit der Beschuldigung Waldheims durch den Jüdischen Weltkongreß gab es auf einmal eine Vielzahl von Gründen, Waldheim zu wählen; Freud würde gesagt haben, daß dies »überdeterminiert« wurde.

Der erste Grund war, daß es sich um einen unsachlichen, weil nicht durch Beweise gedeckten Angriff handelte, aber auch um einen, der in einer unglaublich aggressiven, ja sadistischen Art vorgetragen wurde. Immer hieß es: Für heute sagen wir nur soviel; morgen und übermorgen werden noch viel schwerwiegendere Beschuldigungen und Beweise geliefert werden. Nichts von all diesen »Versprechungen« aber wurde gehalten und das Schauspiel daher immer peinlicher. Sicher haben Edgar Bronfman und Israel Singer in der Nazizeit hinsichtlich ihrer Familien und auch der eigenen Person Entsetzliches erleiden müssen; das mag als mildernder Umstand gelten, kann aber diese fälschliche Bezichtigung – und für eine solche muß man sie bis zum heutigen Tage halten – unter gar keinen Umständen auch nur annähernd entschuldigen.

Jedenfalls war damit ein erstes entscheidendes Motiv für die Wahl Waldheims gegeben: dem fälschlich Angegriffenen beizustehen. In der Sprache der ÖVP-Plakate hieß dies: »Verleumdung darf sich nicht lohnen.« Es kann nicht bestritten werden, daß es sich dabei um ein edles, sittlich einwandfreies Motiv handelt, noch dazu um eines, das in Österreich eine gewisse positive Tradition hat.

Die anderen Motive, nun Waldheim zu wählen, waren leider moralisch ganz und gar *nicht* zu vertreten: Da ist zuerst der *Ausländerhaß* im allgemeinen zu erwähnen. Hieß es zuerst, daß wir Waldheim wählen müßten, weil ihm »die Welt vertraut«, so lautete die Devise jetzt konträr: »Wir müssen zu Waldheim stehen, weil ihn das Ausland mit Haß überschüttet.« Wer solchen Haß sät, der soll auch Haß ernten; das war eine populäre Erklärung für jene Österreicher, die seit langem geneigt sind, sich gegen alles »Fremde« zu solidarisieren.

Aber der »Fremdenhaß« spezialisierte sich zum dritten Motiv – und dieses war schwerwiegend –, zum *Antisemitismus*.

Man muß der Tatsache ins Auge sehen, daß der Judenhaß in Österreich lange vor Hitler »zu Hause« war, er schon seit Jahrhunderten eine enorm starke »christliche« Wurzel hatte, bis schließlich die rassistische dazu kam. Die Kirche – das muß ebenfalls tieftraurig festgestellt werden – trat dem damals nicht entgegen, sondern förderte im Gegenteil bei jeder Gelegenheit die Lehre »von den perfiden Juden, die unseren Heiland umgebracht haben«. Erst im Zweiten Vatikanum wurde dieser perfide Passus gestrichen; viel zu spät, um dadurch den jüdischen Opfern Hitlers und vieler anderer prominenter Österreich-Nazis auch nur irgendwie Hilfe leisten zu können. Auch die enormen Bemühungen des Wiener Kardinals Franz König, hier eine Weichenstellung herbeizuführen in Richtung Anerkennung der Juden als unsere Brüder, ja als besonders nahestehende Brüder, weil ja Christus Jude war und die christliche Religion im Grunde eine jüdische ist, beginnen erst langsam sichtbare Früchte zu tragen; eine solche Umstellung benötigt noch lange Zeit.

Daß wir es heute vor allem mit den Ausläufern des *christlichen* Antisemitismus zu tun haben, hat ganz besonders der berühmt-berüchtigte Brief des Vizebürgermeisters von Linz, Carl Hödl, bewiesen. Darin wurde der Angriff gegen Waldheim mit dem Prozeß, der gegen Christus stattfand, in Parallele gesetzt (Waldheim in der Christus-Rolle!), und dann hieß es wörtlich: »Aug' um Aug', Zahn um Zahn ist nicht unsere europäische Auffassung. Diese talmudische Grundtendenz in aller Welt zu verkünden, blieb Ihnen und Ihresgleichen vorbehalten.« Welche Geschmacklosigkeit, welcher Haß und welche Verfälschung der wahren jüdischen Lehre sprachen aus diesen Zeilen (ganz genauso wurde es jahrhundertelang von der Kirche betrieben!). Kein Zufall ist es auch, daß solch ein unqualifizierter Angriff aus den Reihen der ÖVP kommt, denn das ist eine christliche Partei, die die Erkenntnisse des Zweiten Vatikanischen Konzils, den Versuch, zu echter Brüderlichkeit *(auch mit den Juden)* vorzustoßen, bis zum heutigen Tag nicht zur Kenntnis nimmt (sie hält zum eigenen Schaden noch immer am vorkonziliären »Christentum« fest). Und es ist dann auch ganz folgerichtig, daß es die Spitze der ÖVP ablehnt, sich wirklich mit aller Deutlichkeit von Hödl zu distanzieren! Ein Beweis mehr dafür, daß in dieser Partei unter einer dünnen Zuckerglasur der alte »unchristliche christliche« Antisemitismus weiterhin sein Unwesen treibt.

Eines ist klar, und man konnte es lange vor der Waldheim-Affäre feststellen, wenn man nur bereit war, die Augen und Ohren offenzuhalten: Der Antisemitismus ist noch lebendig in Österreich; er hatte sich nur in den Untergrund zurückgezogen. Nun aber, durch den Waldheim-Effekt, konnte er sich wieder offiziell sehen lassen; er war »hoffähig« geworden und unverschämt, statt wie bisher verschämt.

Jetzt komme ich zu einer anderen Feststellung, vielleicht die traurigste in diesem Trauerspiel: Die ÖVP, also just jene Partei, die immer wieder mit der Parole hausieren geht, sie stelle die Interessen Österreichs über die eigene *Partei* (auch bei der Nationalratswahl 1986 wagte sie dies zu behaupten, aber die Wähler haben es ihr nicht abgenommen), zögerte nun keinen Moment, eben jenen Ausländerhaß und ganz besonders den Antisemitismus mit allen demagogischen Mitteln anzuheizen, damit er ihrem Kandidaten zugute komme. Und auch der Kandidat hat dies ohne Protest, ja ganz im Gegenteil, mit Wohlgefallen hingenommen unter der Devise: »Erlaubt ist, was mir nützt.« Da war ununterbrochen von gewissen »jüdischen Kreisen«, vom »Weltjudentum« die Rede, da bediente man sich der eindeutig aus dem nazistischen Vokabular stammenden Formel: »Jetzt erst recht«, und schließlich war da das Plakat mit der Parole: »Wir Österreicher wählen, wen wir wollen«, und der berüchtigten gelben Farbe. Es handelte sich um ein eindeutig antijüdisches Plakat, denn es sollte ja ausdrücken: Wir lassen uns bei unserer Wahl nicht vom Jüdischen Weltkongreß »dreinreden«. Es war nicht nur mein Eindruck, sondern der vieler Menschen, die besorgt und entsetzt zu mir kamen, daß die gelbe Farbe absichtlich gewählt war – als indirekte Erinnerung über den schrecklichen gelben Stern an die »bösen Juden« (die ja direkt nicht erwähnt werden durften).

Natürlich kann man eine solche Absicht nicht beweisen; es mag auch sein, daß es sich bei dieser »Zusammenstellung« nur um eine Fahrlässigkeit mit unbewußter Intention gehandelt hat – schlimm bliebe auch dies. Der Chefredakteur der »Presse«, Thomas Chorherr, meinte dazu im Radio, diese meine Assoziationen seien »das Dümmste, was er je gehört hätte, denn dann dürfe man ja von nun an auch keinen Postkasten mehr gelb anstreichen«. Ich schrieb ihm daraufhin einen privaten Brief, in dem ich ihm zu erklären versuchte, warum gerade auf einem antisemitischen Plakat die gelbe Farbe hätte nicht verwendet werden dürfen. Der

Schluß des Briefes lautet:

> Wenn Sie jetzt noch immer nicht den Unterschied in der Problematik dieser Plakate und jener der Postkästen verstehen, dann müßte ich Ihnen allerdings jedes Recht absprechen, einen anderen Menschen als »dumm« zu bezeichnen.

Daß Chorherr dann diesen Brief komplett in der »Presse« abdrucken ließ, empfand ich als einen überraschenden Akt von Toleranz.

An dieser Stelle sei ein zeitlicher Vorgriff erlaubt, mit dem ich auf die katastrophalen Folgen hinweisen muß, die dieses verantwortungslose Spiel mit antisemitischen Affekten hervorgebracht hat. Es hilft nicht, wenn nun gerade die Urheber dieses Unheils ehrlich oder heuchlerisch mit Erklärungen gegen den Antisemitismus auftreten. Es hilft nicht, wenn Umfragen in Auftrag gegeben werden, die zu beweisen versuchen, daß nur sieben Prozent (!) der Österreicher Judenhasser seien. Das nimmt uns niemand ab, der beobachten muß, daß man – um mit Fritz Muliar zu sprechen – überall auf diese sieben Prozent trifft! Es fallen ungehemmt Ausdrücke am laufenden Band, die direkt aus dem Streicherschen »Stürmer«-Vokabular stammen könnten.

Man höre sich an, was an vielen Tagen bei der Mahnwache vor dem Stephansdom (auf die ich noch zurückkommen werde) ausgesprochen wurde (und in der Sendung »Im Brennpunkt« als beschämendes Dokument festgehalten ist), und man muß erschrecken: Schon wird Juden wieder gesagt, sie seien unerwünscht, und das Bespucken ist bereits der Übergang von Verbalinjurien zu Tätlichkeiten.

Es ist daher eine zwar unfaßbare, aber leider sehr verständliche Tatsache, daß unsere jüdischen Mitbürger (viele sind geliebte Freunde von mir) wieder Angst haben, stets den Paß bei sich tragen, damit sie, wenn es »heiß« wird, sofort flüchten können ... Ich hätte es für unmöglich gehalten, das nach der Nazizeit noch einmal erleben zu müssen...

Zurück zur ÖVP: Ich komme aus der Katholischen Jugendbewegung und bin daher dieser Partei einmal nahegestanden. Seit meiner Kindheit durchzieht eigentlich ein Regulativ andauernd und gleichbleibend mein privates, berufliches und politisches Verhalten: die Gestaltung christlicher Nächstenliebe. Selbstverständlich habe ich dabei unzählige Male aus kläglicher menschlicher Schwäche versagt, aber aus den Augen verlor ich es nie. In meinerGutgläubigkeit und Naivität habe ich nun lange Zeit angenommen, daß dies auch das Ziel der Kirche und der christlichen Parteien sei. Es wurde eine der schmerzlichsten Erfahrungen meines Lebens, daß dies in beiden Fällen nicht stimmt: Dort herrscht oft eine Kälte, Härte und Unbarmherzigkeit, eine Benachteiligung der Machtlosen, ein Ersatz christlicher Inhalte durch bloß formalistische Engstirnigkeit, die einem angst und bange macht. Aufgrund dieser herben Enttäuschung bin ich ein (dennoch wohlwollender) Kritiker der Kirche geworden; von der »christlichen« Partei aber wandte ich mich ab. In der »Wochenpresse« habe ich darüber geschrieben, daß dies erst dann anders werden könnte, wenn diese Partei sich endlich einmal wieder in ihrer Moral an der Frage orientiert: Wie hätte da Jesus Christus entschieden?

Nun gibt es wohl keinen Zweifel, daß die Entscheidung der ÖVP, den Antisemitismus zum Vorteil des eigenen Kandidaten anzufachen, *nicht* im Sinne von Christus war. Aber die Fairneß gebietet es, festzustellen, daß an der Parteispitze zumindest einer dieses Spiel nicht mitmachen wollte: Erhard Busek.

Und ich möchte daher in diesem Zusammenhang, obwohl ich ihm damit vielleicht bei seinen Parteifreunden mehr schade als nütze, eine Laudatio auf ihn halten. Er hatte schon bei der Verarbeitung des Februar 1934 im Jahre 1984 eine Betrachtungsweise zugelassen, die die Schuld der Christlichsozialen an diesen tragischen Ereignissen eingestand. Und er ließ im Waldheim-Wahlkampf keinen Zweifel darüber, wie er denkt, als er im »profil« erklärte: »Diese Plakate müssen weg.« Aber die Tragödie dieses Mannes wurde dadurch nur um so deutlicher sichtbar, denn er blieb letztlich doch Gefangener seiner Partei: Er begann mutige Schritte, aber an einer bestimmten Stelle blieb er stehen, als stoße er an ein unsichtbares Gitter, als könne er eine Kette, an die er gefesselt ist, nicht zerreißen. Und per Saldo geschah also nichts. »Herr Busek, sind die Plakate antisemitisch?« Antwort: »Nein.« Da wird doch die Frage zwingend, warum sie dann wegmüssen? Wie dem auch sei, eines steht fest: Die ÖVP wäre gut beraten, wenn sie es zulassen würde, mehr als *einen* Busek zu haben.

Die Tragödie Waldheims

Nach diesem Exkurs nun zurück zum zeitlichen Ablauf des Trauerspiels. Zu den bisher genannten Motiven, Waldheim zu wählen – Solidarisierung mit dem Verleumdeten, Ausländer- und Judenhaß –, fügt nun Waldheim, gleichsam in einer schlimmen Eigenproduktion, ein viertes hinzu, denn seine Tragödie beinhaltet ja nicht nur den unbewiesenen Angriff auf ihn, sondern auch die Art, wie er darauf reagiert. Er verwickelt sich hinsichtlich seiner Zugehörigkeit zu Gliederungen der NSDAP (Nationalsozialistische Deutsche Arbeiterpartei) in Widersprüche, muß seine Angaben wiederholt korrigieren, ist nicht imstande, hinreichend zu erklären, warum er seine Kriegsdienstzeit auf dem Balkan verschwiegen hat. Wieso kann er sich an nichts erinnern? Wie kann er jetzt (1986) sagen, er habe damals »nur seine Pflicht getan«? Wie kann er behaupten, von der Judendeportation am Balkan nichts gewußt zu haben? Wie ist seine Formulierung: »Der Begriff ›Trauerarbeit‹ ist mir unbekannt« möglich? Hat er nie etwas von Mitscherlichs Buch »Die Unfähigkeit zu trauern« gehört?

Fragen über Fragen, die keine genügende Antwort erfahren. Alles bleibt in einem merkwürdig undurchdringlichen Zwielicht stehen. In dieser Weise macht sich Waldheim selbst zum Symbol des Verschweigens, des Verwischens, der Verdrängung und des Vergessens.

Dadurch entsteht in Österreich eine Polarisierung der Meinungen, der sich kaum jemand entziehen kann und unter der das Land bis zum heutigen Tage schwer leidet.

Die einen sind der Auffassung, daß sich Waldheim durch seine geringe Glaubwürdigkeit für die Kandidatur als Bundespräsident selbst disqualifiziert hat. Karl Heinz Ritschel, der Chefredakteur der »Salzburger Nachrichten«, war der erste, der es wagte, dies öffentlich auszusprechen – was doppelt zählt, wenn man bedenkt, aus welchem Lager er kommt. Aber da ist ein anderes Argument noch viel maßgeblicher für diese Gruppe: Zwar glauben sie nicht, daß Waldheim ein Kriegsverbrecher ist, aber sie glauben, daß diese Negativ-Aussage nicht genügen kann, um einen Menschen zum »ersten Staatsbürger« zu machen. Nicht seine Vergangenheit werfen sie Waldheim vor, sondern die Art, wie er mit der Vergangenheit umgeht. Waldheim ist für sie ein opportunistischer Anpasser, der die 40 Jahre, die seit dem Ende der Naziherrschaft vergangen sind, nicht benützt hat, um sich Rechenschaft darüber zu geben, was damals eigentlich getan hätte werden müssen, wie am besten daraus hervorgeht, daß er noch immer das Vokabular der Nazis verwendet, indem er von »Pflichterfüllung« und »Verteidigung der Heimat« (welche Heimat: Deutschland?) spricht. Besonders bestärkt werden sie in ihrer Ablehnung Waldheims schließlich dadurch, daß er überhaupt nicht zu verstehen scheint, was ihm eigentlich vorgeworfen wird, und sich lediglich in die Formel flüchtet, er sei kein Kriegsverbrecher und habe diesbezüglich ein reines Gewissen.

Die anderen klammern sich weiterhin an die Tatsache, daß Waldheim zu Unrecht beschuldigt worden sei. Wie er mit dieser Beschuldigung umgegangen ist, interessiert sie nicht, denn – wie Bergmann von der ÖVP ausführt – wenn man einen Menschen moralisch zu vernichten versucht, dürfe man die Methoden, mit denen er auf eine solche Notsituation reagiere, nicht auf die Goldwaage legen und müsse für Blößen, die er sich dabei gebe, volles Verständnis haben: Der wahre Schuldige bleibe immer einzig und allein der »Attentäter«.

Die Tragödie der Österreicher

Bald zeigt sich, daß diese zweite Gruppe bedeutenden Zuzug erhält: Waldheim ist, wie bereits erläutert, durch Bestreiten jeder Schuld zum Symbol für Verdrängen und Vergessen geworden. Und damit entsteht ein weiteres Motiv, ihn zu wählen, denn er wird die ideale Identifikationsfigur für nur allzu viele Österreicher, deren Lösung der »Vergangenheitsbewältigung« seit langem ebenfalls Verleugnen und Vergessen ist. Waldheim wird für sie der Traumkandidat, nicht *obwohl,* sondern *weil* er mit seiner Geschichte so und nicht anders umgeht.

Damit erweitert sich die Tragödie Waldheims zur Tragödie der Österreicher; es entwickelt sich ein solcher irrationaler

Sog in seine Richtung, daß es kein Halten gibt. Und so wird er – »Es lebe die neurotische Selbstschädigung!« – mit beachtlicher Mehrheit (allerdings nicht mit Mehrheit der Wahlberechtigten) zum Bundespräsidenten gewählt. Am Abend des Wahltags ruft mich jemand anonym an und schreit höhnisch ins Telefon: »Herr Professor, Sie haben aufs falsche Pferd gesetzt!« Ruhig antworte ich: »Nein, ihr habt das falsche gewinnen lassen.«

»Viele Hunde sind des Hasen Tod«, das Sprichwort ist bekannt. Ich will Dr. Steyrer keineswegs als »Hasen« bezeichnen, aber »Hunde«, das heißt Motive, die für ihn zum Verhängnis wurden, weil sie Wähler in die Bahn seines Konkurrenten trieben, gab es jedenfalls mehr als genug.

Ich habe einen »Reigen« von ihnen bereits aufgezählt, aber bevor ich auf die Folgen der Wahl Waldheims eingehe, muß ich leider noch zwei weitere Hinweise machen:

Da ist zuerst die Stellungnahme des von mir sehr geschätzten damaligen Bundespräsidenten Dr. Kirchschläger zu den sogenannten Waldheim-Papieren zu nennen. Mit richterlicher Sachlichkeit stellte er fest, daß diese seiner Meinung nach nicht ausreichen würden, um gegen Waldheim Anklage zu erheben. Das aber war ein Punkt, der für die meisten Österreicher sowieso nicht zur Diskussion stand. Der andere Punkt aber, Waldheims Verhalten während des Wahlkampfes, seine Äußerungen über die Vergangenheit, kam in der Erklärung Kirchschlägers kaum vor. Nur wer ganz aufmerksam zuhörte, registrierte, daß der Bundespräsident meinte, Waldheim müßte von den Judenverfolgungen sehr wohl gewußt haben. Unter diesen Umständen wurde das Statement Kirchschlägers, was dieser bei seiner strikten Neutralität sicher nicht wollte, zu einer indirekten Wahlempfehlung für Waldheim.

Nur ein Bedenken habe ich in diesem Zusammenhang:

Dem Bundespräsidenten hätte dies eigentlich bewußt sein müssen.

Das zweite Motiv, das nicht verschwiegen werden darf, ist die wirklich völlig einseitige Information der Bevölkerung in Richtung Waldheim durch die Presse. Es muß gesagt werden – auch auf die Gefahr hin, daß man selber eine schlechte »Presse« bekommt –, daß die Berichterstattung während des Wahlkampfes so uniformiert und einseitig war, daß man durchaus hätte glauben können, man lebe in einem totalitären Staat. Ich kann und will auf Einzelheiten nicht eingehen; jeder, der guten Willens ist, kann es ja jederzeit nachprüfen. Selbst Zeitungen, die sich tapfer der Flut entgegengestellt hatten, schwenkten im letzten Moment aus Gründen, die man zwar ahnen kann (aber das ist kein Trost), plötzlich um. Und schauerlich wurde es dem Staatsbürger, der sich weder verdummen noch einlullen ließ, bewußt, daß in der entscheidenden Stunde dieses Land über keine überparteiliche Zeitung verfügte, wie sie etwa in der Bundesrepublik durch die »Zeit« oder die »Süddeutsche« oder in der Schweiz durch die »Züricher Zeitung« repräsentiert wird. Und auch auf längere Sicht scheint keine Chance auf eine diesbezügliche Änderung gegeben . . .

Maximilian Gottschlich, Professor für Publizistik und Kommunikationswissenschaft an der Universität Wien, faßt die Untersuchung von 462 Artikeln, die im Zusammenhang mit dem Bundespräsidentenwahlkampf in der österreichischen Presse erschienen sind, wie folgt zusammen: Von wenigen Ausnahmen abgesehen, kennt Österreichs veröffentlichte Meinung weder Aufklärung noch Aufarbeitung.

Die Tragödie Österreichs

Indem die Österreicher Waldheim zum Bundespräsidenten machen, wird die Tragödie Waldheims zur Tragödie des ganzen Landes. Das Symbol für Vergessen und Verdrängen ist nun das Aushängeschild des Staates. Zwar hat es angesichts der fast totalen »Gleichschaltung« der Massenmedien an Warnungen weitgehend gefehlt, aber auch wenn es mehr gegeben hätte, wäre dies wirkungslos geblieben angesichts der trotzigen »Jetzt-erst-recht«-Stimmung, die wiederholt Züge einer unbeeinflußbaren Massenhysterie angenommen hatte.

Der schon einmal zitierte Thomas Chorherr auf die Frage, ob die Wahl Waldheims nicht schlimme Folgen in der Welt auslösen könnte, sinngemäß: Aber nein, das ist alles in ein paar Wochen vorbei, und dann geht man darüber zur Tagesordnung über. Man hatte somit geglaubt, daß – weil *wir* Großmeister im Vergessen sind – andere Staaten genauso reagieren würden.

Das Gegenteil ist eingetreten: Das Ansehen Österreichs in der Welt hat einen Tiefpunkt erreicht, den man nicht für möglich gehalten hätte. Wir haben einen Bundespräsidenten, der in den USA auf die Liste derjenigen gesetzt wurde, die nicht einreisen dürfen, und der von allen westlichen Ländern »geschnitten« wird, der um Einladungen »hausieren« gehen muß und die Tatsache, daß er sich eine Visite im Vatikan praktisch erzwungen hat, als Triumph bewertet. Gerade dieser Besuch aber hat gezeigt, daß, wer sich mit Waldheim einläßt, alsogleich darauf untersucht wird, ob er nicht auch ein Symbol des Verdrängens ist, nach dem Motto: »Gleich und gleich gesellt sich gern.« Und diese Parallelsetzung ist gerade für die katholische Kirche sehr gefährlich, denn wer wollte leugnen, daß sie sich in der Nazizeit schwere und unentschuldbare Unterlassungen gegenüber unseren jüdischen Mitbürgern zuschuldenkommen ließ (mir ist dies erst *nach* dem Kriege so recht klargeworden, denn während dieser Zeit fand ich in der Kirche meinen Halt und erlebte ja auch am eigenen Leibe, daß sie von den Nazis verfolgt wurde – ich weiß heute gar nicht, was ich gemacht hätte, wenn mir die partielle Kollaboration zwischen Katholizismus und Hitler früher bewußt geworden wäre).

Viele Österreicher hatten sich so schön und geschickt und listig um ihre Mitverantwortung an den Untaten des Dritten Reiches herumgeschwindelt; sie spielten die »Unschuld vom Lande«, schliefen – von keinen Gewissensbissen beunruhigt – gut (»Schlafe, österreichische Mutter, schlafe gut«, könnte man Friedrich Torberg variieren), fühlten sich auf einer »Insel der Seligen« von nichts Schlimmem bedrängt – nun, durch die Wahl Waldheims, war dies mit einem Schlage vorbei; die Vergangenheit hatte sie eben durch diesen Mann wieder eingeholt.

Aber – und dies ist wiederum typisch österreichisch – statt nun an die eigene Brust zu klopfen und zu erkennen, wie sehr diese Katastrophe *hausgemacht*, die typische Folge der *eigenen* irrationalen Verblendung war, begann man, im Ausländer- und natürlich auch im Judenhaß noch ein »Schäuferl« zuzulegen und diesen bösen Regierungen und Menschen die ganze Schuld zuzuschieben. Und obwohl wir doch wahrlich westlich orientiert sind und vor nichts so große Angst haben wie davor, eine »Volksdemokratie« zu werden, zögern wir nun nicht, die USA und die westlichen Großmächte (denen wir Leben – Marshallplan! – und Selbständigkeit verdanken) zu attackieren und uns dem (Nahen) Osten anzubiedern (denn *dort* wird Waldheim empfangen – und eine Präsidenteneinladung ist ja jetzt für uns das Wichtigste auf der Welt)!

Es ist zur schlimmen Unsitte geworden, daß Länder ihre antiamerikanische bzw. antiisraelische Gesinnung (Jordanien, Ägypten) am »besten« dadurch zum Ausdruck bringen, daß sie Waldheim zu einem Staatsbesuch einladen! Und wir schämen uns nicht, von diesem Kakao, durch den man uns zieht, auch noch zu trinken!

In dieser Situation ist es daher doppelt wichtig, einen ruhigen Kopf zu bewahren und sehr kritisch zu prüfen, was uns aus diesem Jammer herausführen kann.

Die Chancen der Zukunft

Fangen wir mit Kurt Waldheim an, und vergessen wir dabei nicht, daß er in dieser Tragödie nicht nur Akteur, sondern außer Zweifel auch Leidtragender ist, obwohl er sich bemüht, auch dies – wie so vieles andere – nicht zuzugeben. Die beste Lösung wäre es natürlich, wenn er endlich zu begreifen begänne, *was* man ihm vorwirft. Aber das scheint im Moment schon deswegen unmöglich, weil er immer fast hypnotisiert auf den einen Punkt starrt, nämlich zu beweisen, daß er kein Kriegsverbrecher ist. Ich fürchte aber: Selbst wenn ihm dies gelingt – was ihm sehr zu wünschen wäre –, wird das keine entscheidende Besserung seiner (und damit unserer) Situation mit sich bringen. Denn wir stehen ja mit ihm als Opportunisten, Mitläufer und Verleugner unserer Vergangenheit da, und *dort* liegt das wahre Problem: Um es nochmals zu wiederholen – es geht nicht so sehr um das, was er (und wir) damals getan haben, sondern darum, wie er (und wir) damit heute umgehen, welche Lehre er (und wir) daraus gezogen haben.

Eine Zeitlang habe ich geglaubt, es könnte hilfreich sein, wenn Waldheim eine Rede hielte, so ähnlich, wie dies der deutsche Bundespräsident Richard von Weizsäcker zum Gedenktag an das Kriegsende am 8. Mai 1985 getan hat: einsichtsvoll, Schuld bekennend und doch würdevoll. In der

Zwischenzeit hat Waldheim dies versucht, aber leider ohne sichtbares persönliches Engagement, »bemüht«, aber wenig glaubwürdig, eben wieder als eine aufgezwungene »Pflichterfüllung« und wohl auch – das war sicher das Entscheidende für die mißglückte Wirkung – zu einem viel zu späten Zeitpunkt. Warum war der Mann nicht früher imstande, auch nur ein Wort des Bedauerns für die Naziuntaten zu finden, etwa während des Wahlkampfes? War er so auf die Nazistimmen erpicht, oder welche anderen Gründe lagen vor? – Es ist jedenfalls schwer zu verstehen. Ich muß daher einbekennen: Als ich die Rede hörte, war mir bei der Vorstellung, er werde auch die Gedenkansprache zum März 1938 halten, mehr als bang. Wie dem auch sei – auf jeden Fall war die Chance der Rede auch vertan.

Eine andere mögliche Lösung wäre Waldheims Rücktritt. Jeder Staatsbürger darf die Resignation seines Bundespräsidenten wünschen und diesen Wunsch in einer Demokratie auch öffentlich ausdrücken. Ich kann nicht leugnen, daß ein solcher Wunsch angesichts all dessen, was geschehen ist, durchaus verständlich erscheint. Nur eine Partei – so meine ich –, die im Wahlkampf mit ihrem Kandidaten gegen Waldheim unterlegen ist, sollte dies *nicht* tun, denn allzu leicht könnte dann der (im konkreten Fall meiner Meinung nach falsche) Eindruck entstehen, man wolle damit eine verlorene Wahl korrigieren. Das aber wäre eine Katastrophe für unsere Demokratie! Nein, ich halte auch sonst ganz und gar nichts von einer Bereinigung dieses Problems durch einen erzwungenen Rücktritt Waldheims, weil das keine Lösung wäre, die auf irgendeiner *Einsicht* beruht.

Bliebe noch die »Hoffnung«, daß Waldheim von sich aus zurücktritt. Dies halte ich für eine Illusion. Wenn er je eine solche Tendenz sein eigen genannt hätte, müßte sie schon durch eine Zurückziehung seiner Kandidatur während des

Wahlkampfes zutage getreten sein – er hätte damit seinem Lande viel Leid erspart. Nichts davon war zu bemerken, und seither muß sich Waldheim auch den Vorwurf gefallen lassen, daß er seine persönlichen Interessen über die Interessen Österreichs stellt.

In der Zwischenzeit ist ein Argument für Waldheim hinzugekommen, das ihn erst recht auf seinem Posten ausharren läßt und für das man ihm ein gewisses Verständnis nicht verwehren kann: daß natürlich sein Rücktritt zwar für manche ein schönes Symptom seiner Selbstüberwindung sein würde, für andere aber ein Eingeständnis seiner Schuld. Außerdem bleibt die Tatsache bestehen, daß sich unsere jüdischen Mitbürger vor einem Rücktritt Waldheims fürchten: Sie haben Angst, daß es dann aus »Rache« zu Ausschreitungen gegen sie kommen könnte. Dieses Argument wirft zwar ein trostloses Licht darauf, wie weit wir es schon wieder gebracht haben – die Gefühle unserer Freunde müssen aber dennoch jederzeit Berücksichtigung finden.

Wenn man dies alles bedenkt, wird nichts anderes übrigbleiben, als daß wir Waldheim für die weiteren fünf Jahre seiner Amtsperiode zu erdulden bereit sind. Und wir sollen dabei insofern aus der Not eine Tugend machen, indem wir dies mit Geduld, Anstand, Fairneß, Toleranz und vor allem mit Kontrolle unserer Emotionen tun. Wir haben dafür ja ein Beispiel: den Bundeskanzler Franz Vranitzky, den uns das Schicksal vielleicht zur ausgleichenden Gerechtigkeit geschenkt hat und der weiß Gott keinen Zweifel daran läßt, wie schwer er an Waldheim trägt, und der dies dennoch vorbildlich auf sich nimmt. Er hat recht, wenn er immer wieder betont, daß das nötig sei, um eine Staatskrise zu vermeiden; wir sollten dies alle zur Kenntnis nehmen!

Aber wir stehen noch vor einer viel größeren Aufgabe: Wir müssen uns endlich *unserer* Vergangenheit stellen und damit nach den Erkenntnissen der Tiefenpsychologie, spät, aber doch, *unsere* Identität gewinnen. Und dieser Prozeß müßte *zuerst vor uns selber* durchgeführt werden und *nicht* vor dem Ausland. Dies muß deswegen betont werden, weil viele naive Gemüter geglaubt haben, man könnte die Not dadurch beseitigen, daß man im Ausland ein »neues, besseres« Bild unseres Landes entwirft und sich damit gleichzeitig die eigene Selbstkritik erspart. Etwas Ungeschickteres, ja Dümmeres habe ich selten gesehen! Statt daß wir uns bemüht hätten, Waldheim dazu zu bringen, sich der Wahrheit zu stellen, haben wir (der Staat) die Methoden Waldheims übernommen. Flink wurden die Wahrheitssucher zu Nestbeschmutzern degradiert. Die Verharmloser, die »Polierer« des österreichischen »Image«, traten auf den Plan. Ausstellungen wurden inszeniert, die nachweisen sollten, daß die geistige Elite des Landes zwischen 1900 und 1938 größtenteils von den Juden gestellt wurde. Man entblödete sich sogar nicht, den Botschaften Order zu geben, sie sollten darauf hinweisen, daß Theodor Herzl, der Begründer Israels, ein Österreicher gewesen sei. Schade um jeden Groschen (und es waren Millionen), die dafür sinnlos ausgegeben wurden, denn dies alles war der ganzen Welt bekannt. Die entscheidende Frage lautete doch: Wie sind denn wir hier in diesem Lande mit diesen Menschen umgegangen? Wir haben sie verjagt, ermordet und seit 1945 nur zögernd und ungern, selbst bei der geringen Zahl der Heimkehrer, wieder aufgenommen.

Ungezählte andere Beispiele ließen sich für solche Weißwäscherei, Schönfärberei, Wirklichkeitsverleugnung anführen, aber auch dafür, daß solche »Bemühungen« katastrophale Folgen haben für unser sowieso schon tief reduziertes Ansehen im Ausland. Man müßte das doch endlich den Menschen, die dennoch nicht aufhören, ständig neue solcher

»Ideen« zu ersinnen, klarmachen, daß sie sich damit in eine Sackgasse verrennen. In schwerer Not müßten sie und wir alle zur Erkenntnis kommen: Kein Trick, keine Taktik kann uns helfen. Die Welt vermag zwischen Echtem und Gespieltem sehr wohl zu unterscheiden. Und nur das Echte wird uns vor der Welt, zuerst aber auch vor uns selbst, bestehen lassen.

Zuerst müssen wir also Selbsterkenntnis betreiben, selber die Wahrheit über uns zulassen. Jedes Volk muß sich mit seiner Vergangenheit auseinandersetzen, weil *jedes* Volk (so wie jeder Mensch) Schuld auf sich geladen hat. Wir Österreicher mißbrauchen aber diese Tatsache in der Weise, daß wir bei jedem Angriff auf uns von anderen Völkern verlangen, die sollten doch zuerst ihre Probleme verarbeiten. Indem wir so mit dem Finger stets auf andere zeigten, haben wir gelernt, ein Alibi dafür zu finden, daß wir bezüglich Vergangenheitsbewältigung immer schon sehr wenig taten. Dafür gibt es ja einen tragischen Beweis: Unsere stete Wiederholung der verhängnisvollen Verhaltensweisen.

Für die Versäumnisse einer kritischen Verarbeitung der nationalsozialistischen Zeit in Österreich will ich drei Gründe anführen, die man dafür verantwortlich machen könnte:

1. Die Moskauer Deklaration aus dem Jahre 1943, wonach Österreich das erste Opfer Hitlers war. Selbstverständlich stimmt das politisch, und es war ein Meisterstück Leopold Figls, dies auch im Staatsvertrag zu verankern. Psychologisch wurde es eher zum Danaergeschenk, denn dieser »Persilschein« enthob uns ja scheinbar jeder Auseinandersetzung mit unserer Vergangenheit. In welcher Form wir (zumindest viele von uns) aber tatsächlich »Opfer« gewesen waren, das hat in seiner ganzen Paradoxie niemand besser beschrieben als Helmut Qualtinger im »Herrn Karl«:

»I maan, schaun S', was man uns da nachher vorg'worfen hat – des war ja alles ganz anders . . . da war a Jud im Gemeindebau, a gewisser Tennenbaum . . . sonst a netter Mensch . . . da ham s' so Sachen gegen de Nazi g'schrieben g'habt auf de Trottoir . . . und der Tennenbaum hat des aufwischen müssen . . . net er allan . . . de andern Juden eh aa . . . hab i ihm hing'führt, daß ers aufwischt . . . und der Hausmaster hat zuag'schaut und hat g'lacht . . . er war immer bei aner Hetz dabei [. . .] I hab nur an Juden g'führt. I war ein Opfer.

2. Fast vom ersten Tag nach der Befreiung an wurde um die Stimmen der ehemaligen Nationalsozialisten geworben, später sogar regelrecht gebuhlt. Die erste demokratische Wahl fand im Herbst 1945 statt. Die Sozialisten hatten auf einem Plakat den Vorschlag gemacht, die österreichischen Kriegsgefangenen in Rußland, die noch immer fern der Heimat waren, müßten gegen ehemalige Nazis, die dann statt ihnen nach Rußland abgeschoben werden sollten, ausgetauscht werden.

Diese Absichtserklärung erwies sich als wahlentscheidend. Denn bei diesem Plebiszit war zwar ehemaligen Mitgliedern der NSDAP das Wahlrecht entzogen, aber ihren Angehörigen nicht – und deren Stimmen fielen so ins Gewicht, daß die Gegenspielerin der SPÖ, die ÖVP, die absolute Mehrheit erreichte. Die Sozialisten haben diese »Lektion« nicht vergessen, und schon bei der nächsten Wahl präsentierte sich der »Verband der Unabhängigen« vom ersten Moment an kenntlich als die Partei der »Ehemaligen«. Prominente sozialistische Politiker (die sich im übrigen große Verdienste um Österreich erworben haben, wie etwa Oskar Helmer) hatten ihn aus der Taufe gehoben und den Start ermöglicht, um die bürgerliche Front aufzuspalten, was auch vortrefflich gelang. Ich wage zu behaupten, daß man seither fast bei jedem Wort, das vor Wählern gesprochen wird, auf die »braunen« Kreise Rücksicht nimmt, weil sich das wahlentscheidend auswirken kann. Die beiden großen Parteien übertrafen sich in einem unschönen Wettlauf in dem Bemühen, unter ihrem Schutzmantel »Ehemalige« zu entnazifizieren. Es ist aber psychologisch leicht einsehbar, daß Menschen, die auf solche Weise umworben werden, wenig Anlaß sehen, in sich zu gehen und ihre Vergangenheit zu bereuen.

3. Gewissensbildung hat, wie man schon aus dem Wort entnehmen kann, mit Wissen etwas zu tun. Und gerade in der Wissensvermittlung über die Zeit von 1933 bis 1945 haben wir allesamt kläglich versagt. Als ich die bereits erwähnte Mahnwache zur Erinnerung an die Widerstandsbewegung, die es in Österreich während der Nazizeit gegeben hat, vor dem Stephansdom hielt, habe ich mit Schaudern feststellen müssen, daß alte und junge Menschen gleichermaßen über diese Jahre mangelhaft informiert sind. Ein etwa Vierzigjähriger sagte: »Während all meinen Schuljahren habe ich das Wort ›Nationalsozialismus‹ nicht ein einziges Mal gehört.« Dieses Verschweigen machte es den Alten leicht, sich in Ahnungslosigkeit zu flüchten, und der Jugend unmöglich oder zumindest sehr schwer, sich richtig zu informieren (auf die diesbezügliche Problematik gerade der jüngeren Jahrgänge komme ich noch zurück).

Vergangenheitsbewältigung, besser gesagt: Vergangenheitsannahme oder Vergangenheitsaneignung (Maimann), ist eine Art Beichte vor dem eigenen Ich, eine aufrichtige Gewissenserforschung, ein langwieriger Prozeß, der ja eigentlich nie aufhören kann. Dichten heißt »Gerichtstag halten über sich selbst«, hat Ibsen gesagt. In unserer Vergangenheitsaneignung geht es aber immer wieder darum, soviel zu unserem eigenen Vorteil Erfundenes, »Erdichtetes«, das mit der Wahrheit nicht übereinstimmt (aber von uns gern geglaubt wird, damit wir vor uns selbst halbwegs bestehen können), als Lüge zu durchschauen und statt dessen die Wahrheit zuzulassen. Auch einzugestehen, daß man sich geirrt hat, gehört dazu. Niemand ist berechtigt, diese Beichte von uns zu verlangen, gar sie uns abzunehmen; es handelt sich um *einen Dialog in unserem eigenen Inneren*, bei dem es sich zeigen wird, um mit Nestroy zu sprechen, »wer stärker ist – i oder i«, die Wahrheitsfindung oder die Verleugnung in mir.

Gar kein Zweifel, das sind die schwersten Dinge, die sich ein Mensch abverlangen kann, aber auch die wichtigsten. Sich selber Schuld einzugestehen – aber die Schuld kann glückbringend werden, wenn sie uns Einsicht vermittelt; Einsicht, die uns die Zukunft anders als bisher gestalten läßt; Einsicht, die allen Menschen, mit denen wir zu tun haben, zugute kommt, nicht nur uns. Denn wenn auch der Akt der Selbstbesinnung unser eigenstes Geheimnis, unser Privatissimum bleiben soll – die Folgen dieser Besinnung gehören allen, denn wir sind ja Gemeinschaftswesen, und eine neue Haltung muß sich auch in der Öffentlichkeit auswirken.

Eines muß man jedem, der sich überwindet und mit der Selbstbesinnung beginnt, bescheinigen: Unser Land macht ihm diese Bemühung nicht leicht; im Gegenteil, es erschwert sie. Hier herrscht die These, man solle die Vergangenheit doch endlich ruhen lassen. Dieses ewige »Aufrühren« bringe doch nichts mehr. Hier werden nach wie vor die Kämpfer für Hitler heimlich oder fast offiziell glorifiziert.

Die Tatsache, daß es einen Widerstand gegeben hat, wird verschwiegen, als müßten wir uns dessen schämen. Die Widerstandskämpfer selbst werden nicht selten als »Verräter« eingestuft, so wie es ein recht einflußreicher Mann mir einmal sagte: »Jeden, der die deutsche Wehrkraft zersetzt hat, den möchte ich heute noch an die Wand stellen.« Ich antwortete: »Da müßten Sie mich auf der Stelle erschießen.« Er erschrak, lächelte verlegen und zog sich zurück.

Immer wieder heißt es, die Vergangenheitsbewältigung könne doch keine ewige »Dauerbüßeraufgabe« sein und dergleichen mehr. Michael Graff, Generalsekretär der ÖVP: »Das ist der Austromasochismus. Zugegeben, den gibt's; manche Österreicher sind nur *allzu gerne* bereit, sich selbst zusehends Vorwürfe zu machen. Aber die Vertreter des Austromasochismus sind in der Minderheit. Nicht jeder will sich täglich die eigene Brust zerfleischen.« Bei der Eröffnung der Salzburger Festspiele hat – leider – auch Waldheim selbst ähnliche Worte gewählt und damit gezeigt, daß er bei der Verarbeitung seiner Probleme keinen Schritt vorwärts gekommen ist.

Und immer kommen solche Bemerkungen von den Vertretern der konservativen Parteien, die damit beweisen, daß sie, obwohl sie sich christlich nennen, von Reue (eine christliche Tugend, wie Bischof Weber sagte) nichts wissen wollen, und wohl leider auch, daß sie Hitler viel näher gestanden sind, als es ihnen je bewußt war und sein wird.

Gerade unter diesen Umständen dürfen wir diejenigen, die zur Selbstbesinnung aufbrechen, nicht im Stich lassen. Dieser Prozeß muß – ich sagte es schon – im eigenen Inneren vor sich gehen. Aber er sollte durch Dialoge mit anderen Menschen unterstützt werden, und an diesem, so fürchte ich, *haben wir es fehlen lassen*. Wir haben Metanoia, Umkehr, verlangt, aber zugleich nichts getan, um diesen Prozeß bei anderen zu fördern. Ein schlimmes und folgenschweres Versäumnis! Und in diesem Zusammenhang möchte ich noch einmal auf die Mahnwache vor dem Stephansdom zurückkommen. Da war plötzlich dieser Dialog in reichstem Maße gegeben, wie eine Art von Therapie unter seltsamen Umständen, da waren Ansätze zu einer

Selbstbesinnung festzustellen, so daß ich am liebsten sagen möchte: Man sollte diese Einrichtung unbegrenzt fortsetzen – ich weiß aber auch, daß dies praktisch nicht möglich ist, weil sie sich sonst totlaufen könnte . . .

Es liegt mir ganz fern, dieses heutige Geschehen, von dem ich hier gesprochen habe, durch Anweisungen oder gar durch einen Leitfaden entwerten oder degradieren zu wollen. Nur ein paar Gedanken, wie sie in meinem Inneren sich geformt haben, möchte ich gleichsam zur Diskussion stellen.

Versuche zur Selbstbesinnung

Frage: Muß ein Mensch sich vorwerfen, daß er 1938 für den Anschluß eintrat?

Antwort: Die folgenden Ausführungen gewinnen vielleicht besondere Bedeutung, wenn man weiß, daß ich seit meiner Jugend – aufgrund der Ansichten meiner Eltern, meiner Lehrer und auch durch frühzeitige, wahrheitsgetreue Information über das Hitler-Regime durch einen Verwandten, der beruflich in Berlin leben mußte (er wurde zusammen mit seiner Frau als Widerstandskämpfer später hingerichtet) – Anhänger eines selbständigen Österreich und ein Todfeind jedes Anschlußgedankens (auch wenn es in Deutschland keinen Hitler gegeben hätte) war. Trotz dieser persönlichen Voraussetzungen beantworte ich die Frage wie folgt: Ich glaube, zumindest teilweise, nein.

Viele Österreicher waren seit 1918 in diese Richtung erzogen worden, die großen politischen Parteien sahen darin ihr höchstes Ziel. Freilich, als Hitler 1933 in Deutschland an die Macht kam, änderten Sozialdemokraten und Christlichsoziale ihre Ansicht: Sie wollten nicht »heim in ein Reich«, das von Hitler regiert wurde. Aber die fünf Jahre, die noch verblieben, waren wohl eine zu knappe Zeitspanne, um eine Veränderung eines in 15 Jahren anerzogenen Wunsches zu bewirken. Das Land wollte ja immer schon »Deutsch-Österreich« heißen, ein Teil des Deutschen Reiches sein. Die Sieger verboten beides. In der Hymne hieß es:

Deutsche Arbeit, ernst und ehrlich,
Deutsche Liebe, zart und weich . . .

Und selbst auf den Tod von Dollfuß, der sein Leben verlor im Kampf um die Erhaltung der Selbständigkeit Österreichs, wurde ein Lied geschrieben, das so begann:

Ihr Jungen, schließt die Reihen gut,
[eine seltsame Parallele zum Horst-Wessel-Lied: »Die Fahne hoch, die Reihen fest geschlossen . . .«]
ein Toter führt uns an.
Er gab für Österreich sein Blut,
ein wahrer *deutscher* Mann.

Und Schuschnigg sprach dann auch immer vom »zweiten deutschen Staat« . . .

Freilich hätte man meiner Meinung nach trotz all dem doch bemerken müssen, *was* man sich »einkauft«, wenn man sich an ein Land anschließen will, das vom Nationalsozialismus beherrscht wird. Übrigens glaube ich, daß dies viele Menschen damals erkannt haben; und ich bin sicher, daß die von Schuschnigg angeordnete Abstimmung für Österreich positiv ausgegangen wäre.

Frage: Hat es überhaupt Versuche gegeben, den »Anschluß« Österreichs an Deutschland zu verhindern?

Antwort: Diese Frage erscheint sogar besonders wichtig, denn die Tragödie Österreichs begann ja nicht erst 1938.

Die Frage selbst ist für mich absolut zu bejahen, vor allem Bundeskanzler Dollfuß hatte schon 1933 zum wichtigsten Ziel seiner Regierung erklärt, die Selbständigkeit Österreichs zu erhalten. (Sein Nachfolger Schuschnigg hat später diesen Kurs, wenn auch viel zögernder und unsicherer, fortgesetzt.) Man muß sich vergegenwärtigen, daß zu einer solchen Haltung damals viel Mut nötig war. Am 30. Jänner 1933 war Hitler in Deutschland an die Macht gekommen, der vom ersten Tag keinen Zweifel darüber ließ, daß die Annexion Österreichs für ihn eine »Selbstverständlichkeit« sei.

Dazu kam die Tatsache, daß mindestens ein Drittel der Österreicher damals bereits dem Nationalsozialismus nahestand. Ein doppelter Kampf – nach außen und nach innen – war also zu bestreiten. In dieser heiklen Situation wäre es nun um so wichtiger gewesen, wenn Schwarz und Rot einen gemeinsamen Damm gegen die heranbrechende braune Flut errichtet hätten.

Unseligerweise kam es aber zu dieser für Österreich lebenswichtigen Maßnahme nicht, weil Dollfuß glaubte, zuerst die Sozialisten entmachten zu müssen: Die Hauptschuld an den tragischen Ereignissen des Februar 1934 ist der damaligen Christlichsozialen Partei Dollfuß' zuzuordnen. Sie wartete auf die erste Gelegenheit, um mit den ihr zur Verfügung stehenden Mitteln des Staates losschlagen zu können. Diese bot sich, als in Linz bei der Durchsuchung des Hotels »Schiff« bewaffneter Widerstand geleistet wurde. Tatsächlich hatten aber die Führer der Sozialisten mit einer Geduld, die viele ihrer Anhänger nicht mehr verstehen konnten, zugesehen, wie das Parlament von Dollfuß ausgeschaltet und praktisch eine Diktatur errichtet wurde. Selbst im Moment der Konfrontation wollte die sozialistische Führung den Kampf noch vermeiden, wodurch der sogenannte »Aufstand«, der in Wirklichkeit ein verzweifelter Widerstand von im Stich gelassenen Aktivisten blieb, schon gescheitert war, bevor er so recht begonnen hatte.

Unter diesen Umständen fehlte die wichtige Einigkeit der beiden großen Parteien in den entscheidenden Monaten, da Hitler zum Schlag gegen Österreich ausholte.

Wäre sie lebensrettend gewesen? Die Sozialisten beantworten diese Frage verständlicherweise mit Ja. Sie meinen, daß sich dies nicht nur innen-, sondern auch außenpolitisch ausgewirkt hätte, da auch England und Frankreich dann eher bereit gewesen wären, dem Land zu Hilfe zu kommen.

Dies muß aber leider bezweifelt werden; denn die Tschechoslowakei, die sich als lupenreine Demokratie präsentierte, wurde 1939 von den Westmächten in kläglichster Weise im Stich gelassen.

Wie dem auch sei, Dollfuß war überzeugt, daß die Entscheidung über Österreich nicht innenpolitisch, sondern außenpolitisch fallen würde, und er setzte dabei – von seinem Standpunkt durchaus verständlich – auf das Italien Mussolinis, den einzigen Staat, der damals Hitler unmißverständlich zu verstehen gab, daß es augenblicklich zum Krieg käme, wenn seine Truppen die österreichische Grenze überschreiten würden. Es war aber mit dieser Unterstützung auch eine völlige Abhängigkeit Österreichs von Italien verbunden, so weit gehend, daß natürlich Mussolinis »Ratschläge« bedingungslos befolgt werden mußten.

Es ist nun geschichtlich erwiesen, daß der faschistische Diktator Wien ständig drängte, den Zweifrontenkrieg mit Braun und Rot durch Ausschaltung der letzteren zu beenden. Das aber brauchte man den Austrofaschisten nicht allzuoft zu sagen, weil es ja leider – wie gezeigt – ihren eigenen Wünschen nur allzusehr entsprach. Jedenfalls war solcherart eine Konstellation gegeben, wo es unmöglich war, die für Österreich günstigste innen- und außenpolitische Situation für die Erhaltung seiner Selbständigkeit zu vereinen. Und als sich 1936 Mussolini und Hitler über der Leiche Abessiniens einander in die Arme fielen, war die letzte Chance für unser Land dahin

Die Moral von dieser Geschichte: Letztlich kann man den Faschismus nicht mit faschistischen Methoden bekämpfen.

Ich verstehe, daß Sozialisten aufgrund all dieser Geschehnisse (besonders nach der Hinrichtung von Schutzbündlern) den Namen Dollfuß nicht mehr hören können. Dennoch muß gesagt werden, daß er der erste war, der die Machtergreifung Hitlers dazu benutzte, um das »Aufgehen Österreichs im Deutschen Reich« nicht nur für die Periode der Naziherrschaft, wie es die Sozialisten taten, sondern für alle Zeiten abzulehnen. Diese Erweckung des Glaubens an Österreich war seine persönliche Leistung, und für diesen Glauben ist er auch gestorben. Ob das die schrecklichen Dinge, die er auf der anderen Seite angerichtet hat, aufwiegt, wage ich zu bezweifeln.

Wenn aber Heinrich Keller, Zentralsekretär der SPÖ, erklärt, Dollfuß sei wohl ein Opfer politischer Gewalt geworden, aber kein Widerstandskämpfer gegen die Nazis gewesen, dann muß ich zuerst einmal fragen: Warum ist er dann von eben diesen umgebracht worden?

Und außerdem: Als Zeitzeuge habe ich es ganz anders erlebt. Für mich – wie für viele andere – war er trotz allem die Verkörperung des Kampfes gegen Hitler gewesen.

Wenn wir Dollfuß, der doch damals unser Kanzler war, diese Einschätzung verweigern, dürfen wir uns nicht wundern, wenn man heute behauptet, dieses Land habe sich niemals gegen Hitler gewehrt.

Ich bleibe dabei: Dollfuß hätte 1938 nicht so kläglich kapituliert wie Schuschnigg. Und ich bleibe weiters dabei: Das einzig Richtige wäre damals gewesen, Deutschland den Krieg zu erklären. Unsere internationale Position wäre von Anfang an eine andere gewesen. Mit Kriegsbeginn 1939 hätte es mit Sicherheit eine Exilregierung gegeben – keine Geringeren als Bruno Kreisky und Rudolf Kirchschläger vertreten heute die gleiche Auffassung.

Um Österreich ist es also bis zum heutigen Tag so bestellt: Parteipolitische Egozentrik (Gottfried Karl Kindermann) sorgt dafür, daß effektiv gegen Hitler geleisteter Widerstand im Inland nicht anerkannt und im Ausland daher auch nicht zur Kenntnis genommen wird.

Ein anderes Beispiel: Viele wissen, daß Kardinal Innitzer im März 1938 kläglich »umgefallen« ist und den Aufruf erließ, die Katholiken mögen für den Anschluß stimmen, und sogar einen Brief mit »Heil Hitler« unterzeichnet hat. Kaum jemand weiß, daß derselbe Innitzer in einer Predigt schon wenige Monate später mutig erklärte: »Christus ist unser Führer« – was auf dem Stephansplatz zur einzigen öffentlichen antinationalsozialistischen Massenkundgebung während der ganzen Zeit des 1000jährigen Reiches führte und dann mit der Verwüstung des Erzbischöflichen Palais durch die Hitlerjugend »grausam gerächt« wurde.

Im Jahr 1984 haben SPÖ und ÖVP im Parlament gemeinsam der tragischen Geschehnisse im Februar und Juli 1934 gedacht. Es war aber nur ein »Gedenken« im Sinne des Erinnerns und nicht im Sinne des Nachdenkens und Einsehens, was man selber falsch gemacht hat. Trotz einiger guter Ansätze wurden die Vorurteile, die man über den »anderen« hat, nicht beseitigt, und sie werden daher – wie oben gezeigt – weiter mitgeschleppt. (Also wieder einmal eine »falsche Versöhnung« – siehe das zweite Kapitel dieses Buches.)

Ich machte damals einen interessanten Versuch: Über Einladung des Wiener ÖVP-Chefs Erhard Busek durfte ich zu ÖVP-Anhängern, über Einladung des Renner-Instituts zu Vertretern der SPÖ sprechen, wobei ich versuchte, die Argumente des Gegners den Zuhörern nahezubringen.

Wenige Tage vorher war Christa Wolf, die großartige Dichterin aus der DDR, bei mir zu Gast. Kurz bevor sie ging, sagte sie wie beiläufig: »Ich schreibe jetzt an einem Theaterstück. Es handelt von einem Psychotherapeuten, der versucht, die Gesichtspunkte der Russen dem amerikanischen Präsidenten und umgekehrt beizubringen.« Im Hinblick auf die Parallele meines Vorhabens fragte ich Christa Wolf mit bangem Herzen: »Wie endet das Stück?« Sie antwortete: »Der Erfolg ist gleich Null, aber der Therapeut geht dabei zugrunde.«

Nun – ich selbst bin nicht zugrunde gegangen, aber »Erfolg« war mir, trotz eines gewissen Entgegenkommens auf beiden Seiten, ebenfalls nicht beschieden ... zumindest bis heute nicht.

Frage: Hat man denn schon 1938 erkennen können, daß es sich bei der NSDAP um eine verbrecherische Organisation handelt?

Antwort: Diese Frage muß ich leider bejahen, wenn ich auch damit vielen Menschen einen Entschuldigungsgrund raube. Wer das Parteiprogramm und »Mein Kampf« gelesen hat – und dazu war man eigentlich verpflichtet –, konnte an der Tatsache nicht vorbeigehen, daß die »Bewegung« auf der Unterscheidung zwischen »Herren-« und »Untermenschen« beruhte und sie entschlossen war, letztere zu vernichten.

Es handelte sich also um eine in der Wurzel unmenschliche Organisation. Viele Ideen sind durch menschliches Versagen ihrer Vertreter entmenschlicht worden – diese war es in sich selbst.

Den Satz »Davon habe ich nichts gewußt« kann ich beim besten Willen nicht gelten lassen. Am 30. Juni 1934 ließ Hitler höchstpersönlich einen Teil seiner engsten Mitarbeiter ermorden. Es sprach sich herum, daß Regimegegner verhaftet und gefoltert, schon frühzeitig Konzentrationslager errichtet wurden. Keinem Menschen konnte es verborgen bleiben, daß Juden weitgehend entrechtet wurden, ihre Berufe, Wohnungen verloren, nicht mehr zur Schule gehen durften. Jedem Einsichtigen hätten schon die Nürnberger Gesetze genügen müssen, um sich mit Abscheu von diesem Regime abzuwenden.

Wenn ich dann höre: »Aber man hatte doch nicht ahnen können, daß diese Menschen umgebracht werden«, gerate ich selbst bei größter Selbstbeherrschung in Gefahr, meine Fassung zu verlieren: Muß denn immer erst das Ärgste, in diesem Falle das bis dahin Unvorstellbare, geschehen, damit man etwas als unmenschlich einstuft? Auch war nicht zu übersehen, daß alle Vorbereitungen Hitlers von Anfang an auf die Entfachung eines gigantischen Krieges hinausliefen.

Unkenntnis all dieser Tatsachen kann nur durch persönliche Verblendung, Fanatisierung, Notzustände (Arbeitslosigkeit) und verbissene Verdrängung der Wahrheit erklärt werden. Jeder einzelne muß sich also selbst Rechenschaft darüber geben, was er durch Taten, aber auch Unterlassungen, dazu beigetragen hat, daß sich diese Bande so lange an der Macht halten und Millionen unschuldiger Menschen in den Untergang reißen konnte. Vor allem aber wäre es wichtig, wenigstens jetzt rückblickend zu erkennen und zuzugeben, daß man einem ungeheuren Irrtum erlegen ist.

Frage: Es war ja kein Widerstand möglich; jeder wäre sofort an die Wand gestellt worden – der bloße Name »Gestapo« erzeugte Furcht und Schrecken. Was hätten wir also tun sollen?

Antwort: Natürlich war jeder einzelne machtlos, und man kann nicht von allen eine Märtyrergesinnung erwarten oder gar verlangen. Niemand kann aber bestreiten, daß selbst die Nationalsozialisten mit ihrer schrecklichen Grausamkeit zum Scheitern verurteilt gewesen wären, wenn sich ihnen ein einheitlicher gemeinsamer Widerstand entgegengestellt hätte. Darum ist das Lernziel »Solidarität« (H. E. Richter) heute wichtiger denn je, um solche Entwicklungen in Zukunft zu verhindern.

Frage: War denn auch die Wehrmacht eine »verbrecherische Organisation«?

Antwort: Helmut Schmidt, ehemaliger Bundeskanzler der Bundesrepublik Deutschland, hat einmal gesagt: »Ich war froh, als ich einrücken mußte, denn die Wehrmacht war, verglichen mit den NSDAP-Organisationen, immer noch anständiger.« Ich fürchte aber, daß dieser Vergleich nicht ausreicht, um die Wehrmacht von der Mitschuld an den Verbrechen der Nationalsozialisten weg zu bekommen. Leider war es die Besetzung vieler Länder durch die deutschen Soldaten, die die Voraussetzung dafür schuf, daß die Nazis nicht nur Millionen Juden zur Durchführung des Holocaust in ihre Gewalt bekamen, sondern daß sie auch zur Vernichtung der östlichen »Untermenschen« schreiten konnten. Es steht leider fest: Durch die Erlässe Hitlers und Himmlers war das kein gewöhnlicher Krieg mehr, sondern ein Vernichtungskrieg. Natürlich wollten dies viele Soldaten nicht, aber indem sie sich fügten und die ihnen erteilten Befehle erfüllten, wurden sie rein funktionell, ohne eigene böse Absicht, zu Durchführern aller Unmenschlichkeiten. Das war sicher eine der tragischsten Situationen, die man sich vorstellen kann.

So sind z. B. viele, die im innersten Herzen gegen Hitler waren, dennoch de facto für ihn gefallen. Besonders schwierig mag es für viele Menschen, die ihre nächsten Angehörigen im Kriege verloren haben, sein, zu begreifen und zuzugeben, daß diese für eine verbrecherische Sache gefallen sind.

Frage: War es also Pflicht, Widerstand zu leisten?

Antwort: Von Anfang an war klar, daß es sich bei den Hitlerschen Kriegen um unsittliche Aktionen, um Überfälle auf andere Völker unter den fadenscheinigsten Vorwänden handelte. »Heute hört uns Deutschland und morgen die ganze Welt«, hieß es im Lied, aber die Nazis sangen: Heute »gehört« statt »hört«. Somit war es meiner Meinung nach sittliche Pflicht von allem Anfang an, alles zu tun, damit Hitler den Krieg verliert. Für den österreichischen Patrioten kam noch ein Motiv dazu: damit einen Beitrag zum Wiedererstehen eines selbständigen Österreich zu leisten.

Die Meinung des deutschen Militärhistorikers Hillgruber, spätestens, als die russischen Truppen deutschen Boden betraten, sei es vaterländische Pflicht geworden, ihren Angriff abzuwehren, ist grotesk. Es war ja die Deutsche Wehrmacht, die in schamloser Weise, wie in vielen anderen Ländern Europas, auch in Rußland eingefallen war und unbeschreibliches Elend über seine Einwohner gebracht hatte. Und da hätten die Russen mit dem Gegenstoß an der deutschen Grenze haltmachen sollen? Nein, es war die Pflicht aller Alliierten, nicht zu ruhen, bis das Regime des Unheils vollständig besiegt war.

Für jeden, der so empfunden hat (sogar auch für jeden Deutschen), war die Niederlage Deutschlands der Tag des Glückes, des Sieges, weil der Befreiung von einer bisher nie dagewesenen Tyrannei.

Leider gibt es in Österreich noch immer viele Menschen, die von den vergangenen Kriegstagen schwärmen, die auch heute noch um den nicht stattgehabten »Endsieg« trauern und für die der Sieg der Alliierten nichts anderes als eine Demütigung bedeutet. Hitler wird von ihnen nicht unter moralischen Aspekten als »schlecht« eingestuft, sondern nur, weil er den Krieg verloren hat. Es entspringt dieser Haltung, daß wir bis zum heutigen Tage die Alliierten als »Besatzer« bezeichnen, obwohl dies in Wirklichkeit die Deutschen waren, und Russen, Amerikaner, Engländer und Franzosen enorme Opfer brachten, um uns zu befreien. Die Gedanken, die ich hier ausspreche, sollten in Österreich wohl allgemeingültige Meinung sein; aber leider, ich bin mir dessen sicher, sie wird nur von einer Minderheit vertreten. Vielleicht könnte wenigstens jetzt eine Selbstbesinnung in dieser Meinungsverteilung einen gewissen Umschwung mit sich bringen.

Frage: Ist nicht alles, was hier in der Nazizeit geschah, mehr noch ein menschliches Problem als ein politisches?

Antwort: Selbstverständlich – es gibt ja eigentlich nichts Politisches, was nicht in engstem Zusammenhang mit Menschlichem steht, besonders mit dem Kampf zwischen Humanität und Inhumanität. Der Nationalsozialismus brachte für ungezählte Menschen eine ungeheure Versuchung mit sich: Plötzlich gab es Mitbürger, die verfemt waren; man durfte sie bespitzeln, denunzieren, demütigen, quälen; man konnte seine Aggressionen an ihnen abreagieren, ihren Besitz sich aneignen, einen Posten an ihrer Stelle okkupieren. Es gibt gar keinen Zweifel darüber, daß viele Menschen auch in unserem Lande dieser Versuchung, alle in ihnen verborgenen unmenschlichen Tendenzen auszuleben, fast widerstandslos erlegen sind.

Carl Zuckmayer beschreibt die Tage des sogenannten »Umbruches« in Österreich im März 1938 wie folgt:

> An diesem Abend brach die Hölle los. Die Unterwelt hatte ihre Pforten aufgetan und ihre niedrigsten, scheußlichsten, unreinsten Geister losgelassen. Die Stadt verwandelte sich in ein Alptraumgemälde des Hieronymus Bosch: Lemuren und Halbdämonen schienen aus Schmutzeiern gekrochen und aus versumpften Erdlöchern gestiegen. Die Luft war von einem unablässig gellenden, wüsten, hysterischen Gekreische

> erfüllt, aus Männer- und Weiberkehlen, das tage- und nächtelang weiterschrillte. Und alle Menschen verloren ihr Gesicht, glichen verzerrten Fratzen: die einen in Angst, die andren in Lüge, die andren in wildem, haßerfülltem Triumph. Ich hatte in meinem Leben einiges an menschlicher Entfesselung, Entsetzen oder Panik gesehen. Ich habe im Ersten Weltkrieg ein Dutzend Schlachten mitgemacht, das Trommelfeuer, den Gastod, die Sturmangriffe. Ich hatte die Unruhen der Nachkriegszeit miterlebt, die Niederschlagung von Aufständen, Straßenkämpfe, Saalschlachten. Ich war beim Münchener »Hitler-Putsch« von 1923 mitten unter den Leuten auf der Straße. Ich erlebte die erste Zeit der Naziherrschaft in Berlin. Nichts davon war mit diesen Tagen in Wien zu vergleichen. Was hier entfesselt wurde, hatte mit der »Machtergreifung« in Deutschland, die nach außen hin scheinbar legal vor sich ging und von einem Teil der Bevölkerung mit Befremden, mit Skepsis oder mit einem ahnungslosen, nationalen Idealismus aufgenommen wurde, nichts mehr zu tun. Was hier entfesselt wurde, war der Aufstand des Neids, der Mißgunst, der Verbitterung, der blinden böswilligen Rachsucht – und alle anderen Stimmen waren zum Schweigen verurteilt. Revolution wird wohl immer grauenvoll sein, doch mag das Grauen ertragen, verstanden, überwunden werden, wenn es aus einer echten Not geboren wurde, wenn es Überzeugung und Geist war, vom Geiste kam, was die Materie zum Aufbruch trieb. Hier war nichts losgelassen als die dumpfe Masse, die blinde Zerstörungswut, und ihr Haß richtete sich gegen alles durch Natur oder Geist Veredelte. Es war ein Hexensabbat des Pöbels und ein Begräbnis aller menschlichen Würde.

Allein wenn man dieses Zitat gelesen hat, wird eines klar: Die Selbstbesinnung, von der hier gesprochen wird, darf sich keineswegs nur auf politische Probleme beziehen, sondern muß die menschlichen Qualitäten jedes einzelnen in Frage stellen.

Frage: Müssen auch junge Menschen Selbstbesinnung bezüglich der NS-Vergangenheit betreiben?

Antwort: Selbstverständlich. Ich kenne wenig Aussprüche, die so gefährlich sind wie den von der »Gnade der späten Geburt«. Es ist klar, bei den Nachgeborenen kann es sich nicht um persönliche Schuld handeln. Aber diese Jugend steht unter einer doppelten Verpflichtung: Zuerst einmal hat sie sich auseinanderzusetzen mit ihren (Groß-)Eltern, die ja im Falle von Österreich mindestens sieben Jahre in einer Mordgesellschaft gelebt haben; mitten unter uns sind ja diese Vernichtungen erfolgt. Ob man davon gewußt hat oder nicht – so etwas muß schwere und lang anhaltende Verwirrungen mit sich bringen. Zudem habe ich schon wiederholt darauf hingewiesen, daß die (Groß-)Eltern ja bisher kaum bereit waren, über die Geschehnisse dieser Zeit mit ihren Kindern zu diskutieren. Meiner Überzeugung nach ist das ein Hauptgrund für die Entfremdung, die zwischen den Generationen besteht.

Es gilt also, hier zu erreichen, daß die Jugend von sich aus immer wieder von neuem den Dialog mit den Eltern sucht. Aber dann ist noch eine andere Pflicht da: Wenn einmal so etwas geschehen ist wie der Holocaust, dann hat jede Generation wahrscheinlich über viele weitere Jahrhunderte hinaus die Pflicht, diese Problematik von neuem durchzuarbeiten, sich zu fragen, wie es geschehen konnte, und sich zu überlegen, was gemacht werden muß, um eine Wiederholung für alle Zeiten unmöglich zu machen.

Ich bin besorgt, daß gerade im Waldheim-Wahlkampf viele jugendliche Stimmen zu hören waren, die sagten, jetzt gehe es um Gegenwart und Zukunft, und man solle endlich die Vergangenheit »links liegen lassen«. Diese Einstellung halte ich für eine Verblendung und einen Akt direkter Selbstschädigung. Nach allem, was ich über den Zusammenhang zwischen Vergangenheit, Gegenwart und Zukunft bereits gesagt habe, muß ich hier die entsprechenden Argumente für meine Beurteilung nicht mehr wiederholen.

Besonders möchte ich darauf hinweisen, daß zu den Problemen, denen sich jede Generation aufs neue stellen muß, auch der Antisemitismus gehört. Weil es sich dabei, wie bereits früher ausgeführt, um ein im Grunde irrationales Problem handelt, scheint mir diese Aufgabe die schwierigste zu sein, und ich fürchte, daß sich der Antisemitismus in jedem Jahrgang immer wieder neue Opfer holen wird.

Die Organisatorin der Mahnwache am Stephansplatz hat aufgrund ihrer Erfahrungen diese als eine »Couch Österreichs« bezeichnet. Ich möchte es so variieren: ganz Österreich müßte eine solche Couch werden. Niemand kann voraussagen, ob dies gelingen wird, aber eines steht fest: *Die Chance ist uns jetzt gegeben*. Am Stephansplatz und auch an vielen anderen Orten glaubte ich, eine Aufbruchsstimmung zu verspüren. Ja, es ist eine Polarisierung eingetreten. André Heller spricht von einem »inneren Bürgerkrieg«, der quer durch die Parteien und die Familien geht. Das kann aber dennoch eine gute Sache werden, wenn wir lernen, gut damit umzugehen. Das bedeutet zuerst, den Konflikt und die dadurch entstehende Spannung auszuhalten (ihn nicht wieder mit einem dieser faulen Kompromisse unter den Teppich zu kehren – siehe das zweite Kapitel) und ihn dann in wichtigen und fairen Gesprächen mit uns selbst und mit anderen uns wertvollen Menschen auszutragen. Es müßte uns klar sein, daß es längst nicht mehr um Waldheim geht, sondern daß es diesem Namen bestimmt war, zum Auslöser, Ankurbler und Aufhänger einer Problematik zu werden, die endlich abgehandelt werden müßte. Entscheidend wird es sein, daß wir das Feuer der Neugier, die Wahrheit über uns selbst zu entdecken, für lange Zeit nicht verlöschen lassen.

Gott, so sagt man, kann auch auf krummen Zeilen grade schreiben. So war vielleicht der Einmarsch Hitlers 1938 notwendig, um die Österreicher wenigstens von ihrem »Anschlußwahn« ein für allemal zu heilen. In diesem Sinne könnte die Tatsache, daß er die Wahl Waldheims zum Bundespräsidenten zuließ, auch eine Heim-Suchung Gottes sein. Denn vielleicht wird gerade dadurch dieses Land gleichsam in letzter Minute gezwungen, zu lernen, sich der eigenen Vergangenheit zu stellen, sie sich anzueignen durch Eingeständnis des persönlichen Versagens und damit endlich jene Trauerarbeit zu leisten, die für eine hoffnungsvolle Zukunft unbedingt notwendig ist. Mit Recht hat Karl Schwarzenberg daher die trefflichen Worte gefunden:

> Denn nichts bedrückt mehr auf Dauer, nichts zerstört mehr die Seele des Menschen und so auch eines ganzen Volkes, als eine Schuld, für die man weder gebüßt hat, noch sie sühnen will.

Ich schreibe den folgenden Schlußsatz, wie man sich vorstellen kann, nur zögernden Herzens, und dennoch werde ich ihn formulieren: Unter solchen Voraussetzungen, wie oben ausgedrückt, könnte sich die Wahl Waldheims zu einem Segen Gottes für unser Land entwickeln. Aber selbst wenn man sie als Segen betrachtet, sollte er sich in Grenzen halten: Eine zweite Amtsperiode scheint wirklich nicht erwünscht.

II. KAPITEL

Der Einfluß der Neurose auf das politische Verhalten in Österreich

In meinem ersten Buch über die österreichische Seele habe ich darauf hingewiesen, daß hier viel zu viele Kinder neurotisiert werden, aber ich bin die nähere Definition des Begriffes »Neurose« schuldig geblieben. Das muß jetzt nachgeholt werden, um so mehr, als diesbezüglich in Österreich noch immer ein unglaubliches Informationsdefizit besteht. Zwar ist die Erkrankung, die sich in unserer überzivilisierten Welt immer mehr verbreitet, so daß man sie bereits als eines der wichtigsten Gesundheitsprobleme bezeichnen kann, in Österreich durch Freud und Adler entdeckt und beschrieben worden, dennoch aber herrscht gerade hier darüber weitgehende Ahnungslosigkeit.

Was sind die Gründe dafür? Zuerst bemüht man sich in unserem Lande, psychische Erkrankungen soweit als möglich zu ignorieren. Sodann läuft die ganze Lehre der Tiefenpsychologie auf die Verpflichtung zur Selbsterkenntnis hinaus, eine hierorts äußerst unpopuläre Forderung.

Man kann aber auch den Verkündern der Botschaft gewisse Vorwürfe nicht ersparen. Freuds Werke sind in einer wunderbaren Sprache auf höchstem Niveau abgefaßt, alles Laute war ihm fremd, die Vermittlung an das »Volk« nicht seine Sache. Noch heute empfinden viele Psychoanalytiker seine Lehre als elitäre Botschaft. Jeder Versuch, sie in verständlicher Form zu verbreiten, wird von ihnen fast als »Verrat« bewertet, weil es sich dabei eben um eine Simplifizierung handeln muß.

Adler war da ganz anders geartet: als ausgezeichneter Redner suchte er den Kontakt mit Menschen, wo er nur konnte, und hinterließ tiefen Eindruck. Aber schon 1934 wurde er aus dem Land getrieben, und die Bücher, die er zurückließ, konnten die Lücke nicht schließen, denn die Wirkung Adlers ging vor allem von seiner unvergleichlichen menschlichen Präsenz aus.

Nun ist die Tiefenpsychologie aber ersonnen worden:

1. um die Entstehung der Neurose zu erklären und zu verstehen,
2. um sie erfolgreich zu behandeln und
3. um vorbeugend ihre »Erzeugung« zu verhindern.

Und in Erfüllung der dritten Aufgabe kommt man um die Pflicht, diese Problematik möglichst breiten Bevölkerungskreisen bekannt zu machen, nicht herum.

Hier bin ich nun bei meiner eigenen »Aufgabe«: Ich habe mich einmal als Transmissionsriemen der Freudschen und Adlerschen Erkenntnisse hinaus in die Öffentlichkeit bezeichnet. Und vor kurzem hat Senta Radax-Ziegler geschrieben: »Ringel ist der Freud der Vorstädte im ›besten Sinne‹«, und sie hat mir damit eine ganz große Freude bereitet. Ob ich einen so ehrenvollen Vergleich, selbst in großem Abstand, verdiene? Aber ich fühle mich durch diesen Satz in meinen Bestrebungen verstanden. Eigentlich hätte sie schreiben müssen: »Adler der Vorstädte«, weil ich ja Individualpsychologe bin, aber das hätte nicht gestimmt, weil der Adler der Vorstädte schon – Adler selbst gewesen ist!

Es ist nun nicht leicht, die Erkrankung Neurose in einer knappen Zusammenfassung darzustellen, noch dazu, wo heute ungezählte Schulen existieren, die vielfach einen sehr verschiedenen Neurose-Begriff entwickelt haben.

Trotzdem will ich ein Bild von ihr entwerfen, das sich gleichsam um den »kleinsten gemeinsamen Nenner« der Neurosenlehre bemüht und damit heillose Verwirrung vermeidet, die sich ergeben kann, wenn man sich ins Gestrüpp der differenten Schulmeinungen verirrt (darin ist ja auch ein

Grund für den Widerstand der Laien gegenüber dem Neurose-Begriff enthalten).

Die Neurose kann definiert werden als Konflikt zwischen bewußten und unbewußten Tendenzen in unserer Person. Ohne Anerkennung des »Unbewußten« ist ein Verstehen der Neurosenlehre unmöglich. Das bedeutet, einzusehen, daß in unserem Inneren viele ungewußte Faktoren, Gedanken und Gefühle schlummern. Wir haben von ihrer Existenz keine Ahnung, werden nur von Zeit zu Zeit an ihr Vorhandensein, gewöhnlich sehr schmerzlich, erinnert, wenn sie völlig überraschend aus uns herausbrechen und uns dann, im nachhinein, zu der Frage veranlassen: Wie war das möglich, wie konnte das passieren?

Das Unbewußte hat viele Quellen: Was unsere Vorfahren im Verlaufe der Jahrhunderte dorthin »absinken« ließen, womit wir uns also nicht mehr auf der bewußten Ebene »herumschlagen« müssen, ist hier ebenso zu erwähnen wie das, was wir im Laufe der Zeit vergessen haben, weil wir einfach nicht imstande sind, uns alles zu merken, was wir erlebten (jeder kann dies bei sich mühelos nachprüfen). *Krankmachend* im Unbewußten sind aber jene Faktoren, die nicht *zufällig*, sondern *absichtlich* vergessen werden – weil sie uns peinlich, unangenehm, weil sie unerlaubt sind und uns daher mit großen Schwierigkeiten konfrontieren. Nietzsche hat diesen Vorgang in die folgenden Worte zusammengefaßt:

> Das habe ich getan, sagt mein Gewissen. Das kann ich nicht getan haben, sagt mein Stolz. Und mein Stolz siegt.

Es ist leicht zu erkennen, daß auf den ersten Blick die Verdrängung einen Vorteil mit sich bringt: Nun ist ja das belastende Problem aus meinem Bewußtsein verschwunden, und ich kann erleichtert aufatmen. Auf längere Sicht erweist sich diese Annahme jedoch als Trugschluß, denn nur allzu oft beginnen nun die verdrängten Dinge in unserer Tiefe ein

Eigenleben zu führen, das sich unserer Kontrolle entzieht, um in quälende Symptome (eben der Neurose) zu münden, die sich dann viel schlimmer und unheimlicher auswirken, als wenn man sich den Problemen auf der bewußten Ebene gestellt hätte.

Für den Erwachsenen ist es charakteristisch, daß er verdrängen kann, aber selbstverständlich nicht *muß*, weil ihm auch andere Konfliktlösungsmöglichkeiten zur Verfügung stehen.

Die Situation des Kindes aber ist, sofern es sich um einen Konflikt mit den Eltern handelt, eine andere. Es ist von den Eltern in einem solchen Maße abhängig, sie haben in seinem Leben eine solche »gottähnliche« Position, daß es mit bewußten Haßgefühlen gegenüber den Eltern nicht lebensfähig wäre. Daher müssen solche im Unbewußten bleiben, wobei der »Verdrängungsmechanismus« beim Kind natürlich anders aussieht als beim Erwachsenen: Diese Haßgefühle werden erst gar nicht ins Bewußtsein eingelassen, sondern im Vorbewußtsein gehalten und abgefangen: ein entscheidender Schutzmechanismus, der dem Kind zur Verfügung steht. Daraus folgt: Wenn Eltern durch falsches Verhalten – worunter immer eine chronisch anhaltende, seelenvergiftende Atmosphäre zu verstehen ist und nicht eine einmalige Entgleisung – Aggressionen im Kinde erzeugen, wird dadurch ein Verdrängungsprozeß im Kinde erzwungen und damit die Neurotisierung mit hoher Wahrscheinlichkeit hervorgerufen.

Der Unterschied zwischen Kind und Erwachsenen bezüglich der Neurotisierung liegt damit auf der Hand: Das Kind wird durch falsches Verhalten der Eltern in die Neurose hineingezwungen; für den Erwachsenen werden viele Umstände eine mehr oder weniger große Verführung zum Verdrängen bedeuten, aber von einem diesbezüglichen

Zwang kann nicht gesprochen werden. Wenn wir schließlich bedenken, daß die Neurose sich logischerweise um so schlimmer auswirken muß, je früher sie beginnt und je wehrloser der Mensch ist, und ferner noch einen therapeutischen Aspekt berücksichtigen – daß es nämlich viel leichter sein muß, Verdrängungen des Erwachsenen, die ja erst kurz zurückliegen, durch Wiederbewußtmachung aufzuheben als Verdrängungen aus der frühen Kindheit –, dann wird man verstehen, daß wir jene Symptome, die durch erzwungene Verdrängung in den ersten sechs Lebensjahren entstehen, als Neurosen, alle auf spätere Verdrängungen zurückgehende als bloße »neurotische Reaktionen« bezeichnen.

Es erübrigt sich aufgrund dieser Ausführungen wohl, auf die enorme schicksalhafte psychohygienische Bedeutung der frühen Kindheit noch gesondert hinzuweisen.

Im folgenden möchte ich nun die Grundsymptome der kindlichen Neurose beschreiben, wobei schon vorweggenommen sei, daß sich jedes einzelne von ihnen katastrophal auswirken und zu unbeschreiblicher Not des Kranken selbst, aber auch der Menschen, die mit ihm in nahen Kontakt kommen, führen kann.

1. Die Ambivalenz

Darunter verstehen wir die Tatsache, daß die Gefühle gegenüber ein und derselben Person (oder auch mehreren Personen) nicht einheitlich sind, sondern ihr gegenüber Liebe und Haß zugleich bestehen, wobei die eine dieser Gefühlsqualitäten (gewöhnlich natürlich die Ablehnung) im Unbewußten gehalten wird. Ist der Zustand der Ambivalenz einmal erzeugt, bedeutet er in mehrfacher Hinsicht eine enorme Schädigung des Betroffenen. Die Einheit der

Gefühlssphäre gegenüber den wichtigsten Personen des kindlichen Lebens ist zerstört; ein Riß geht gleichsam durch die kindliche Seele. Man könnte bereits von zwei einander entgegengesetzten Kräften in ihm sprechen, die miteinander im Kriege liegen. Der im Unbewußten gehaltene Haß droht immer stärker zu werden, und er kann dann plötzlich zu einer Handlung führen, durch die er sich verrät. Diese Handlung kann nicht nur für den Kranken selbst, sondern auch für seine Umgebung zu schlimmen Folgen führen.

Die Ambivalenz ist also ein tragisches neurotisches Verhaltensmuster, das gegenüber den Eltern entwickelt wird. Schlimm ist es nun aber auch, daß der Neurotiker später diese Ambivalenz, die er also in der frühen Kindheit »erworben« hat, auf andere Personen überträgt, und zwar nach dem Grundsatz: Je wichtiger die Person, desto wahrscheinlicher erfolgt die Übertragung der in der Kindheit gelernten Ambivalenz auf sie.

2. Die neurotische Angst

Wenn man etwas ins Unbewußte abschiebt beziehungsweise es im Vorbewußten hält, wie es beim Kinde der Fall ist, so entwickelt es verständlicherweise, ähnlich wie beim physikalischen Gesetz, die Tendenz, ins Bewußtsein eindringen zu wollen. Sigmund Freud hat diesen Prozeß mit einem Lehrer verglichen, der einen unliebsam störenden Schüler aus seiner Klasse verbannt. Zum Prozeß des Verdrängens bei dem Erwachsenen gehören ja zwei Voraussetzungen: nämlich zuerst einmal etwas Unangenehmes wegzuschieben, dann aber auch zu vergessen, daß man es weggeschoben hat. Beim Verdrängungsprozeß des Kindes ist dies, wie bereits beschrieben, anders, da ja das Verdrängte gar nicht erst ins

Bewußtsein eingelassen wird. Gleich bleiben aber für den Erwachsenen wie für das Kind die Folgen. Um es wieder mit dem Bild Freuds darzustellen: Nun beginnt dieser hinausgeworfene Schüler durch allerlei Zeichen, Klopfen und Scharren, die Klasse zu beunruhigen. Dadurch, daß man sich des Vorhandenseins des Hinausgeworfenen nicht mehr bewußt ist, entsteht eine viel größere Unruhe, ja Panik, als wenn man wüßte, von wem das Klopfen und Scharren ausgeht.

Noch dieses eine muß vielleicht an dieser Stelle hervorgehoben werden: Das Kind in seiner Unerfahrenheit des Ichs ist dieser neurotischen Angst besonders qualvoll ausgeliefert.

Sie wird so lange anhalten, als die verdrängten Gefühle (also die Aggression gegen die Eltern) aus dem Unbewußten ins Bewußtsein einzudringen versuchen. Es ist sinnlos zu glauben, daß diese Angst mit dem Willen bekämpfbar ist, wie man das in Österreich immer wieder annimmt. Dem Erwachsenen steht im Kampf mit dieser im Grunde »irrationalen« (weil emotional bedingten) Angst wenigstens der Abwehrmechanismus der »Rationalisierung« zur Verfügung. Das heißt, er kann sich einen vermeintlichen Grund für seine Angst erfinden und somit die unbestimmte Angst in eine bestimmte Furcht, z. B. vor Krebs, verwandeln, was vorübergehend eine gewisse Erleichterung mit sich bringen mag. Dem Kind steht diese Möglichkeit selbstverständlich noch nicht zur Verfügung.

3. Das neurotische Minderwertigkeitsgefühl

Das Kind, das sich nicht geliebt fühlt, kann sich selbst nicht lieben, gemäß dem wunderbaren Satz von Rückert: »Daß du mich liebst, macht mich mir wert.« Für das ungeliebte Kind verwandelt sich dieser Satz etwa so: Da du mich nicht liebst, kann ich mich nicht akzeptieren. Es ist aber eine Lebensnotwendigkeit, daß wir lernen, uns selbst zu achten, zu uns selbst eine positive Beziehung zu haben. Peter Turrini drückt dies in »Ein paar Schritte zurück« wie folgt aus:

Wie lange noch
werde ich alles hinunterschlucken
und so tun
als sei nichts gewesen?

Wie lange noch
werde ich auf alle eingehen
und mich selbst
mit freundlicher Miene
vergessen?

Wie lange
müssen sie mich noch schlagen
bis dieses lächerliche Grinsen
aus meinem Gesicht fällt?

Wie lange noch
müssen sie mir ins Gesicht spucken
bis ich mein wahres
zeige?

Wie lange
kann ein Mensch
sich selbst nicht lieben?

Es ist so schwer
die Wahrheit zu sagen
wenn man gelernt hat
mit der Freundlichkeit
zu überleben.

In der Öffentlichkeit sind gerade über diesen Punkt falsche Ansichten weit verbreitet, nämlich etwa die: Die Selbstbejahung stünde der Nächstenliebe im Wege.

Man darf aber die Selbstbejahung nicht mit Selbstliebe

verwechseln. Wer eine gute, natürliche, gesunde Beziehung zum eigenen Ich hat, der wird imstande sein, zum Partner eine Beziehung aufzubauen, welche eine von Subjekt zu Subjekt ist, denn er braucht den anderen nicht, um sich selbst zu bestätigen; er ruht gewissermaßen in sich selbst. Wo es jedoch zu einer Verunsicherung des eigenen Ichs, etwa zum »Minderwertigkeitskomplex« (Adler) gekommen ist, dort wird der andere benötigt, um auf dessen Kosten das ramponierte Selbstgefühl wieder herzustellen. Hier entsteht also nicht eine Beziehung zwischen zwei Subjekten, sondern der andere wird zum Objekt, als Mittel zum Zweck, degradiert. Es ist auch nicht annähernd abzuschätzen, wie oft dieser Vorgang heute vorkommt und wie oft auch an ihm zwischenmenschliche Beziehungen scheitern.

Noch eine Folge muß ausgedrückt werden: Wer sich minderwertig fühlt, fühlt sich schlecht; wer sich schlecht fühlt, zieht sich entweder in die Einsamkeit und Isolation zurück, oder aber er entwickelt die Charakterzüge der Verbitterung wie zum Beispiel Neid, Haß, Tendenz zur Gewaltanwendung und zur Machtgier.

Das ungeliebte Kind wird also mitunter bösartig und liefert damit den Eltern tragischerweise das Alibi dafür, wie man es immer wieder hört, »daß man ja einen solchen zu Recht nicht geliebt habe, ja, ihn nicht liebhaben könne«. Daß dabei die wahre Kausalität ganz anders läuft, nämlich daß die Eltern das Kind zuerst nicht geliebt haben und daß erst daraus das sogenannte »böse Kind« resultierte, wird dabei geflissentlich übersehen.

4. Das neurotische Schuldgefühl und die daraus resultierende neurotische Selbstbestrafungstendenz

Wer jemals begonnen hat, seine Eltern aufgrund ihres Verhaltens zu hassen, und gezwungen war, diese Aggression im Vorbewußtsein zu halten, bei dem entwickelt sich tragischerweise ein Schuldgefühl, das ebenso unbewußt bleibt wie seine Quelle – die Aggression. In dieser Feststellung, die ungezählte Male wissenschaftlich belegt wurde, verbirgt sich eine doppelte Tragödie. Fürs erste muß bedacht werden, daß ein Kind ja nichts dafür kann, wenn in ihm Aggressionen als Reaktion auf das falsche Verhalten der Eltern entstehen. Leider ist aber das Kind noch nicht imstande, diesen Zusammenhang zu erfassen und zu analysieren. Selbst wenn ihm die Aggressionen bewußt wären – was sie ja nicht sind –, wäre ihm dies aufgrund seiner begrenzten Fähigkeiten noch nicht möglich.

Zum zweiten kann es ja bei diesem Prozeß zu keiner schuldhaften Handlung des Kindes kommen. Dennoch genügt die Tatsache, daß der unbewußte Hintergrund des Kindes von Haß gegen die Eltern besetzt ist, um ein Schuldgefühl zu erzeugen. Es resultiert aus all dem der unbeschreiblich tragische Tatbestand, daß es sich schuldig fühlt, ohne im geringsten schuldig zu sein.

Wir haben in der Regel folgenden Ablauf: Auf der einen Seite sind da die Eltern, die das Kind schädigen, in die Aggression und Neurose hineintreiben.

Man darf dabei aber Verursachung und Verschuldung nicht gleichsetzen. Viele Eltern neurotisieren, weil sie selbst als Kind neurotisiert worden sind, andere in der festen Überzeugung, nur das »Beste des Kindes« zu wollen; wieder andere, um ihr emotionales Defizit auf Kosten des Kindes auszugleichen (Anklammerung an das Kind usw.), und schließlich viele auch deswegen, weil sie die Gesellschaft gelehrt hat, daß es ihr gutes Recht sei, über das Kind zu verfügen.

Auf der anderen Seite stehen die Kinder, die schuldlos in den Haß gegen die Eltern hineingetrieben werden, die man nicht hassen darf, und bei denen sich nun aufgrund dieses unbewußten Schuldgefühles eine unbewußte, enorme, unaufhaltsame chronische Selbstbestrafungstendenz entwikkelt. Man kann das nicht oft genug sagen: Hier wird der Mensch unbewußt zu seinem allerschlimmsten Feind.

So entstehen Lebensläufe, durch die von Anbeginn bis zum Ende wie ein roter Faden die unbewußte Tendenz der Selbstbestrafung festzustellen ist, wobei man dem Grade nach zwischen Selbstschädigung, Selbstzerstörung und Selbstvernichtung unterscheiden kann.

Überflüssig zu sagen, daß es nur eine wirkliche Chance gibt, diese unersättliche Selbstbestrafungstendenz zu beenden: die Heilung der Neurose, die Befreiung vom Schuldgefühl.

5. Das Bedürfnis, die neurotische Konfliktsituation durch immer neue Symptome symbolisch darzustellen

Die Neurose entsteht im Kind aus einem Konflikt zwischen Triebtendenzen, nämlich Aggressionen gegen die Eltern (durch deren falsches Verhalten hervorgerufen), und der Tatsache, daß diese Triebtendenzen verboten sind. Die Verdrängung, die den Konflikt zu lösen versucht (die Zurückhaltung der Aggressionen im Vorbewußtsein), führt nur zu einer *Pseudolösung*, denn weder die Triebwünsche noch die Gewissensforderungen werden durch sie voll befriedigt: Es kommt ja auf der einen Seite zu keinem Ausleben der Aggressionen, auf der anderen Seite aber auch zu keiner Überwindung der verbotenen Triebwünsche, sondern nur zu ihrem Abschieben. Im übrigen wäre das Kind mit seinem unreifen Ich zu dieser Überwindung auf der bewußten Ebene noch gar nicht fähig. Daher werden nun in neurotischen Symptomen die beiden Kräfte, deren Aufeinderprallen die Neurose bedingt haben, symbolisch dargestellt und gleichzeitig befriedigt.

In jedem neurotischen Symptom findet man dementsprechend eine aggressive Tendenz (zum Beispiel im Bettnässen die Auflehnung, die Verunreinigung) und gleichzeitig auch eine Befriedigung des Gewissens, eben in der Form der bereits erwähnten Selbstbestrafungstendenz. Es ist kein Vergnügen, im nassen Bett zu liegen, dazu kommt noch die »Schande«.

Hier ergibt sich noch eine Dialektik der neurotischen Symptomatik. Im Grunde ist jedes neurotische Symptom auch ein Schrei um Hilfe, ein Wunsch, auf sich aufmerksam zu machen, eben im Sinne der Bitte: Liebt mich nun mehr, und liebt mich besser als bisher. Die Tragik aber ist, daß in der Regel der Neurotiker gerade das Gegenteil erreicht, nämlich einen zusätzlichen Liebesentzug. Wir sollten in diesem Zusammenhang die Maxime von Alfred Adler nie vergessen: »Wer Schwierigkeiten macht, hat welche.« Und wir sollten vor allen Dingen diesen Satz so fortsetzen: »Wenn das Kind Schwierigkeiten hat, vielleicht sind wir daran beteiligt.«

Es kann an dieser Stelle nicht auf die Frage näher eingegangen werden, durch welche Verhaltensweisen die Eltern die neurotisierende Aggression gegen sie selbst in ihren Kindern hervorrufen. Nur so viel sei gesagt: dort besteht Gefahr, wo das Kind das Vertrauen in die Eltern, das es so sehr braucht und das es so gerne haben möchte, zu verlieren beginnt: Damit ist der Anfang von Ambivalenz und von automatischer Verdrängung gegeben. Später fördern die Eltern diese Verdrängungstendenz noch dadurch, daß sie wünschen, das Kind möge sich nur an »schöne Dinge« aus der Kindheit erinnern (Alice Miller: »Du sollst nicht merken«).

Im folgenden möchte ich nun versuchen, mit einigen *ausgewählten* Punkten zu zeigen, wie sich das »Neurotisiert-Sein« im politischen Leben unseres Landes auswirken kann. In welchem Ausmaß dies der Fall war und ist, das zu beurteilen muß ich dem Leser überlassen, aber das eigentliche Ziel meiner Ausführungen ist natürlich, daß sich die schlimmen politischen Folgen der Neurose in der Zukunft verringern mögen. Noch etwas möchte ich vorausschicken: Ich bin mir natürlich darüber im klaren, daß tiefenpsychologische Aspekte nur einen Teil politischen Verhaltens ausmachen und daß daneben andere – z. B. soziologische und ökonomische – Aspekte eine entscheidende Rolle spielen. Deshalb glaube ich, daß die Vertreter derjenigen Geisteshaltungen, die sich mit diesen besonders beschäftigten, gut daran täten, die psychologischen Faktoren nicht gänzlich zu übersehen.

1. Als Ausdruck der Ambivalenz: die Lähmung

Wenn sich Zuneigung und Ablehnung, ohne daß es einem bewußt ist, gegenüber derselben Person oder gegenüber dem gleichen Gedankengut miteinander unzertrennlich paaren, wird dies natürlich letztlich zu einer *enormen inneren Hemmung* führen. Ob man zum Pol der Liebe oder zu dem der Auflehnung gehen will, immer hat man das Bleigewicht der entgegengesetzten Empfindung an den Füßen, das einen niemals das Ziel erreichen läßt; man bleibt schließlich ohnmächtig, erschöpft stehen. Meisterhaft hat das Grillparzer im »Bruderzwist« mit den Versen ausgedrückt:

> Das ist der Fluch von unserm edlen Haus:
> auf halben Wegen und zu halber Tat
> mit halben Mitteln zauderhaft zu streben.

Was hier als Verhaltensweise der Regierenden beschrieben wird, das gilt natürlich genauso für die Regierten. Da wie dort bleibt Ambivalenz mit Schwanken, Zögern, oft mit Entschlußunfähigkeit verbunden.

Viele, besonders konservative Geister, werden sagen: Aber es ist doch auch ein großer Segen mit dieser Hemmung gekoppelt, es bleiben uns ja dadurch extreme Exzesse jeglicher Art erspart. Und in der Tat: Überblickt man unsere Geschichte, wird man vergeblich etwa nach einer »echten« Revolution suchen. Die »französische« Revolution fand bei uns so statt, daß »Der tolle Tag« zur wunderbaren Oper »Die Hochzeit des Figaro« wurde, und Kaiser Joseph II. und Leopold II. treue »Jakobiner« protegierten, die später von ihrem Nachfolger Franz I. liquidiert wurden.

Über den Aufstand des Jahres 1848 (Kaiser Ferdinand der Gütige, weil Schwachsinnige: »Ja, dürfn s' denn das?«) spottete Nestroy:

> Wir haben ein absolutes Tyrannerl,
> ein unverantwortliches Ministerium,
> ein Bürokraterl, Zensurerl, Staatsschulderln weit über unsere Kräfterl,
> also müssen wir auch die Revolutionerl,
> ein Konstitutionerl und endlich a Freiheiterl krieg'n.

Und was die russische Revolution betrifft, so wagen nicht einmal die Konservativen zu behaupten, 1918 habe in Österreich so etwas wie eine Revolution stattgefunden.

Nun mag man sich dazu beglückwünschen, aber in Wirklichkeit bedeutet dies: Fehlen eines jeden reinigenden

Gewitters, nichts wird zu Ende gedacht und getan, und nur dieses Wagnis vermag Fort-Schritt zu vermitteln, während alles andere Erstarrung bedeutet.

Die Welt dreht sich, neue Probleme entstehen vor unseren Augen, aber die Parteien bearbeiten sie mit Programmen, die aus einer vergangenen Zeit stammen. Wo innovatives, kreatives Denken und Handeln einsetzen sollte, dominieren Illusionen . . .

2. Die Folgen des Minderwertigkeitskomplexes: der Größenwahn

Am so häufig anzutreffenden Minderwertigkeitskomplex des Österreichers – nicht zufällig hier von Alfred Adler entdeckt und beschrieben – sind vor allem zwei Elemente beteiligt: erstens das persönliche Schicksal durch die Neurotisierung in der Kindheit; zweitens aber auch die politische Geschichte des Landes. Wir haben durch Jahrhunderte die Regenten des »Heiligen Römischen Reiches Deutscher Nation« gestellt, und als wir 1806 und endgültig 1866 aus dieser Position verdrängt wurden, schien noch keineswegs alles verloren. Denn in den vergangenen Jahrhunderten war es uns gelungen, im Osten einen Vielvölkerstaat aufzubauen, der sehr wohl als Großmacht zu bezeichnen war. Als uns auch das (nicht ohne unser Verschulden, nämlich Versagen) genommen wurde (1918), wollten wir uns mit diesem Schicksal nicht abfinden. Die Sehnsucht »heim ins Reich« muß zumindest partiell als Wunsch verstanden werden, wieder an der Macht »mitnaschen« zu können. Erst als es statt dessen eine Form der Kolonialisierung und eine »Reise« in den Tod und in die Zerstörung wurde, waren wir davon endgültig geheilt (Lutz: »Die innere Zerstörung der großdeutschen Idee«).

Aber noch immer fühlen wir uns unterschwellig minderwertig und träumen von der »guten alten Zeit« unter der Herrschaft der Habsburger. Dazu sagt Gerhard Roth:

> Wie man in weniger wohlhabenden Familien notgedrungenerweise in die großen Schuhe, die ausgelatschten, schweißigen, faltenreichen Treter des ältesten Bruders zu steigen hatte, hatten und haben die übriggebliebenen Österreicher nur noch das hinterlassene Gewand dieses verstorbenen Habsburger Bruders geerbt – aber sie selbst wuchsen nicht mehr. Sie blieben kleinwüchsig von Natur auf, und sie hatten nur die Wahl, in das zu große Gewand zu schlüpfen und sich lächerlich zu machen, oder es zu ändern, doch der Stoff, das Material, mußte noch für lange Zeit abgetragen werden.

Als wir 1955 den Staatsvertrag mit der Verpflichtung zur immerwährenden Neutralität bekamen, da war unsere erste Assoziation natürlich: »Wir werden eine zweite Schweiz.« Wir haben bei dieser Parallel-Setzung nur eines übersehen: Die Schweiz war nie ein großes Land, für ihre Einwohner gab es also niemals ein diesbezügliches Problem. Für uns hingegen bedeutete es eine Umstellung, mit der wir uns nicht bloß abzufinden hatten; es galt vielmehr – jenseits von Minderwertigkeitsgefühl und Großmannssucht –, unsere Identität zu finden. Dazu schreibt Friedrich Heer, den ich im Folgenden noch mehrmals zitieren werde (es gibt einfach keinen Berufeneren):

> Aus der geographischen Lage Österreichs erwächst auf diesem Boden die Begegnung vieler Völker, die den »österreichischen Menschen« hervorbringt, welcher logisch in den Begriff der österreichischen Nation mündet. Diesen beiden Definitionen müßte schon ein innerlich großräumiges, sehr selbstkritisches, freimütiges, welt- und europaoffenes Österreich-Bewußtsein entsprechen. Mit dieser Verpflichtung, Auszeichnung, Last, Mahnung, Würde sollte anhaltend weiter gerungen werden, um endlich ein österreichisches *Selbstbewußtsein* zu erreichen. Dabei traue ich den »einfachen Leuten« mehr zu als den »gehobenen Schichten«. Je weiter man

nach oben kommt, desto mehr muß man sich fragen: »Schläft Österreich? Wo sind die neuen Ideen?«

(Es schiene wünschenswert, daß jede neue Regierung »den Heer« sorgfältig studiert.)

3. Folgen der Verdrängung: die Unfähigkeit, den Gegner anzunehmen

Wenn man in der Kindheit in die harte Schule des Verdrängens gegangen ist, so hat man damit leider etwas gelernt, was man geneigt ist, später wieder anzuwenden. Obwohl ja die Ambivalenz ein unbewußtes Problem ist (und sie sich nur durch ihre Unbewußtheit so schlimm auswirken kann), spürt man doch, daß man nichts zulassen darf, was mit der eigenen *bewußten* Ansicht nicht in Übereinstimmung steht (und dann das Unbewußte am Ende gar bewußt machen könnte). Auf diese Weise errichtet man im eigenen Inneren die Diktatur der einen (eigenen) Meinung und erlaubt sich selbst nicht einmal spurweise die Auseinandersetzung mit einer abweichenden Auffassung.

Dazu schreibt Friedrich Heer:

> Durchaus wächst der Mensch auf Möglichkeiten hin, die noch lange nicht erfaßt worden sind. Denn wir haben in unserer beginnenden Aufklärung alle Denkmittel und auch alle wissenschaftlichen Mittel, einzusehen, daß es durchaus möglich ist, das sehr starke Potential gegnerischer, feindseliger – ich nenne nicht das Wort, bitte, darauf zu achten, ich verwende nicht das Wort feindlich, aber feindselig, sozusagen im Genuß des eigenen Feinderlebnisses – daß es durchaus möglich ist, dieses riesige Potential von Aggressionen, von Mißtrauen, von Angst, von Minderwertigkeitsgefühlen zu lockern. Es ist möglich, die anderen Menschen zunächst zu integrieren, das heißt, aufzunehmen in den täglich zum Wachsen verpflichteten Innenraum. Der eigene Innenraum muß wachsen, damit ich mehr Konflikte aufnehmen kann. Wenn ich eng bin, kann ich ja nicht mehr aufnehmen . . .

Wir brauchen die Wahrnehmung, das heißt die Hereinnahme der Gegner in die eigene Existenz, so daß die Konflikte der Gegner in uns selbst arbeiten. In mir selbst müssen die großen Konflikte, die Schwierigkeiten, die Animositäten, ja auch die Haßausbrüche der anderen, der politischen Gegner arbeiten können, so daß sie zu gären vermögen . . . Erziehung bedeutet, von Jahr zu Jahr um die Erweiterung des eigenen Innenraumes zu kämpfen, so daß die eigenen Konflikte darin Platz haben, nicht ständig verdrängt werden, und daß die vielen äußeren Konflikte wirklich wahrgenommen werden.

Wir müssen uns die Erkenntnis erzwingen, erkämpfen, daß wir den Gegner, den Feind brauchen, weil er *oft* unser zweites Ich verkörpert, *immer* einen nicht nur furchtbaren, sondern auch fruchtbaren Gegenpol zu uns darstellt, im Hin- und Herschwingen, zu dem erst unser eigenes Wesen seine volle Ausfaltung und Spannkraft entfalten kann, immer eine Möglichkeit, ein Spiegelbild unseres eigenen Selbst. Wir brauchen den Gegner, den Feind, unser zweites Ich, unseren Gegenpol, unser Spiegelbild; deshalb müssen wir ihn hüten und pflegen als den kostbarsten Schatz, den wir auf dieser Erde besitzen. Dieses Korrektiv, das uns unerbittlich unsere Fehler aufzeigt, diesen einzigen Freund, der ganz ehrlich zu uns ist – mag er auch einer erschreckend im Realismus versunkenen Christenheit zum erstenmal wieder das Absolute des Christlichen klarmachen und offenbaren im Absoluten seiner Volksgerichte und Tribunale, die wieder die Wahrheitsfrage an uns stellen: »Wozu bekennst du dich?«

Die Praktiken unserer Demokratie bestärken die Menschen noch in ihrem verhängnisvollen Verhalten, denn sobald ein Politiker die Idee eines Vertreters einer anderen Partei auch nur für diskussionswürdig hält, wird er schon zum Abweichler und Verräter gestempelt.

Es geht dabei aber primär nicht um eine Zustimmung, sondern um die Bereitschaft und Fähigkeit, einen anderen in seiner Gedanken- und Erlebniswelt (»So erlebt er es«) zu verstehen.

4. Die Unfähigkeit zum Dialog

Wer den »Gegner« nicht in den eigenen Innenraum hineinzulassen vermag, der ist auch vollkommen unfähig, mit ihm einen echten Dialog von Angesicht zu Angesicht zu führen. Leider ist der Prozeß der Neurotisierung in der Kindheit geradezu eine Schulung zum Verlust der Gesprächsfähigkeit, genauso wie eine offene Eltern-Kind-Beziehung den Meinungsaustausch enorm fördert und damit trainiert.

Im negativen Fall bedeutet dies, daß man dem anderen nicht zuhört oder daß einem das Gesagte beim einen Ohr hinein und beim anderen hinausgeht, also nicht an die eigene Person herangelassen wird, daß man unterbricht, zu schreien anfängt – alles Verhaltensweisen, die eine echte sprachliche Kommunikation unmöglich machen. Es handelt sich dann um Scheingespräche und -gefechte, bei denen niemand die Chance hat, sich eine neue Meinung zu bilden, sondern man gezwungen ist, bei der alten zu bleiben. Auch dazu Friedrich Heer:

> Gespräch ist immer Streitgespräch, ist immer agonal, ist bitterstes, heißes Ringen. Es hat nichts zu tun mit jenem oberflächlichen Plaudern der Salons, sondern ist ganz etwas anderes: schwere Begegnung verschiedener, meist gegensätzlicher Naturen. Zu seinem Wesen gehört es, daß es wohl einen Anfang hat, aber kein eigentliches Ende: denn ein echtes Gespräch zwischen Menschen, Völkern, Kulturen, Wesen wird noch fortgeführt, wenn seine ersten Träger längst schon vermodert sind. Dies ist der Ausdruck einer wesentlichen Seite des Gesprächs: es kennt keine billige Lösung des Vordergrunds, denn es lebt in der Spannung und baut ständig Brükken über Abgründe, sucht diese durch Gründe zu überwinden. Der Kurzschluß aber ist der Tod.

Der Abgeordnete der Vereinigten Grünen, Herbert Fux, sagt dazu:

> Wir haben im großen und ganzen bis jetzt in den Wind gespro-

chen, aber man kann nichts anderes tun, als versuchen, aus dem Parlament langsam ein Diskussionsforum zu machen, im Rahmen dessen über diverse Themen debattiert und nachgedacht wird. Bis jetzt ist es so, daß wider besseres Wissen geschrien wird: »Es ist nicht so.« Wenn man Belege präsentiert, dann bekommt man zu hören: »Das wissen wir sowieso.« Und wenn man die Etablierten fragt, warum sie eigentlich geschrien hätten, sagen sie: »Das gehört dazu!«

Jeder, der die Geduld aufgebracht hat, sich die Übertragungen von Parlamentsdebatten anzuhören, wird bestätigen, daß man dort in der Regel aneinander vorbeiredet und daß ein echtes Aufeinandereingehen Seltenheitswert besitzt.

5. Die Unfähigkeit, Konflikte auszuhalten

Wer schon in der Kindheit in die neurotischen Konflikte hineingetrieben wurde, der entwickelt gleichsam eine Allergie gegen Spannungen, er hat davon schon mehr als genug. Die Folge ist eine Tendenz zur Konfliktverharmlosung etwa unter dem in Österreich zum klassischen Ausspruch gewordenen Motto: »Die Situation ist hoffnungslos – aber nicht ernst.«

Die Beziehung zwischen Neurotisierung in der Kindheit und späterem politischem Verhalten geht aber noch weiter: So wie man dort die Konflikte »neurotisch« gelöst hat, nämlich indem man beiden »Herren« (dem Trieb und dem Gewissen) gleichzeitig dient (siehe früher), so löst man sie auch jetzt, indem man den billigen, den raschen Kompromiß sucht, der möglichst beiden Seiten gerecht werden soll, und man ist noch stolz auf die »Toleranz«, die »Versöhnlichkeit«, die unter der Devise »Wir werden keinen Richter brauchen« in einem solchen Verhalten vermeintlich zum Ausdruck kommt.

In diesem Zusammenhang kann aber nur nochmals der

Ausspruch Heers zitiert werden: »Der Kurzschluß ist der Tod!« Solche »Versöhnungen« sind keine Versöhnungen, man ändert »im Grunde« seine Meinung um keinen Millimeter und schiebt unterirdisch die Konflikte nach dem Schneepflug-Prinzip vor sich her.

Im bewußten Verhalten aber mündet der Versuch, aus einem Entweder-Oder ein Sowohl-Als-auch zu machen, in ein schlimmes Weder-Noch. So lassen wir uns in der Gegenreformation gegen unseren Willen wieder »katholisch machen«, aber wir rächen uns dadurch, daß wir nur Taufscheinkatholiken werden und in »innerer« Opposition zur Kirche abseits stehenbleiben. Am Ende sind wir dann weder Evangelische noch Katholische, wenn man die Sache vom Standpunkt des Engagements betrachtet. So hat keine Idee einen Gewinn aus unserer »patenten« Lösung und wir selber wohl auch nicht, denn was ist der Mensch ohne leitende Idee?

Statt dessen überall Abkürzung, Begradigung, Abschleifung, Anpassung, Profillosigkeit, mitunter fast »Fusionierung« – Spannung ist schon fast ein verbotenes Wort.

Diesmal will ich als Zeugen Anton Pelinka (»Klagen über Österreich«) zitieren. Es scheint mir, er könnte berufen sein, die so schmerzliche Lücke, die Friedrich Heer zurückließ, zu schließen. Ich verdanke ihm übrigens für dieses Kapitel in einem Gespräche wertvolle Anregungen.

> Die Art und Weise, wie sich die österreichische Politik dem Betrachter von außen darstellte, glich dem Repertoire eines Theaters, das zwei Bühnen zu bespielen hat: die eine Bühne ist die für die »breite Masse«, die sich im wesentlichen aus treuen Gefolgsleuten der einen oder der anderen Seite zusammensetzt. Für diese werden ständig Stücke produziert und vorgeführt, in denen die Kräfte des Lichtes sich mit den Kräften der Finsternis messen. Der Identifikationsfähigkeit der Zuseher bleibt es daher vorbehalten, die jeweils eigene Seite

als gut, die jeweils andere Seite als böse zu erkennen. Gleichzeitig spielt dieses Theater aber auch auf einer kleineren Bühne für die politische Elite eine Folge von Stücken, die den vernünftigen Kompromiß über die Partei- und Lagergrenzen hinweg zum Gegenstand haben. Der Eintritt in diese zweite, bedeutend kleinere Bühne muß durch die Zugehörigkeit zur Elite erkauft werden. Die eine Bühne schließt vom Herrschaftswissen aus, die andere vermittelt Herrschaftswissen. Die eine Bühne täuscht fundamentale Konflikte vor, die andere gibt, gleichsam augenzwinkernd, das hohe Maß an Übereinstimmung zwischen den Parteien zu.

Die Windstille ist in diesem Österreich als Abwesenheit von Konflikten überall spürbar. Und fast alle sind auf diese Abwesenheit stolz, fast alle sehen schon bei den geringsten Anzeichen einer gewissen Konfliktatmosphäre das Ende von Demokratie und Republik nahe.
Die Vorstellung, daß diese Stille von Dauer sein könnte, ist eigentlich bedrohlich: während die sozialen Konflikte in Österreich niedergehalten werden, erreichen die individuellen Konflikte Spitzenwerte. Nirgendwo in Europa sind die Gefängnisse so überfüllt wie in Österreich. Selbstmord und psychosomatisch bedingte Krankheiten sind in Österreich weit häufiger verbreitet als in den meisten anderen europäischen Ländern. Was im gesellschaftlichen, im politischen Bereich nicht freigesetzt wird, wendet sich nach innen.

Die letzten Sätze weisen auf die private Selbstschädigungstendenz des Österreichers hin. Diese tritt aber immer wieder auch in seinem politischen Verhalten zutage, und damit bin ich beim nächsten Punkt.

6. Neurotische Selbstschädigung

Die einmalig-tragische Inkarnation dieses Prinzips war Kaiser Franz Joseph I.: Es gab kein Unglück, das dieser Monarch nicht an sich zog wie der Magnet das Eisen. Die Bilanz war schrecklich für das Haus und die Bewohner: ihm und ihnen blieb nichts erspart.

Wer gehofft hatte, daß es in der Ersten Republik besser

sein würde, wurde eines Schlechteren belehrt: Es blieb dabei, daß wir auch unter der neuen Staatsform keine Gelegenheit ausließen, um unseren eigenen Ohrfeigen nachzulaufen. Mit Recht dichtete Karl Kraus über sie: »Bisher bleibt es die beste von ihren Gaben, daß wir keine Monarchie mehr haben.« Aber dann, nach der schrecklichen Erfahrung von 1938 bis 1945, schien das österreichische Selbstbestrafungsbedürfnis endlich gestillt. Doch, wie sich zeigt, für nicht allzu lange. Unter Hinweis auf das erste Kapitel dieses Buches kann ich mir hier jede Zitierung ersparen.

7. Die neurotische Ambivalenz zeigt sich leider nicht nur im politischen Verhalten des Österreichers, sondern auch in seiner grundsätzlichen Einstellung zur Politik

Wenn das Kind mit den ersten Formen der Sozialisation, denen es begegnet – also der Familie, später dann mit der Schule –, schlechte Erfahrungen macht, bleibt auch der Erwachsene gegenüber jeder Art von Gemeinschaft zurückhaltend, vorsichtig, abwartend, skeptisch. Sodann auch in seiner Einstellung zur Politik, die ja die Verwaltung der höchsten Gemeinschaft, des Staates, darstellt: Auf der einen Seite wird von Staat und Politik die beste Leistung verlangt, auf der anderen Seite aber will man sich an der Politik nicht beteiligen, sich nicht auf sie einlassen.

Daß man bei einer solchen Haltung nur schlechte Erfahrungen machen kann, will den Leuten nicht in den Sinn. Sie nehmen den Satz: »Eine Regierung ist immer so schlecht, wie wir sie schlecht sein lassen, und immer so gut, wie wir sie zwingen, gut zu sein«, einfach nicht zur Kenntnis. Sich nicht um Politik zu kümmern, aber gleichzeitig Politik und Politiker zu beschimpfen, diese beiden Verhaltensweisen gehen daher in Österreich eine schlimme, scheinbar untrennbare Ehe miteinander ein.

Es war der große österreichische Dichter, Denker und Philosoph Hermann Broch, der klar darauf aufmerksam gemacht hat, daß Staat und Demokratie in gewissem Sinne paradoxerweise immer Gegensätze sind: Denn jedem Staat, auch dem demokratischen, wohnt die Tendenz inne, seine Bürger zu gehorsamen Staatsdienern zu machen – die Demokratie bedient sich dabei nur anderer Mittel als die Diktatur. Da sich jede Regierung mit dem Staat unwillkürlich gleichsetzt, gerät sie auch in der Demokratie in die Versuchung, die Mehrheit, die sie bei der Wahl oder durch Koalitionen gewonnen hat, zu mißbrauchen. Das entscheidende Organ, das dies verhindern könnte, wäre das Parlament, vorausgesetzt, daß dieses nicht bloß Instrument der »Diktatur« der verschiedenen Parteien ist.

Einige wichtige Faktoren, die ich hier als klassische neurotische Verhaltensweisen in der Politik beschrieben habe, z. B. Nichtzulassung des Gegners, Unfähigkeit zum Dialog, Flucht in faule Kompromisse, sind nur vermeidbar, wenn die gewissensmäßige Freiheit des einzelnen Abgeordneten gewahrt bleibt und er davon ausgiebig Gebrauch macht. Nur so kann der Staat auch in einer Demokratie in seine Grenzen gewiesen werden – und dieses In-die-Grenzen-Weisen ist auch in einer Demokratie nötig. Das wird viel zu wenig bedacht. Wie schon die Definition sagt: »Aus Betroffenen Beteiligte machen!«

Von 1918 bis 1938 wußten wir mit der Demokratie nichts anzufangen! Durch die besondere Gnade Gottes haben wir sie ein zweites Mal geschenkt bekommen (es hätte leicht auch eine Volksdemokratie werden können), und sicherlich machen wir es diesmal schon besser, aber ebenso sicher bin ich mir, daß wir immer noch »Lehrbuben« in Sachen Demokratie sind.

Es war für mich sehr eindrucksvoll, als einmal bei einer

Radiodiskussion Österreich/Ungarn mein Gesprächspartner aus Budapest sagte: »Ich glaube, daß wir aus der Volksdemokratie das Beste gemacht haben, was innerhalb dieses Systems möglich ist; mir will aber scheinen, daß euch dies innerhalb eurer Demokratie noch nicht gelungen ist.«

Erste Schlüsselfiguren für die Verbesserung der Demokratie wären also die Abgeordneten und natürlich die Parteien, die ihnen endlich jene Freiheit geben müßten, die sie aus der Position von Befehlsempfängern heraustreten ließe. Und auf der anderen Seite müßte die Verbindung der Volksvertreter zum Volk auch tatsächlich existieren! Im gegenwärtigen Moment ist nicht viel davon zu spüren, was sicherlich auch auf die vorhin beschriebene »Politik-Verdrossenheit« zurückgeht. Aber vergessen wir nicht: Diese ist die Folge ungezählter diesbezüglicher negativer Erfahrungen jedes einzelnen (keineswegs nur der schon in der Kindheit Neurotisierten!).

In allen Organisationen, seien es Verbände, Kammern, Parteien oder Gewerkschaften, werden die Entscheidungen in aller Stille oben getroffen und dann nach unten weitergegeben. Der umgekehrte Vorgang – und nur er wäre der richtige – ist äußerst selten feststellbar.

Als ein Musterbeispiel dafür wäre die Hainburg-Affäre anzuführen; als Kanzler Sinowatz verkündete: »Hainburg wird gebaut«, war dies eine Entscheidung von oben, gestrickt nach dem Polgarschen Muster: »Die Konklusionen sind getroffen, die Prämissen haben sich ihnen zu fügen.« Dann geschah ein doppeltes Wunder, es regte sich tätiger Widerstand von unten aus allen Schichten der Bevölkerung, von jung und alt: Und die Regierung (»Wo habt ihr dessengleichen je gesehen!?«) erkannte ihren Irrtum und nahm den Baubeschluß (wohl für immer) zurück. War dies eine Sternstunde der Demokratie? Nur dann, wenn man daraus die richtige Konsequenz zieht: Die Kommission, die man nachher einsetzte und die sich bemühte, die Argumente aller Beteiligten zu prüfen und darauf fußend zu einer Entscheidung zu kommen, die hätte man natürlich von Anbeginn konstituieren müssen.

Eine Lehre für die Regierenden und die Regierten, etwas von unten nach oben wachsen zu lassen. Daß das in Österreich nicht so leicht möglich ist, hat vielleicht wieder etwas mit der Neurotisierung zu tun: nämlich mit einer Erziehung, die bestrebt scheint, die Kinder zu gehorsamen Staatsbürgern zu erziehen, womit wir beim nächsten Kapitel angelangt sind.

III. KAPITEL

Wie lange noch hierarchische Strukturen?

Selbstverständlich glaubt niemand, daß man über Nacht alle hierarchischen Einrichtungen beseitigen kann. Aber was wir anstreben sollten, ist ihre allmähliche Abschwächung und Ablösung durch neustrukturierte Gemeinschaftsformen.

Um dies zu erreichen, muß man sich mit einigen Begriffen auseinandersetzen, die untrennbar mit der Hierarchie verbunden sind, von denen sie gleichsam »lebt«.

Der *erste* dieser Begriffe heißt *Autorität.*

»Um Gottes willen«, höre ich da sagen, »will man die Autorität abschaffen?« Ganz und gar nicht. Es muß nur zwischen echter und falscher (= angemaßter) Autorität unterschieden werden.

Echter Autorität zu begegnen, ist für das Kind eine Lebensnotwendigkeit, weil es vertrauenswürdige Vorbilder und »Identifikationsobjekte« braucht, um sich an ihnen orientieren zu können. Und auch im späteren Leben sind solche Begegnungen für die Weiterentwicklung der Persönlichkeit von großer Bedeutung.

Was sind nun die Kriterien der echten Autorität? Autorität leitet sich ab vom lateinischen Wort »augeo«, das eigentlich »wachsen lassen, mehren, unterstützen, fördern, beglükken« bedeutet.

Frage: Wer fühlt sich in unserer Zeit durch Autorität unterstützt und gefördert?

Die meisten Menschen haben heute zu diesem Begriff bedrohliche Assoziationen. Das bedeutet also, daß man in unserer Welt selten einer echten und viel zu oft nur einer angemaßten Autorität begegnet. Der bekannte deutsche

Theatermann Heinz Hilpert hat einmal gesagt: »Ich war eine Autorität, aber ich habe meine Bühne nie autoritär geführt.« Dieser Satz deutet den Unterschied zwischen dem, was sein sollte, und dem, was leider nur allzu oft ist, in sehr feiner Form an.

Die echte Autorität bemüht sich darum, von anderen Menschen akzeptiert zu werden. Nicht: Man muß mich achten, ist ihre Devise, sondern: Ich habe alle Anstrengungen zu unternehmen, um mir die Achtung und das Vertrauen mir »anvertrauter« Menschen zu verdienen. Nicht meine »Position« darf das Entscheidende sein, sondern die Art, wie ich mich als Mensch verhalte. Es gilt, vertrauens*würdig* und liebens*wert* zu sein, ich darf beides nicht einfach verlangen oder voraussetzen, sondern ich muß darum werben, den anderen entgegenkommen.

Falsche Autorität beruht auf Anmaßung: Weil man größer, stärker ist, weil man einen Stern mehr besitzt, eine höhere Position erreicht hat, sich selbst für den »Allerbesten« hält (allzuoft ebenfalls eine Anmaßung), fühlt man sich berechtigt, den Respekt, die Unterordnung, ja die Unterwürfigkeit der »Untertanen« (hier werden aus Mitarbeitern Untergebene!) zu verlangen. Außer Zweifel überwiegt in unserer Welt die angemaßte Autorität, man kann sich allerorten davon überzeugen. Es ist auch relativ leicht, die Ursachen dafür aufzuzeigen:

1. Echte Autorität setzt harte Arbeit im Sinn der Selbsterkenntnis und Selbstbeherrschung voraus, die nur allzu oft nicht stattfindet.

2. Echte Autorität hat es viel schwerer: Man muß sich in vielen zeit- und kraftraubenden Anstrengungen und Diskussionen um Verständnis und Übereinstimmung bemühen.

Die anderen machen es sich leicht: Sie lassen einen Kommandoruf erschallen, und alle haben zu parieren! Hier fällt mir nochmals der Heersche Satz ein: »Die Abkürzung ist der Tod.«

Es gibt aber noch einen dritten Grund: Ich meine, daß bei der Erwählung von »Vorgesetzten« fast nie die Frage entscheidend ist, ob es sich um eine *echte* Autorität handelt, also um einen Menschen, der wirklich geeignet ist, Vorbild zu sein, beispielhaft zu wirken. Statt dessen zählt da immer nur Protektion und oft auch Erfolg, der nur allzu häufig mit den Mitteln der angemaßten Autorität errungen wurde.

Wann kommt der Tag, wo die menschlichen Eigenschaften mit ein entscheidendes Kriterium der Qualifikation werden?

Ungezählte Male wirkt sich falsche Autorität menschlich zerstörend aus. Am häufigsten in tragischer Weise dort, wo die Folgen am schlimmsten sind, weil sie eine noch unreife Person treffen: also in der Eltern-Kind-Beziehung. Daß man sich um die Liebe der Kinder bemühen muß, ist nach wie vor für viele Väter und Mütter eine völlig unverständliche Botschaft. »Wieso denn, die gehören doch mir, sind in meine Hand gegeben, *haben* mich einfach zu lieben, das ist doch das Selbstverständlichste von der Welt . . .«

Die Dominanz der angemaßten Autorität äußert sich in Worten wie: »Wer hier zu befehlen hat, das bin ich. Du hast zu parieren. Du hast den Mund zu halten. Kinder dürfen nur reden, wenn sie gefragt sind. Frag nicht; für eine Erklärung bist du viel zu dumm. Schon mein Wunsch muß dir Befehl sein. Was auf den Tisch kommt, wird gegessen«, und viele andere schreckliche Phrasen mehr.

Diese Kinder werden dann verzweifelt, verbittert, ihre ganze Lebensgestaltung entwickelt sich negativ; und auf diese Art und Weise erzeugt man Menschen, die später wieder aus ihrer eigenen Desperation heraus in die Richtung angemaßter Autorität tendieren. Die Engländer haben einen nur allzu wahren Satz formuliert: »The child is man's future.« Das heißt, so wie wir uns zum Kind verhalten, so erzeugen wir uns selber die Zukunft der Welt.

Ganz schlimm ist es allerdings, wenn man sich bei Ausübung dieser angemaßten Autorität auf Gott beruft oder glaubt, sich auf Gott berufen zu können (»Wir, durch Gottes Gnaden Kaiser von ...«).

Wenn sich Eltern in Mißbrauch ihrer Autorität durch Gott bestätigt fühlen, durch die Institution, die Gott auf Erden vertritt, nämlich die Kirche, so ist das nicht nur psychohygienisch verhängnisvoll, sondern religiös gesprochen geradezu pervers, denn zwischen dem Alten und dem Neuen Testament besteht bei aller inniger Verbindung ein wesentlicher Unterschied: Bei der jüdischen Religion handelt es sich um eine Vater-Religion, bei der alle Macht von der Elterngeneration ausging, der sich die Kinder oft bis zur Selbstaufopferung bedingungslos unterzuordnen hatten. Selbst noch die Tatsache, daß Gott Seinem Sohn die Opfertat der Erlösung der Welt auferlegt hatte, ist ein Beweis für dieses Faktum. Mit diesem Jesus Christus tritt nun eine Person auf, die man mit gutem Grund als den größten Kinderfreund bezeichnen kann, der je auf dieser Welt lebte. Nun erfolgt eine entscheidende Wendung: Christus stellt sich in allen Belangen auf die Seite der Schwachen und nicht der Stärkeren, ganz besonders bezieht sich dies auf die Eltern-Kind-Beziehung. Christus spricht immer davon, daß er die Kinder zu sich kommen lassen will. Er fordert alle Menschen auf, zu werden wie eines von diesen Kleinen, und er betont, wie schlimm es ist, ihnen ein Ärgernis zu bereiten.

Man kann also zusammenfassend sagen, aus einer Eltern-Religion, besonders Vater-Religion, ist eine Kinder-Religion geworden.

Wir müssen gerade in diesem Zusammenhang an die christlichen Kirchen die bange Frage stellen, wieso es ihnen nicht gelungen ist, dieser Umkehr der Werte in der Welt im Verlauf von nunmehr 2000 Jahren zum Durchbruch verholfen zu haben! Während Christus auf der Seite der Kinder stand, steht die Kirche offenbar wieder auf der Seite der Eltern, und die Kleinen vermögen daher Christus nicht als den großen Kinderfreund zu erleben, der er war. Das wurde offenbar dadurch bewirkt, daß die Kirche selbst starr hierarchisch von oben nach unten strukturiert ist, die Eltern sich daran ein Beispiel genommen und sich berechtigt gefühlt haben, ebenfalls ohne Einschränkung zu herrschen. Die Kirche ihrerseits hat da nicht den Mut gefunden, dagegen Protest zu erheben, wohl aus der Angst heraus, damit die eigene Autorität in Frage zu stellen. Ich komme auf dieses Problem später noch zurück.

Der *zweite* Begriff, mit dem wir uns auseinandersetzen müssen, ist *Macht.*

Kann man auch hier, wie bei der Autorität, zwischen echter und angemaßter Macht untertscheiden?

Viele bezweifeln dies und meinen, daß der Begriff Macht »an sich« etwas Böses bedeutet. So sagen die Fundamentalisten unter den Grünen etwa: Verantwortung ja, aber Macht nein. Sie vermögen aber bis zum heutigen Tage nicht zu erklären, wie man das macht, Verantwortung zu übernehmen, ohne nicht auch eine gewisse Macht zu haben.

Macht wurde von Max Weber wie folgt definiert: »die Fähigkeit von einzelnen oder Gruppen, das Handeln von anderen auch gegen Widerstand in einer gewünschten Richtung zu beeinflussen«.

Widerstand kann auch mit den fairen Mitteln der Überzeugung und Auseinandersetzung überwunden werden. Wird dagegen zu diesem Zweck physischer oder psychischer Zwang ausgeübt, liegt selbstverständlich Machtmißbrauch vor, und es muß von Gewalt gesprochen werden. Für mich bleibt, bei alldem, für die Macht als solche ein kleiner freier Spielraum, wo sie nicht automatisch mit etwas Bösem gleichgesetzt werden darf, nämlich (um nochmals zu den Grünen zurückzukehren) Macht, die mit Verantwortungsbewußtsein im besten Sinne gekoppelt ist.

In diesem Zusammenhang sagt Hanna Arendt: »Das Grundphänomen der Macht ist die Instrumentalisierung eines freien Willens in einer auf Verständigung gerichteten Kommunikation.«

Und der geliebte Freund Strotzka schreibt: »Macht muß nicht etwas Böses und Gefährliches sein, sondern kann aus rationalem Argumentieren, aus vernünftigen Kompromissen stammen.«

Eines steht freilich fest, Macht haben, besonders längere Zeit, ist eine gefährliche Gratwanderung, und hinüber zum Abgrund des Machtmißbrauchs ist oft nur ein kleiner Schritt. Die russische Revolution versuchte 1918 alle hierarchischen Strukturen abzuschaffen, und dennoch meinte Alfred Adler prophetisch:

> Die Herrschaft der Bolschewiki ist, wie die aller bisheriger Regierungen, auf den Besitz der Macht gegründet. Damit ist ihr Schicksal gesprochen. Wir wissen, daß diese Partei, wie die ihr gleichgesinnten, Ziele verfolgt, die auch die unseren sind, aber der Machtrausch hat sie verdorben. Wir sehen ehemalige Freunde, alte wackere Weggenossen, in schwindeliger Höhe; verführt vom Machttrieb wecken sie allenthalben das Verlangen nach Gewalt. Hier gibt es in der Zukunft keinen Abbau, nur weitere Steigerungen, wie immer, wenn die Macht das entscheidende Wort sprechen soll.

Es zeigte sich, daß auch in einer Diktatur des Proletariats enorme hierarchische Strukturen errichtet werden müssen.

Eines steht jedenfalls fest: Es sind jedenfalls diese »hierarchischen Ordnungen«, die dann den Machtmißbrauch in einem ungeheuren Ausmaß fördern, ja provozieren. Die katastrophalen Folgen, unter denen die Menschheit seit Jahrtausenden immer wieder aufs neue leidet, brauchten hier nicht abgehandelt zu werden.

Wohl aber möchte ich als Tiefenpsychologe nochmals darauf hinweisen, wie sehr Machtgier fast immer in einer mißglückten Kindheit ihren Ursprung hat. Sie entsteht aus einer Überkompensation von Minderwertigkeitsgefühlen (siehe das zweite Kapitel), aus irrationaler Angst, gegen die man sich durch immer mehr erweiterte »Machtbereiche« abzusichern versucht, und aus Mißtrauen, das einen Menschen beherrscht, wenn das Vertrauen zu den Eltern zerstört worden ist. Und schon daraus ergibt sich, daß die Beherrscher der Welt in Wirklichkeit selbst von ihren Komplexen beherrscht und tyrannisiert sind.

Mein unvergeßlicher Freund Manès Sperber hat in diesem Zusammenhang geschrieben:

> Der Erziehung ist es aufgegeben, in ihrem engen Rahmen alles zu tun, um den heranwachsenden Menschen vor der Machtgier zu bewahren, ihn vor Angst jeder Form, vor allem aber vor jener aggressiven Angst zu bewahren, die ihn selbst und anderen gefährlich macht. Die ihn zum Narren seiner selbst macht, gerade wenn er zum Gott der anderen werden möchte. Die ihn zum Betrogenen macht, gerade da er den schlimmsten Betrug ausübt.

Mit drei Beispielen möchte ich auf die Not der Mächtigen aufmerksam machen: Die erste Geschichte handelt von meinem Lehrer Hans Hoff, dem früheren Vorstand der psychiatrisch-neurologischen Universitätsklinik Wien. Ich könnte den Vorfall nicht erzählen, wenn ich nicht vorausschicken würde, daß ich diesen Mann sehr geliebt habe und bis zum heutigen Tag sein Bild recht unverwandt in meinem Herzen trage.

Es war im Juli 1969, als ich zu ihm ging und sagte: »Herr Professor, ich beginne heute meinen sechswöchigen Urlaub.

Sie wissen meine Adresse, wenn Sie mich brauchen, ich bin immer abrufbereit.«

Da schaute er mich an und sagte: »Ringel, wenn Sie mich lieb haben, ich bitte Sie um eines: Beten Sie intensiv, daß ich als Klinikvorstand sterbe.«

Ich antwortete: »Herr Professor, wir haben jetzt Juli, und Sie sind Vorstand bis 1. Oktober. Sie werden doch nicht im Ernst glauben, daß ich jetzt darum bete, Sie mögen in den nächsten zwei Monaten sterben.«

Er beharrte: »Wenn Sie mich lieb haben, dann tun Sie das.«

Ich meinte: »Herr Professor, ich kann mir vorstellen, daß der Abschied von der Klinik schwer für Sie ist, aber Sie müssen doch eines bedenken: Wir werden Sie immer brauchen; Sie haben doch eine unbeschreibliche, jahrzehntelange Erfahrung. Wir werden Sie jede Woche einmal zur Klinik bitten, auch wenn Sie nicht mehr Vorstand sind, damit Sie uns ihre Kenntnisse bei der Lösung schwieriger Fälle zur Verfügung stellen.«

Da sieht er mich an und sagt: »Ja, sind Sie denn verrückt geworden; glauben Sie denn im Ernst, daß, wenn ich nicht mehr Vorstand der Klinik bin, ich noch einmal diese Klinik betreten werde? Dort, wo ich geherrscht habe, soll ich geduldet sein? Nein, das kommt überhaupt nicht in Frage. Daher bitte ich Sie nochmals, beten Sie, daß ich als Klinikvorstand sterbe, und ganz besonders dafür – man sagt Ihnen ja gute Beziehungen zum Himmel nach –, daß ich in den Armen meiner Frau sterbe.«

Das waren die letzten Worte, die ich von meinem Chef hörte. Jedermann kann mir glauben, daß ich nicht gebetet habe – und dennoch ist er am 23. August in den Armen seiner Frau verstorben. Es besteht gar kein Zweifel daran, daß das ein unbewußt inszenierter psychosomatischer

Tod war, ein Tod aus Angst vor dem Verlust der Macht.

Ich habe einen Patienten, in wirklich führender Stellung tätig, der vor der Behandlung immer wieder den gleichen Traum hatte: Er geht in den Lift, drückt auf den Knopf, der Lift setzt sich nach oben in Bewegung und hört nie auf, weiterzufahren. Er wacht jedesmal mit einer unbeschreiblichen Angst schweißgebadet auf. Der Aufstieg »als Himmel-«, besser als Höllenfahrt.

Drittens: Wir alle kennen die bekannten Inserate von Prostituierten, die sich als »Domina« anbieten oder mit ihrer strengen Kammer werben. Die Erfahrung zeigt, daß es sich bei überraschend vielen ihrer Kunden um Männer in führender Position handelt. Es muß also eine unbewußte Sehnsucht in ihnen verborgen sein, von diesem grenzenlosen Herrschen erlöst zu werden. Vielleicht handelt es sich auch um eine unbewußte Identifikation mit ihren eigenen »Opfern«.

Ein *dritter* Begriff, ohne den die hierarchischen Strukturen nicht denkbar erscheinen, ist die *hierarchische Ordnung*. Schon das Kind lernt rasch, wem es sich fügen muß, wer in der Familie – wie dieser schreckliche Ausdruck lautet – das »Sagen« hat. Aber ebenso rasch entdeckt es, wo man ungestraft das, was man einstecken mußte, weitertragend abladen kann (dies spielt in der Geschwisterproblematik eine beachtliche Rolle). Niemand will ja der letzte in der Hackordnung sein, gemäß den Brechtschen Versen:

> denn wie man sich bettet, so liegt man,
> es deckt einen dann keiner zu,
> und wenn einer tritt, so bin ich es,
> und wird wer getreten, so bist's du.

So werden wir zu Tretern und Kriechern, und oft sind wir beides zugleich. In Österreich finden wir solche »hierarchische Ordnungen« häufig und enorm fest einzementiert. Die alte Monarchie ruhte auf drei Säulen: dem Adel, dem Militär und dem Beamtentum. In allen drei Institutionen war das hierarchische Prinzip oberstes Gebot. Den Adel hat man 1918 (nur nominell) abgeschafft. Aber an seine Stelle traten neue Herren, denen gegenüber man Obrigkeitshörigkeit und vorauseilenden Gehorsam zu zeigen beflissen war. Und bei den anderen »Stützen«, besonders bei den Beamten, blieb sowieso alles beim alten. Unübertrefflich beschreibt dies Josef Weinheber in »Ach ich Österreicher« aus eigener Erfahrung:

. . .
Knapp rette ich mich in mein Amt.
Umsonst stell ich mich blind,
Gott will, daß wir hier allesamt
gelernte Grüßer sind.

Der Torwart grüßt den Offizial,
der Offizial den Rat.
Erst jener Höchste hat die Qual,
der keinen Höhern hat.

Der grüßt in seinem Zimmer stumm,
des Allerhöchsten Bild.
Es lächelt wie ein Heiligtum
aus einem Vollbart mild.

Vergebens. Ich entrinne nicht.
So grüß ich für und für,
was steht im Gehn; was stelzt und kriecht,
die Wand – den Gang – die Tür.

Dann sitz ich endlich qualverknorrt
an meiner Schreibtischgruft.
Gemeinschaftsküche und Abort
bestimmen hier die Luft.
. . .

Als Arzt weiß ich ein Lied von den schlimmen Folgen zu singen, die die »heilige hierarchische Ordnung« in der Medizin anrichtet: Zuerst kommt der Professor, dann der Dozent, dann der Primarius, dann der Oberarzt, dann der Facharzt, dann der Praktiker (wen wundert es, daß er zum »Facharzt für Allgemeinmedizin« umbenannt, weil dadurch »erhöht« werden will – oft ist er in der Praxis der wichtigste Arzt, weil er an der »vordersten Front« steht und ihm nicht die ganzen Hilfsmittel zur Verfügung stehen, die der Kliniker und Spitalsarzt sofort parat hat), dann kommt die Ärztin (denn von einer Gleichberechtigung der Frau kann ja trotz einiger Ansätze zur Besserung noch lange keine Rede sein; ihre Unterordnung dem Manne ist ja ebenfalls klassisches Prinzip unserer hierarchischen Ordnung). Aber Gott sei Dank, da ist ja noch jemand tiefer unten, das ist der Medizinstudent.

Diese Hierarchien richten Wände zwischen den Menschen auf, sie erzeugen Kasten, wo der Obere den Unteren viel zu oft nicht als Subjekt, sondern als Objekt (seiner eigenen Intentionen) behandelt. Dann aber sollen sich die Medizinstudenten zu Ärzten entwickeln, die im Patienten den Partner sehen! Wie macht man das, wenn man selbst nie als Partner behandelt worden ist? Und wie macht man es, daß man beim Durchlaufen aller Stationen, die nach oben führen, nicht jene Eigenschaften annimmt, die die angemaßte Autorität kennzeichnen? Ich kann nicht umhin, ich muß an dieser Stelle ein Gedicht von Georg Kreisler zitieren, das im übrigen zeigt, daß dieses Problem bei allen Berufen existiert:

Professor Doktor Med.

Professor Doktor Med.
Das klingt doch ziemlich blöd.
Wenn einer schon ein Doktor ist,
wozu die lange Red'?

Professor Doktor Phil.?
Ich weiß nicht, was er will.
Vielleicht hat er zu viel gelernt
und hält jetzt nicht mehr still.

Ich nehme an, die Leute brauchen irgendeinen Halt.
Dann sind sie, wie im Auto, auf den Titel angeschnallt.
Sie wissen nicht wohin und wissen nicht woher
und heißen statt Herr Kutschera Herr Tiefbauingenieur.

Hat einer viel Talent
und heißt Herr Präsident,
dann muß man möglichst stolz sein,
daß man diesen Menschen kennt.

Ein Arzt ist nur ein Mann,
der Herr Chefarzt werden kann.
Dann hat er die Frau Oberschwester
immer hinten dran.

Man merkt auch an den Orden, wer die Leute wirklich sind:
Wenn einer ein Verdienstkreuz hat, dann hat er viel verdient.
Und weiß er nicht wofür und weiß er nicht worauf,
dann steckt er das Verdienstkreuz an und hört zu denken auf.

Heißt einer Herr Major,
und das kommt manchmal vor,
dann kann man darauf schwören,
was ihm fehlt, das ist Humor.

Heißt einer Inspekteur,
dann braucht er sonst nichts mehr.
Und wer ihn nicht so nennt,
hat kein Benimm und ist vulgär.

Doch manchmal ist ein Titel auch ein wirklicher Genuß,
weil man sich dann den Namen dieses Herrn nicht merken muß.
Man nennt ihn Herr Dozent, Herr Bundeskonsulent,
und er hält das sogar für ein besonderes Kompliment,
so daß man fast schon traurig wird, trotz diesem Happy End.

Bereits einmal bin ich in diesem Kapitel auf die katholische Kirche zu sprechen gekommen; ich muß es jetzt noch einmal tun, weil es sich bei ihr um eine Organisation handelt, die geradezu die »hierarchische Ordnung« verkörpert.

Am 8. Juni 1933 veröffentlichten die deutschen Bischöfe einen Hirtenbrief, in dem es unter anderem hieß:

> Neben der gesteigerten Liebe zu Vaterland und Volk kennzeichnet sich unsere Zeit durch eine überraschend starke Betonung der Autorität und durch die unnachgiebige Forderung der organischen Eingliederung der einzelnen und der Körperschaften in das Ganze des Staates. Sie geht damit vom naturrechtlichen Standpunkt aus, daß kein Gemeinwesen ohne Obrigkeit gedeiht und nur die billige Einfügung in das Volk und die gehorsame Unterordnung unter die rechtsmäßige Volksleitung die Wiedererstarkung der Volksgröße gewährleisten. Gerade in unserer heiligen katholischen Kirche kommen Wert und Sinn der Autorität ganz besonders zur Geltung und haben zu jener lückenlosen Geschlossenheit und sieghaften Widerstandskraft geführt, die selbst unsere Gegner bewundern. Es fällt deswegen uns Katholiken auch keineswegs schwer, die neue starke Autorität im Staatswesen zu würdigen und uns mit jener Bereitschaft ihr zu unterwerfen, die sich nicht nur als eine natürliche Tugend, sondern wiederum als eine übernatürliche kennzeichnet, weil wir in jeder menschlichen Obrigkeit einen Abglanz der göttlichen Herrschaft und eine Teilnahme an der ewigen Autorität Gottes erblicken.

Die Katholiken wurden also zu nichts Ungeheuerlicherem aufgefordert, als in Hitler einen Abglanz der göttlichen Herrschaft zu erblicken. Nun hat aber wenig später gerade dieser Herrscher mit dem angeblichen Abglanz der göttlichen Macht begonnen, die katholische Kirche in einer unbeschreiblich grausamen Weise zu verfolgen (was übrigens leicht vorhersehbar war), und konnte dann bei diesen Handlungen auch bei den Staatsbürgern Gehorsam verlangen, unter ausdrücklichem Hinweis darauf, daß ja die Kirche selbst seine Autorität als von Gott eingesetzt bezeichnet habe.

Welch schreckliche Blüten vermag doch die Anbetung, Vergötzung der hierarchischen Ordnung zu treiben, manchmal vermag sie gar einen selbstmörderischen Charakter anzunehmen.

Nun wird uns (meinem Schüler Kirchmayr und mir) von bestimmten kirchlichen Stellen sehr übel genommen, daß wir jetzt, so viele Jahre später, gerade diesen Hirtenbrief wieder in Erinnerung rufen. Wir haben leider ein sehr ernstes Argument, warum wir dies tun.

Die Kirche war im Zweiten Vatikanum dabei, sich in eine Organisation mit kollegialer Führung zu verwandeln, es fand unter dem »guten Papst« Johannes XXIII. eine deutliche Lockerung der starren hierarchischen Strukturen statt. Aber heute, unter Johannes Paul II., weht wieder ein anderer Wind: Mit aller Deutlichkeit wird betont, daß Demokratisches hier nichts zu suchen hat, Christus der Erlöser hat seine Leute erwählt, und nicht sie ihn, und so müsse es auch unter den Nachfolgern Christi bleiben, für alle Zeit. Und wahrlich, nun werden die Bischöfe – Österreich hat es erlebt – ohne »Anhörung des Volkes« ernannt, und wahrlich, wir sehen, was dabei herauskommt! Aber auch hier tönt die Stimme der Hoffnung trotz allem: die von Kardinal König. Vor einiger Zeit sagte er in der Wiener Universität: »In allen Gemeinden, die dem Anspruch Jesu Christi gerecht werden wollen, müssen herrschaftsfreie Räume sein, in denen alle gleichberechtigt sind.«

Ein vierter Begriff, ohne den die hierarchischen Strukturen meinen, nicht auskommen zu können, ist die *Unfehlbarkeit.* Die falsche Autorität ist fast immer – dies wurde schon angedeutet – mit Unfehlbarkeitsansprüchen gekoppelt. Man hält sich für ein anzubetendes und verehrenswürdiges Monument seiner selbst, ausgestattet mit allen wunderbaren Attributen des Menschen, das unmöglich Gegenstand auch nur der leisesten Kritik werden darf. Es muß betont werden, daß diese Tendenz zur Unfehlbarkeit, wenn sie bei Eltern besteht, tragischerweise den Wünschen des Kindes in der ersten Zeit seiner Hilflosigkeit sehr entgegenkommt. Denn gerade das ausgelieferte Kind muß ja an die Stärke, die Allwissenheit und Allmacht des Elternpaares glauben, um sich gesichert zu fühlen.

Ich werde nie die Geschichte einer Patientin aus Cernowitz vergessen, die als kleines Kind mit ihrer ganzen Familie und mit vielen hundert anderen Leidensgenossen von den nationalsozialistischen Schergen in ein Ghetto zusammengepfercht wurde. Da flehte das Kind, zum Vater aufschauend, die Notsituation erkennend: »Du bist doch mächtig, du kannst doch alles, laß doch so eine Situation nicht zu, mach doch etwas, rette uns doch.« Die Antwort des Vaters: »Kind, wir müssen froh sein, daß wir leben, wir müssen still sein«, war für dieses Mädchen ein Schock, den sie ein ganzes Leben getragen hat; ununterbrochen war sie später auf der Suche nach einem starken Mann, nach einem Vater, der keine Schwächen zeigt, der sie vor dem Unheil, den Katastrophen dieser Welt bewahren könne.

Ich will also sagen: Das Kind in seiner Notsituation hat also die Tendenz zu glorifizieren, ein Idealbild zu entwerfen, an dem kein Fleck auf der Ehre ist.

So dies im Anfang eine Notwendigkeit darstellt, wäre es eine ganz entscheidende Aufgabe einer gesunden Erziehung, Schritt für Schritt, langsam und behutsam, die Entzauberung und Entidealisierung einzuleiten, damit sie nicht zu einem Schockerlebnis für das Kind wird. Denn die Konfrontation mit der Wirklichkeit (»Die sind ja gar nicht so gut, wie wir geglaubt haben«) findet ja auf jeden Fall statt, das bleibt keinem Kind erspart und auch keinem Vater und keiner Mutter. Es muß so sein, es im Sinne der Existenz enthalten, daß wir lernen, das Absolute zu relativieren, weil wir eben Menschen sind und keine Götter, weil wir nicht omnipotent sind, sondern unsere Grenzen haben. Auf diese Grenzen hinzuweisen scheint mir also sehr wichtig. Daher ist es schon vom rein nützlichen, aber auch vom menschlichen Standpunkt unbedingt notwendig, daß der Erwachsene rechtzeitig damit beginnt, sich dem Kinde gegenüber zu relativieren, von diesem eingebildeten und vorgetäuschten Thron herabzusteigen und seine Fehler einzugestehen.

Manche glauben, damit würden sie alles Ansehen verlieren und dem Kinde schaden. In Wirklichkeit ist es gerade umgekehrt. Die Entlarvung der Eltern folgt auf alle Fälle, und es ist daher für die Erhaltung des kindlichen Vertrauens von ungeheurer Bedeutung, wenn die Ablösung von den kindlichen Unfehlbarkeitsvorstellungen der Eltern von diesen selbst ausgeht. Das erzeugt ja ein ganz anderes Vertrauen, bewirkt eine neue Dimension in der Eltern-Kind-Beziehung: Ein trügerisches Vertrauen wird zerstört, ein echtes Vertrauen kann beginnen. Nichts ist so beeindrukkend und überzeugend wie die Bereitschaft, eigene Grenzen, Fehler und Schwächen einzugestehen. Es ginge also darum, unser eigenes Idealbild abzubauen und die relativierten Dimensionen darzulegen. Warum wehren sich so viele Eltern mit verkrampften Bemühungen, das zu tun? Ich weiß eigentlich nur zwei Gründe, aber sie sind schwerwiegend genug:

1. Viele fürchten, mit dem Eingeständnis der Fehlbarkeit auch ihr Selbstwertgefühl zu verlieren. Sie leben von der Bewunderung und Anerkennung ihrer Umgebung, sind diesbezüglich unersättlich und insofern abhängig, als sie mit dem Ausbleiben der Huldigungen fast automatisch auch ihre Selbstachtung einbüßen.

2. Uneingeschränktes Wissen, Unfehlbarkeit und Gran-

diosität garantieren in der Vorstellungswelt vieler unbegrenzte Machtausübung, auf die man nicht verzichtet. Es liegt im Wesen eines solchen perversen Systems, daß es mit einem eingestandenen Irrtum als Ganzes zusammenzufallen droht. Daraus resultieren enorme Defensemechanismen bis hin zu einer Kette weiterer Irrtümer, die nur geboren werden, um den ersten Irrtum als solchen nicht eingestehen zu müssen (deshalb kann es auch dort keinen Fortschritt geben, denn nur durch Einsicht des eigenen Irrtums kann man klüger werden).

Wer nun versucht, auch gegenüber Erwachsenen den Unfehlbaren zu spielen, der leidet an einem »Vollkommenheitswahn«, aber noch schlimmer ist, daß er versucht, andere Menschen in den Zustand frühkindlicher Naivität und unmündiger Glaubensseligkeit zurückzuversetzen. Dies ist genau die Verfassung, die man zu brauchen glaubt, um die eigene Macht für immer zu garantieren: Das Denken soll dem Herrscher überlassen bleiben. So wie aber für jedes Kind die Stunde der Wahrheit schlägt, so auch für den unmündig gehaltenen Untertan. Irgendeinmal gibt es dann für den »Unfehlbaren« ein schreckliches Erwachen, das ihn zu spät darüber aufklärt, daß man Menschen nicht für immer infantilisieren kann.

Sicherlich wird man mich fragen, ob ich das Gesagte auch auf die Unfehlbarkeit des Papstes beziehe. Nun, geschichtlich ist es doch auffällig, daß dieses Dogma erst seit etwa hundert Jahren besteht und gerade zu einem Zeitpunkt ausgesprochen wurde, als der Kirchenstaat zu existieren aufhörte und der Papst vorübergehend die Position eines weltlichen Souveräns verlor. Muß man da nicht an eine »ausgleichende« Machterweiterung denken?

Jedenfalls halte ich es mit Hans Küng, der sich erlaubt hat, an das Wort »unfehlbar« ein Fragezeichen anzufügen; und mit Johannes XXIII., der auf die Frage, ob er unfehlbar sei, antwortete: »Ja, wenn ich ex cathedra spreche«, und verschmitzt hinzufügte: »Ich werde aber sicher nie ex cathedra sprechen.«

Der *fünfte* Baustein der hierarchischen Struktur ist sehr eng mit dem vierten verbunden: Kritik ist dort nicht erwünscht. Schon das Kind wird in Familien mit angemaßter Autorität nur so lange geliebt, solange es gute Miene zum bösen Spiel macht. Schrecklich beschreibt diesen Prozeß und seine psychosomatischen Folgen Peter Turrini in »Ein paar Schritte zurück«:

> Das Nein,
> das ich endlich sagen will,
> ist hundertmal gedacht,
> still formuliert,
> nie ausgesprochen.
> Es brennt im Magen,
> nimmt mir den Atem,
> wird zwischen meinen Zähnen zermalmt
> und verläßt
> als freundliches Ja
> meinen Mund.

Kritik dürfen die Kinder nicht äußern an den Eltern, die Schüler nicht üben an den Lehrern (dazu gehören auch die Uni-Lehrer), die Angestellten nicht an ihren Vorgesetzten. Es gibt kaum eine Organisation, in der Kritik wirklich erlaubt oder gar erwünscht ist. Die meisten Menschen, Parteien, Organisationen werten Kritik als Zeichen dafür, daß sie nicht geliebt und gewürdigt werden. Das bedeutet, daß wir also quasi ein Gesetz haben, das wir schon in der Kindheit lernen: Wenn du mich liebst, kritisierst du mich nicht; und wenn du mich kritisierst, dann liebst du mich nicht. Wir müßten aber in Wirklichkeit jedem Menschen dankbar sein, der uns kritisiert, denn damit haben wir die Chance, rechtzeitig gewarnt zu werden. Es ist sehr gefährlich, nur von Ja-Sagern umgeben zu sein. Man lebt immer mehr in einer Scheinwelt und sieht, wie es Alexis Tocqueville ausdrückt, die Zeichen des herannahenden Sturmes nicht: »Da sich äußerlich nichts verändert hatte und sich kein Widerspruch regte, bildeteten die herrschenden Kreise sich ein, es sei alles beim alten geblieben.«

Kritik sollte aber nicht nur als Warnung willkommen sein, sondern als menschliche, aufrichtige Zuwendung gelten. Ich möchte eine kleine persönliche Geschichte dazu aus meiner jüngsten Vergangenheit erzählen.

Karl Vak, Generaldirektor der Zentralsparkasse – ein wahrer Mentor kultureller Bestrebungen –, war auf den Gedanken gekommen, gerade »in Zeiten wie diesen« eine kleine Schrift über Freud und Adler in Deutsch und Englisch zu veröffentlichen. Mir wurde die ehrende Aufgabe zuteil, über Adler zu berichten, den anderen Part übernahm Leupold Löwenthal, Präsident der Sigmund-Freud-Gesellschaft. Wahrheitsgetreu erwähnte ich in meiner Arbeit neben den zahlreichen Verdiensten, die sich Adler für die Weiterentwicklung der Tiefenpsychologie zweifellos erworben hat, auch einige Fehler, die ihm im allzu persönlichen Streit mit Freud unterlaufen waren. Vak schrieb nun an die beiden heute hochbetagten Kinder Adlers, Kurt und Alexandra, in New York und bat um Photos für die Illustration der Schrift; natürlich legte er auch die erste Druckfahne meines Artikels bei. Postwendend bekam ich von beiden einen Brief, in dem sie mich baten, doch um Gottes willen »einen so schönen Artikel nicht durch so kritische Bemerkungen zu entwerten«! Ich blieb fest: Was ich geschrieben habe, habe ich geschrieben.

Beim Internationalen Kongreß der Individualpsychologie, aus Anlaß des 50. Todestages Adlers im Juli 1987 in

Münster, hatte ich die Genugtuung, den Präsidenten der deutschen Adler-Gesellschaft, Rainer Schmidt, sagen zu hören: »Wir ehren unseren Meister, indem wir es wagen, ihn auch zu kritisieren und seine Fehler zu erkennen, um ihn dennoch nicht um ein Quentchen weniger zu lieben, sondern im Gegenteil: er ist uns dadurch menschlich nur noch näher gekommen.«

So sollte man es halten, auch im Umgang mit Lebenden, das wäre ein entscheidender Beitrag zur Auflösung hierarchischer Strukturen.

Mit dem *sechsten* Baustein schließe ich die Architektonik der hierarchischen Strukturen (sicher unvollkommen) ab. Allerdings ist er insofern der wichtigste, da ohne ihn das ganze Gebäude zusammenbricht: Ich meine den *bedingungslosen Gehorsam*.

Darüber ist schon so vieles gesagt worden, daß ich hier Wiederholungen besonders fürchte. Ich möchte zuerst die großartige Gisela Ullenberg zitieren:

> Die Sprache bewährt und bewahrt einen ursprünglicheren vorrationalen Wortsinn: Gehorchen kommt von Hören. Auf jemanden hören, d. h. sich angesprochen fühlen, dem Sprechenden zustimmen und ihm deshalb folgen. »Höre meine Stimme« ist etwas ganz anderes als »Ich befehle dir«. Der, auf den ich höre, hat es nicht nötig, mir zu befehlen, er hat mich durch das, was er tut und sagt, überzeugt. Etwas in mir bestätigt mir und ihm, daß er recht hatte. Deshalb will ich, was er will. Wer zum anderen sagt: »Höre meine Stimme«, stellt ihm frei, ob er hören will oder nicht. Er behandelt ihn als mündigen Partner, dessen Zustimmung ihm wichtig ist. Nicht als Sklaven, dessen Gehorsam ihn langweilen muß.

Sodann möchte ich sagen, daß man natürlich versuchen kann, die eigene Verantwortung abzuleugnen, indem man darauf hinweist, man habe nur die Befehle eines anderen befolgt. Und die hierarchische Erziehung läuft tatsächlich darauf hinaus, daß man blindlings jede Anweisung durchführt. Beim Prozeß in Jerusalem sagte Eichmann – durchaus glaubwürdig –, er hätte auch seine eigene Mutter in die Vernichtungsmaschinerie hineingeschickt, wenn es ihm befohlen worden wäre. Aber man vergesse eines nicht: Wenn man auch noch so gut verdrängt und sich entschuldigt, das eigene Gewissen holt die meisten doch eines Tages ein, wie das folgende Gedicht »Kriegsopfer« von Erich Fried beweist:

Ein Maurer, fünfundzwanzig Jahre nach dem Krieg,
beantragte eine Rente als Kriegsbeschädigter.
Seine Tochter habe vor kurzem ein Kind bekommen
und er leide seither
an einem Magengeschwür

Auf die Frage
wieso das als Kriegsbeschädigung gelten solle
erklärte der alternde Mann unumwunden
in Polen habe er dauernd kleine Kinder erschießen müssen
das sei Befehl gewesen
und habe ihm weiter nichts ausgemacht

Auch in den Jahren später
sei er gut drüber weggekommen
keine Albträume oder dergleichen
aber jetzt sei das anders

Jedes Mal
wenn er sein Enkelkind sehe
obwohl er es liebe
bekomme er heftige Magenkrämpfe
und müsse dann immerfort an damals denken
Es sei also klar
daß er ein Kriegsopfer sei

Dem Antrag des Mannes auf Rente
wurde nicht stattgegeben
und der Arzt der ihn untersuchte
gab ihm den Rat
er solle doch einfach
sein Enkelkind nicht mehr sehen

»Schau doch einfach weg«, das ist der moralisch üble und menschlich auf die Dauer nicht durchführbare Rat, der dann dem Befehlsempfänger, der gleichzeitig auch in gewisser Weise »Opfer« ist, typischer- und tückischerweise gegeben wird. Aber der hilft ihm dann nicht mehr, am Anfang müßte Widerstand geleistet werden . . .

Weiters möchte ich davor warnen, zu glauben, daß mit dem Ende der nationalsozialistischen Zeit die Gefahr des bedingungslosen Gehorchens vorbei ist. In Amerika (Milgram), aber auch bei uns in Graz (Grete Scholz) fanden (schlimme) Experimente statt, die gezeigt haben, daß auch heute noch viele Versuchspersonen bereit sind, vermeintlichen Schülern, wenn sie falsche Antworten geben, Schmerzen durch elektrischen Strom zuzufügen, um sie pädagogisch zu »disziplinieren«. Natürlich war der Knopf, auf den sie drückten, nicht wirklich an das Stromnetz angeschlossen, und die Schmerzäußerungen der Opfer waren nur simuliert, aber es bleibt die traurige Tatsache bestehen, daß die Mehrzahl der Versuchspersonen da wie dort auch durch heftige Schmerzensschreie sich nicht abhalten ließ, den Befehl des Versuchsleiters weiter durchzuführen. In Graz hatte sich dabei – wieder einmal – herausgestellt, daß die Frauen weniger bereit sind, blinde und unbarmherzige Befehlsempfänger abzugeben als die Männer. Einige typische Rechtfertigungen von Versuchspersonen, die bis zur höchsten Schmerzgrenze gingen, waren:

Ein 18jähriger Medizinstudent: »So lautete mein Auftrag, dies war mein Beitrag zum Gelingen des Experiments. Wenn ich falsch reagiere, ist das Experiment beim Teufel.«

Eine freischaffende Künstlerin, 26: »Weil sich die Kandidaten freiwillig zu diesem Experiment entschlossen haben und ich der Annahme war, falls die Schmerzen für die

Versuchsperson zu groß sein würden, das Experiment abgebrochen werden könnte.«

Ein 34jähriger kaufmännischer Angestellter: »Ein halber Test wäre sinnlos gewesen.«

Ein 24jähriger Gärtner: »Ich weiß selbst nicht, warum ich das gemacht habe, ich dachte, ich muß so lange weitermachen, bis die, die die Untersuchung leitet, ›halt‹ sagt.«

Ein 41jähriger technischer Angestellter: »Ich habe während des Experiments nicht an den Kandidaten gedacht, nur gegen Ende des Experiments fiel mir ein Nachlassen des Lärmens auf.«

Eine 20jährige Medizinstudentin: »Weil ich finde, daß Versuche unbedingt notwendig sind, um auf neue Ergebnisse zu kommen. Außerdem glaube ich, daß diese Schmerzen in einem gewissen Maße auszuhalten sind, da sie sonst nicht an Menschen durchzuführen wären.«

Eine 53jährige Hausmeisterin: »Weil man mich darum gebeten hat.«

Das Ergebnis möchte ich dahingehend zusammenfassen: Es sage keiner so leichtfertig vor sich hin, er würde sich sicher nicht »so gehorsam« verhalten.

Schließlich möchte ich eine Geschichte erzählen, die ich selbst erlebt habe. Meine psychosomatische Abteilung befindet sich als selbständiges Departement an der Psychiatrischen Klinik.

Eines Tages kommt eine Ärztin, die an der Klinik arbeitet, sehr aufgeregt zu mir und sagt: »Herr Professor, ich habe zu Ihnen Vertrauen, daher möchte ich Ihnen ein ernstes Problem vortragen: Beim letzten Nachtdienst hat mir der Oberarzt den Befehl erteilt, einer Patientin einen Elektroschock zu geben, ich konnte dies jedoch mit meinem Gewissen nicht vereinbaren und weigerte mich daher. Der Oberarzt hat mir daraufhin mit Konsequenzen gedroht: ›Wer sich weigert,

Befehle auszuführen, kann keinen Nachtdienst machen; wer keinen Nachtdienst macht, verliert seinen Ausbildungsposten‹ (dies ist eine schwerwiegende Ankündigung, denn heute warten Ärzte oft jahrelang auf so einen Posten, und wer ihn verliert, bekommt wohl nie wieder einen). Ich frage Sie nun: Was soll ich tun?«

Ich sagte ihr, es ist zwar selten, aber es gibt doch Fälle, wo die Applikation eines Elektroschocks zu verantworten sei, daß aber selbstverständlich dies jeder Arzt mit seinem Gewissen ausmachen muß. Ich riet ihr sogar, zu Professor Berner, dem Klinikvorstand, zu gehen, den ich als überzeugten Christen kenne und von dem ich weiß, daß er große Achtung vor dem Gewissen eines jeden Menschen hat. Sie tat es, und die Folge war, daß sie von ihm volle Unterstützung bekam und ihre Position an der Klinik nicht gefährdet war.

Auch für mich war das eine lehrreiche Geschichte. Oft glaubt man, man wäre schon verloren und man müßte sich um jeden Preis fügen, doch in Wirklichkeit ist das gar nicht notwendig! Die Freiräume, die wir tatsächlich haben, sind viel größer, als wir glauben – nur sind wir zu feige, sie auch zu benützen. Wenn wir sie zu benützen wagten, würden wir manchmal eine Überraschung erleben. Als ich dieses Beispiel einmal bei einem Vortrag erwähnte, fragte mich nachher ein Zuhörer: »Ist es nicht kontraproduktiv, nämlich die hierarchische Struktur fördernd, weil wieder der ›Oberste‹ die Entscheidung getroffen hat?« Ich wäre aber völlig mißverstanden, wenn meine Ausführungen dahingehend gedeutet werden, ich wollte führende Positionen und die damit verbundene letzte Verantwortung abschaffen. Ich plädiere nur für eine andere Handhabung dieser Ämter und daß es zur persönlichen Verantwortung auch gehört, die Stellungnahmen aller Beteiligten und Betroffenen abwägend zu berücksichtigen.

Ich möchte zusammenfassen, was nötig wäre, um die hier so weit verbreiteten hierarchischen Strukturen abzuschwächen. Schon diese Wortwahl zeigt, daß ich dabei nicht an revolutionäre (die ja in Österreich, wie im zweiten Kapitel gezeigt, praktisch unmöglich, die aber auch in diesem Zusammenhang nicht wünschenswert sind, weil fast alle Revolutionen bisher in die Errichtung neuer hierarchischer Strukturen mündeten), sondern nur an evolutionäre Entwicklungen glaube. Das wichtigste wäre eine neue Erziehung, in Elternhaus und Schule, die den Menschen weder zu blindem Gehorsam noch in die rachsüchtige Erbitterung treibt, die Machtgier erzeugt. Ziel müßte auch die Entwicklung des personalen, also des eigenständigen Gewissens sein (Caruso), das sich über das anerzogene Gewissen hinaus während des ganzen Lebens stets weiter entwickelt. Damit dies möglich wird, müßten die Eltern und die Lehrer bereit sein, ihre »eigene Macht« in Frage stellen zu lassen, sie müßten also eine echte Autorität besitzen. Bei der Besetzung von Positionen, denen andere Menschen anvertraut sind, müßten endlich auch die menschlichen Qualitäten berücksichtigt werden.

Alle sogenannten Untergebenen müßten ermutigt werden, sich in Eigeninitiativen kritisch an der Entwicklung der Gemeinschaft (von der kleinsten bis zur größten) zu beteiligen. Nur wer ein gewisses Mitspracherecht hat, wird eine Sache als seine eigene erleben können.

Die Umgestaltung wird nur gelingen können, wenn alle zusammenwirken. Meine Freiheit kann nur verwirklicht werden, wenn sie auch die Freiheit der anderen ist (Solidarität: siehe das nächste Kapitel).

Schließen möchte ich wieder mit einer kleinen Geschichte. Als in meinem Institut für medizinische Psychologie ein Assistentenposten frei wurde, hat sich unter vielen anderen auch der Leiter des Wiener Kriseninterventionszentrums, einer meiner besten Schüler, beworben. Das war natürlich ein Mann, der durch seine Qualifikation alle seine Konkurrenten bei weitem überragte und den ich dementsprechend für die Stelle bevorzugte. Aber ich bin es freiwillig so gewohnt, alle wichtigen Entscheidungen nach einer internen Abstimmung mit meinen Assistenten zu treffen. Und die hatten mehrheitlich vor dem großen Konkurrenten Angst und überstimmten mich zugunsten einer anderen Bewerberin. Ich leitete diesen Vorschlag an die Personalkommission weiter, bei der die letzte Entscheidung liegt. Diese aber vergab den Posten »natürlich« an den Leiter des Kriseninterventionszentrums. So habe ich also zweimal verloren und doch bekommen, was ich eigentlich haben wollte. Und das, glaube ich, kann nur in einer Demokratie passieren.

IV. KAPITEL

Benachteiligten helfen

Mit dem unvergeßlichen (aber leider oft vergessenen) österreichischen Dichter Franz Theodor Csokor möchte ich beginnen. Er formulierte: »Wenn Du in Liebe fällst, daß jeder Dir ansieht: Den hat es *getroffen*.« Ich will hier einmal mehr für den Begriff des »Betroffenseins« plädieren, des Betroffenseins vom Schicksal des und der anderen, gemäß der Erkenntnis der Araber: »Der andere bist du!« Die prägnante Formulierung gibt die Erklärung dafür, warum wir der Betroffenheit ausweichen: weil sie Getroffenheit voraussetzt und diese ein schmerzhaftes, oft sogar ein qualvolles Gefühl darstellt. Meine Studenten sagen nach meinen Vorlesungen gar nicht so selten: »Wo kämen wir hin, würden wir mit jedem Patienten mitleiden; das kann man doch nicht aushalten!« Und doch muß man sich in gewissem Sinne seine Sache zur eigenen machen, wenn man wirklich helfen will!

Die beiden Weltanschauungen, die in unserem Lande (und in den meisten Ländern Europas) vorherrschen, Sozialismus und Christentum (ich will sie nicht gleichsetzen, weil ja das Christentum als Religion eine transzendentale Dimension hat), sind, was die Betroffenheit »betrifft«, eigentlich auf vollständig parallelem Wege.

Der Sozialismus ist aus einer Solidarisierung der unterdrückten Arbeiterschaft und aus einer Solidarisierung von Menschen anderer Klassen *mit* ihnen hervorgegangen. Das Problem des Sozialismus in unserer Zeit besteht darin, daß das ursprüngliche Ziel dieser Bewegung, die soziale Gleichstellung der Arbeiterschaft, weitgehend erreicht ist. Um so mehr müßte dieser großartigen Idee und Organisation jetzt klar sein, daß es noch mehr zu tun gibt, ohne natürlich die Interessen der Arbeiterschaft zu vergessen, nämlich Ausschau zu halten nach den Benachteiligten *unserer* Zeit (jede Epoche gebiert immer wieder solche neue, anders strukturierte Gruppen) und sich ihnen zuzuwenden. Das Ziel müßte sein: Jenen, die sich auch durch *eigene* Solidarisierung nicht ausreichend durchsetzen können, zu ihren Rechten zu verhelfen. Eine solche Aufgabenstellung kann beiden Teilen dienen: jenen, denen die Hilfe zugute kommt, und jenen, die sie leisten, denn sie könnten dadurch aus einer gewissen Erstarrung und Sterilität befreit werden.

Mit den christlichen Kirchen verhält es sich ganz genauso. Ausgestattet mit dem Auftrag zur Nächstenliebe durch ihren Gründer, wurde ihnen gesagt: »Was Ihr dem geringsten meiner Brüder tut, das habt Ihr mir getan.« Daraus ergibt sich die Verpflichtung, diejenigen zu entdecken, die in einer Gesellschaft gering oder zu gering geachtet werden, und diesen Zustand, so gut und so rasch es geht, zu beseitigen. Leider sieht man von solchen christlichen Bestrebungen gerade auf unserem Kontinent (und damit natürlich auch in Österreich) wenig, so daß man sich fast veranlaßt fühlt, nach Rilke zu formulieren: »Der Ast Gottes, der über Europa liegt, *hat* schon geblüht«, und jenen recht zu geben, die überzeugt davon sind, daß die Zukunft des Christentums in Südamerika, Afrika und Asien entschieden werden wird.

Im ersten Buch habe ich geschrieben: »Es gilt, wachsam zu sein, um die Vorstellungskraft für die Not anderer zu intensivieren.« In diesem Sinne will ich jetzt auf vier Gruppen (unter vielen anderen, leider) näher eingehen, die ich deswegen ausgewählt habe, weil akute Anlässe dies notwendig erscheinen lassen.

1. Die slowenische Minderheit

Jeder Staat sollte es als große Aufgabe empfinden, wenn ihm Minderheiten anvertraut werden, denn die Minderheiten sind nach meiner Überzeugung eine Prüfung echter Menschlichkeit, weil sie in gewissem Sinne immer schwach sind, ausgesetzt, Hilfe und Unterstützung brauchen, und das ist eine herausfordernde Chance für die Majorität, ihnen diese Unterstützung auch zuteil werden zu lassen. Wir sollten in einer Welt leben, wo nicht nur die Starken und Mächtigen etwas zu sagen haben, sondern wo eben auch den Schwächeren die Gleichberechtigung nicht verweigert wird.

Der Begriff »Demokratie« bedeutet zuerst, daß jeder die Möglichkeit hat, zu denken, wie er will, und dies auch zu äußern; ferner, daß auch die in der Minderheit bleibenden Parteien geachtet werden. Eine andere Definition der Demokratie besagt, daß sie dazu da ist, aus Betroffenen Beteiligte zu machen. Nirgends haben wir nun eine so gute Gelegenheit und auch einen solch entscheidenden Prüfstein, als dies eben bei den Minderheiten zu beweisen.

Wenn man bei dieser Prüfung versagt, so ist es natürlich eine lächerliche Ausrede und kann keinesfalls als Entschuldigungsgrund gelten, daß es andere auch nicht besser, ja vielleicht sogar noch schlechter machen. Wohl aber wird man fragen müssen, warum man sich so oft an Minderheiten versündigt!

Um diese Frage beantworten zu können, müssen wir auf die Psychologie der Mehrheit und der Mächtigen eingehen und prüfen, unter welchen Umständen die Mehrheit ihre Verpflichtung, die Minderheit zu unterstützen und zu respektieren, nicht wahrnimmt. Da möchte ich zuerst einen Vergleich bringen mit dem primären Beispiel der Beziehung zwischen Mehrheit und Minderheit, zwischen »stark« und

»schwach«, das es in unserer Geschichte gibt: Das ist nämlich die Relation zwischen Eltern und Kind. Die Eltern sind im Besitz aller Macht, aller Stärke; das Kind ist diesen Eltern ausgeliefert.

Nun, die Tragödie besteht darin, daß die Eltern oft – und ganz besonders in unserem Lande – diese Position mißbrauchen, um den Kindern ihren Willen aufzuzwingen. Dies geschieht gewöhnlich nicht aus Tücke und böser Absicht, sondern weil das Gefühlsleben der betreffenden Eltern gestört ist. Es ist ihre Unsicherheit, ihre Angst, ihr Minderwertigkeitsgefühl, ihre unbefriedigte Liebessehnsucht, ihr Machtanspruch, kurzum ihr komplexhaftes emotionales Defizit, welches sie auf Kosten des Kindes auszugleichen bemüht sind.

Genauso verhält es sich nun zwischen Mehrheit und Minderheit. Eine Mehrheit, die Selbstvertrauen hat, die ausgeglichen, harmonisiert ist, die in sich ruht, wird vom ersten Moment an die Minderheit respektieren und unterstützen. Eine Mehrheit, die verunsichert ist, Angst hat, nicht weiß, wie sie mit sich selbst zurechtkommen soll, wird ihre Macht mißbrauchen. Es ist immer so: Ich-Unsicherheit bleibt kombiniert mit Ichhaftigkeit. Je unsicherer eine Mehrheit ist, desto mehr wird sie versuchen, ihre Machtposition zu mißbrauchen, um dadurch scheinbar Sicherheit zu gewinnen. Und je zerstrittener sie ist, desto mehr braucht sie die Minderheit, um sich wenigstens ihr gegenüber zu einigen.

Viele Kriege sind begonnen worden, um von innenpolitischen Schwierigkeiten abzulenken. Kaiser Wilhelm II. trat 1914 ans Rednerpult und schrie: »Ich kenne keine Parteien mehr, sondern nur noch Deutsche!« Das also ist der Solidarisierungseffekt, zu dem sehr oft nicht nur ein äußerer, sondern auch ein »innerer« Feind, am besten eine Minderheit, gesucht wird, denn da kommt der Vorteil hinzu, daß sie ja schwach und ihre Bezwingung daher mit keinem Risiko verbunden zu sein scheint.

Den Vorwand für diese ungute Solidarisierung liefert eine gezielte Propaganda. Sie beruht auf einer primitiven Schwarzweißmalerei: für uns die besten Eigenschaften; unsere schlechten sind verschwunden – die findet man dafür mühelos in der Minderheit, im Nachbarvolk usw. Der Propagandaapparat arbeitet mit allen Kräften, um das »Feindbild« zu intensivieren und den Menschen eine Brille aufzusetzen, durch welche sie nur mehr das durchlassen, was mit ihrem Vorurteil übereinstimmt. Wissenschaftlich gesprochen werden sie damit in die »tendenziöse Apperzeption« hineingetrieben. Durch sie sehen sie die Dinge nicht mehr so, wie sie tatsächlich sind, sondern so, wie sie sie sehen wollen. Bemerken wir einen, der nichts taugt, dann schreien wir gleich: »Was habe ich gesagt, die sind alle nichts wert!« (Jede Verallgemeinerung ist unstatthaft.) Sehen wir aber einen, der was taugt, dann wollen wir es nicht wahrhaben. Das ist die verhängnisvolle Brille, das sind die ungeheuren Fehlmeinungen, die wir durch sie aufbauen und zwischen uns nähren und die natürlich die menschlichen Beziehungen vergiften, weil solche falschen Vorstellungen, wie die Geschichte tragisch lehrt, nur sehr schwer zu korrigieren sind. Diese Projektion kann man auch als »Verteufelung des anderen« bezeichnen.

An dieser Stelle möchte ich ein Lied meines Freundes Georg Kreisler zitieren, welches in unnachahmlicher Art den Prozeß einer solchen Verteufelung beschreibt:

Die Hexe

Die Dame nebenan ist eine Hexe.
Das hab ich längst heraus.
Sie malt am Abend kleine weiße Kleckse,
die wir nicht sehen, vors Haus.

Die Hexen, die die Kleckse hier gewahren,
die kommen dann des Nachts in großen Scharen
und sitzen eng beisamm' bis in der Frühe
und kochen eine fürchterliche Brühe
im Küchenofen drin
von unserer Nachbarin.

Drum hängt der Rauch so tief in unserem Schornstein
und steigt so schwer hinauf.
Und eine Krähe
bleibt in der Nähe.
Kinder, paßt auf!

Die Dame nebenan, hab ich erfahren,
die stammt auch nicht von hier.
Sie kam zwar her in ziemlich jungen Jahren,
doch die ist nicht wie wir.

Sie sieht zwar aus wie andere alte Frauen,
doch die ist schlau, drum darf man ihr nicht trauen.
Sie lebt nach außenhin so wie wir alle,
doch stellt sie uns damit nur eine Falle,
denn stets denkt sie daran,
wie sie uns täuschen kann.

Bei Tag, da tut sie freundlich und verbindlich,
doch wer sieht sie bei Nacht?
Bleibt diesem Weibe
lieber vom Leibe!
Kinder, gebt acht!

Die Hexe nebenan darf hier nicht bleiben.
So kann's nicht weitergehen.
Es ist bestimmt nicht leicht, sie zu vertreiben,
und doch, es muß geschehen.

Von jetzt an kehren wir alle ihr den Rücken
und spucken aus, sobald wir sie erblicken,
und schicken ihr ein anonymes Schreiben
und schmeißen ein paar Steine durch die Scheiben,
so lang, bis sie versteht:
Wir wollen, daß sie geht.

Doch wenn sie unsere Warnung in den Wind schlägt,
wie finden wir dann Ruh?
Dann ohne Schonung
in ihre Wohnung!
Leute, schlagt zu!

Sie ist fremd. Sie ist nicht wie wir. Sie ist anders. Dieses »anders« scheint mir ein ganz wesentliches Wort in dieser Prozedur. Da ist aber noch etwas: Der Rauch steigt nicht so richtig aus unserem Kamin, und *sie* ist daran schuld. Da kommen wir zu einem wichtigen Begriff, wozu die Minderheit immer wieder mißbraucht wird: nämlich als Sündenbock. Je weniger wir bereit sind, eigene Schuld einzugestehen, desto mehr brauchen wir jemanden, den wir an unserer Stelle in die Wüste jagen, aufopfern, verbannen, verdammen. Wie leicht wird die Minderheit zum Opfer dieses Sündenbock-Komplexes!

Ich weiß, daß im Lande Kärnten folgende Ansicht vorherrscht: Ein Slowene ist unverläßlich, ein Slowene könnte ein potentieller Verräter an Österreich sein, man kann ihm nicht trauen, vielleicht arbeitet er daran, einen Teil Kärntens an Jugoslawien anzuschließen. Meine Meinung ist nun bei sorgfältiger Prüfung der Fakten, daß Beweise für diese These von der »Unverläßlichkeit« der Slowenen nicht vorliegen. Wir feiern es als patriotische Tat, daß sich Südkärnten bei der berühmten Volksabstimmung für unser Land entschieden hat, aber wenn man das ganz nüchtern sieht, kann und muß man sagen: Wir hätten damals niemals diese Abstimmung gewonnen ohne die entscheidenden Stimmen eines Teiles der Slowenen. Ähnliches gilt auch für die kritische Situation, die 1945 beim Abzug der deutschen Truppen entstand: Auch hier war die überwältigende Mehrheit der Slowenen auf der Seite Österreichs.

Und heute? Obwohl wir es mit unserer Minderheitenpolitik den Slowenen wahrlich nicht leicht machen, sich in Österreich wohl zu fühlen, erhebt sich keine Stimme, welche die Abtrennung des Landes von Österreich fordert. Mit anderen Worten: Die These von der »Unverläßlichkeit« der Slowenen erweist sich bei näherer Prüfung als jämmerliches Vorurteil, durch »tendenziöse Apperzeption« entstanden. Denkt man an den sogenannten Wahrheitsbeweis für diese These, fällt einem unwillkürlich jener furchtbare Slogan aus der Nazizeit ein: »Wer ist schuld daran? – Der Jud. – Warum? – Weil's wahr ist.« Zu Recht kann man in diesem Zusammenhang von Volksverdummung sprechen. Wir wissen aber auch, welche fürchterlichen Folgen daraus für das jüdische Volk erwachsen sind, und müßten daher, doppelt und dreifach wachsam, auch schon die allerersten Tendenzen in diese Richtung, gegen welches Volk auch immer, *mit all unseren Kräften* bekämpfen. Jakob Wassermann hat in seinem Buch »Mein Weg als Deutscher und Jude« geschrieben: »Du kannst leben für sie, du kannst sterben für sie – es wird doch immer heißen: ›Er ist ein Jude‹ (siehe auch das letzte Kapitel dieses Buches).« Ist dieser Satz angesichts der Vorurteile, die hier herrschen, nicht in gewissem Sinne auch für den Slowenen gültig?

So wie die Minderheit zum Problem der Mehrheit wird, so wird umgekehrt natürlich auch die Mehrheit zum Problem der Minderheit, und damit möchte ich mich im folgenden beschäftigen. Die Situation dieser Minderheit ist schwierig genug. Es ist nicht leicht, in Kärnten ein Slowene zu sein. Dennoch, oder vielleicht gerade deswegen, möchte ich gleich anfangs eine Warnung aussprechen: So, wie die Mehrheit die Minderheit nicht verallgemeinernd beurteilen soll, so dürfte auch die Minderheit die Mehrheit nicht uniformierend bewerten. Wir wollen ja zu besseren Lebensformen miteinander kommen, und dazu ist die Erhaltung der Gesprächsbasis sehr wesentlich, also das Verständnis füreinander. Folgende Hauptprobleme sind meiner Meinung nach psychologisch für die Minderheit gegeben:

Die erste Gefahr ist, daß eine Minderheit, die auf eine solche Weise diffamiert, angegriffen und falsch dargestellt wird, *sich tatsächlich minderwertig* fühlt. Der Mensch braucht die Bejahung, die Bestätigung, die Anerkennung. Das sind Dinge, die im Leben jedes einzelnen von der Kindheit an eine ganz entscheidende Rolle spielen. Wenn dies alles ausbleibt, dann ist es ganz klar, daß wir in Angst kommen, daß wir das Gefühl haben: Vielleicht werden wir nicht nur wie Minderwertige behandelt, sondern vielleicht *sind* wir auch minderwertig.

Ich komme damit schon zu einem sehr wichtigen Problem: Eine schicksalhafte Sache im Leben ist es, *unsere Identität zu finden*. Eines Tages läßt sich die Frage nicht mehr verbergen, die Frage: Wer bin ich, wie bin ich? Und man muß nur bedenken, wie sehr die Mehrheit oft geneigt ist, die Minderheit hier falsch darzustellen; einfach zu sagen: »*So* seid ihr.« Dies bedroht natürlich die Identitätsfindung des Opfers; teils glaubt es noch an sich, teils beginnt es zu fürchten, an den Angriffen müsse doch etwas Wahres daran sein. Es tritt eine Orientierungslosigkeit ein; der Kompaß fehlt; eine tiefe Verunsicherung kann daraus resultieren, und wenn nicht Menschen da sind, die das ausgleichen, die beruhigen, die das Selbstwertgefühl wieder herstellen, kann daraus natürlich innere Isolierung und Verzweiflung erwachsen.

Eine weitere falsche Reaktion darauf ist die Verbitterung, die unterdrückte ohnmächtige Wut, welche den Menschen ganz verändert. In dem Stück »Andorra« von Max Frisch nimmt ein Verfolgter Schritt für Schritt aus dieser Verbitterung heraus genau jene Eigenschaften an, welche die Verfolger in ihn hineinprojizieren! Man kann also so lange jemanden verfolgen – unter Verfolgung dürfen wir dabei nicht nur Einkerkerung verstehen oder ich weiß nicht, was alles; die Formen der Verfolgung können viel subtiler, sie können verschleiert sein, sie können nur in einer Diskreditierung, in einer Degradierung, in einer Unterscheidung zwischen erster und zweiter Klasse bestehen –, bis man durch eine falsche Reaktion in den Menschen dann genau jene Eigenschaften hervorruft, derentwegen man angeblich berechtigt ist, sie zu verfolgen. Niemand soll bei dieser Tragödie mitspielen!

Ich komme jetzt zum nächsten Punkt, einer ganz gefährlichen möglichen Reaktion. Wenn man das Gefühl zu entwikkeln beginnt, daß man zum Beispiel als Slowene nicht gern gesehen ist, dann kann daraus eines Tages die Frage resultieren: Ja, bin ich überhaupt ein Slowene, muß ich überhaupt ein Slowene bleiben, kann ich nicht ein »deutscher« Österreicher werden? Habe ich noch etwas mit den Slowenen gemein? Das ist ein Vorgang, den wir »Verleugnung« nennen. Niemand soll darob verurteilt werden; es ist ein Trend des Menschen, sich mit dem Stärkeren zu verbünden, das Schwächere abzustreifen, wenn es irgendwie geht. Das ist eine Gefahr, das war bei allen Verfolgungen zu beobachten, sogar auch bei jener der Juden. Im KZ fand immer eine Selektion statt: Eine Kolonne geht nach links, eine nach rechts, und die Opfer wußten: Eine überlebt, eine stirbt, und unwillkürlich wollte jeder bei den Überlebenden sein. Und dieses Bei-den-Überlebenden-sein-Wollen war vielleicht der erste unbewußte Schritt zu einer Art von Kollaboration, obwohl das sicher in diesem Zusammenhang ein viel zu starker Ausdruck ist.

In Wien kenne ich einen hochbegabten Wissenschafter, einen Slowenen, von dem wir, davon bin ich überzeugt, noch viel Gutes auf seinem Gebiet zu erwarten haben. Er hat mir erzählt, wie oft ihm seine Mutter es eingegeben hat: »Glaube mir, wir sprechen schon lange nicht mehr Slowenisch; du hast gar keine Veranlassung, dich als Slowene zu empfinden, du bist ein Deutscher.« Er ist fast mit dieser »Muttermilch« aufgezogen worden. Daraus resultierte bei ihm ein sehr interessantes Verhaltensmuster: Wenn es, wo auch immer, zu einer Diskussion kam, hat er seine Meinung nicht danach ausgerichtet, was er für sachlich richtig hielt, sondern nach dem Bestreben, unbedingt bei der siegreichen Partei zu sein. Er überlegte also: Welche Ansicht wird sich am Ende durchsetzen, und vertrat dann die entsprechende Auffassung. Jedem, der etwas von Psychologie versteht, wird es klar sein, daß sich in dieser Haltung erneut die Sehnsucht durchsetzt, die »Zweitklassigkeit« des Slowenen zugunsten der »Erstklassigkeit« abzustreifen. Ich betone noch einmal, ich erhebe keinen Vorwurf, aber ich bin der Überzeugung, daß das eine gefährliche Reaktion ist, und mit aller Innigkeit und Intensität möchte ich die Slowenen dazu ermutigen, diesen Weg *nicht* zu gehen: Es wäre slowenischer Selbstmord, die eigene Kultur zu verlassen und zu verraten.

Der sicherste Garant für eine Kultur ist und bleibt die Sprache. Ich fürchte, unter der Majorität gibt es viele, die denken: Nehmt ihnen auch die Sprache, dann löst sich dieses Problem der Minderheit mit der Zeit von selbst. Viele Slowenen wagen es nicht mehr, ihre Kinder für die gesetzlich garantierten zweisprachigen Schulen als zweisprachig anzumelden, um sie nicht zu »degradieren«. Dies ist eine schlimme Entwicklung. Aber ich möchte hier mit größtem Nachdruck betonen, daß auch die deutschsprachigen Kinder die zweisprachige Schule in der zweisprachigen Region dringend brauchen. Wodurch werden Feindschaften »ausgeräumt«? Wie unser unvergeßlicher Friedrich Heer gesagt hat: nur durch das Gespräch. Dazu muß einer die Sprache des anderen verstehen, und so wird die zweisprachige Schule zuerst einmal zum wichtigsten Garanten der Gleichberechtigung beider Völker und darüber hinaus aber auch zur Brücke des befreienden und befriedenden Gesprächs.

Damit bin ich beim aktuellen Anlaß dafür, warum ich gerade das Slowenenproblem abhandle. Die drei Kärntner Parteien haben in schlimmer Einhelligkeit einen Anschlag auf die zweisprachige Schule ausgeheckt: Ein slowenisches Kind muß natürlich Deutsch lernen, aber wozu braucht ein deutsches deshalb Slowenisch beherrschen? Nun, von der Freiheitlichen Partei war diesbezüglich nichts anderes zu erwarten. War doch der Versuch – noch dazu mit untauglichen Mitteln und auch einem dafür untauglichen Obmann –, aus einer nationalen Partei eine liberale zu machen, von vornherein zum Scheitern verurteilt; vor allem deshalb, weil die überwiegende Mehrzahl der Angehörigen dieser Partei dies nicht wollte. Die Rechnung wurde durch die Wahl eines neuen »Führers« präsentiert, und seither weiß wenigstens jedermann, woran er mit dieser Partei ist.

Was aber die Kärntner SPÖ und ÖVP betrifft, kann es keine Entschuldigung dafür geben, daß sie bei einer solchen »Sache«, die den Grundsätzen dieser beiden Parteien zutiefst widerspricht, mitmachen. Der wahre Grund, nämlich die Angst, angesichts der Einstellung vieler Kärntner andernfalls Stimmen zu verlieren, ist ein kläglicher und kurzsichtiger. Denn auf längere Sicht hat gesinnungsloses populistisches Den-Mantel-nach-dem-Winde-Drehen dem Staat nur Schaden und den Parteien keinen Erfolg gebracht. Meine Hoffnung in diesem Zusammenhang ruht auf den Zentralen beider Parteien, die, so glaube ich, letzten Endes dieses üble Spiel nicht dulden werden.

Im Jahre 1982 wurde mir die Auszeichnung zuteil, mitten im zweisprachigen Gebiet, in St. Jakob im Rosental, sprechen zu dürfen.

Ich möchte hier den Abschluß dieses Vortrages zitieren:

> Am Ende möchte ich meinen festen Glauben ausdrücken, daß der Weg der Versöhnung gefunden werden kann. Ein Symbol dafür darf ich anführen, weil es mir Mut macht: Ich sehe in der Kirche den weiterlebenden Leib Christi, darum leide ich unbeschreiblich, wenn ich erleben muß, wie sehr sich diese Kirche vielfach von ihrem göttlichen Gründer entfernt hat. Dann fange ich zu schreien an, dann bin ich kritisch, aber nicht, um die Kirche zu demütigen oder lächerlich zu machen, sondern nur, um zu bitten: Kehrt um und geht wieder zu Christus zurück. In diesem Sinne war ich tief bewegt, als der neue Bischof dieses Landes bei der Einführung in sein Amt aller Notleidenden gedacht hat; für mich sehr beeindruckend, daß auch die Selbstmordgefährdeten darunter waren (er hat sie ausdrücklich von der Kanzel erwähnt), und wie er dann begonnen hat, so gut er es eben konnte, in Slowenisch seine Grüße, seine Gefühle, seine Bereitschaft zur Zusammenarbeit auszudrücken – das fand ich großartig. Hier, glaube ich, liegt die Chance der Zukunft: daß wir uns alle zusammensetzen, die Österreicher deutscher Zunge und die Österreicher slowenischer Zunge. In diesem Sinne: Bagatellisieren, beschönigen Sie nichts; geben Sie die Spannungen zu, die bestehen, aber dramatisieren Sie sie auch nicht. Wo ein guter Wille besteht, dort gibt es auch einen Weg. »Heimatdienst« sollte doch wohl heißen, der gemeinsamen Heimat zu dienen, und nicht, die Konflikte zu verstärken. Ich habe hier nicht gezögert, die Begriffe Volk, Kultur und Sprache leidenschaftlich zu verteidigen. Gleichzeitig aber muß vor der Vergötzung jeder »Nation« gewarnt werden. Bedenken wir, daß über alle Völker und über alle Grenzen hinaus ein höheres Gut zu finden ist, die Menschheit und die Menschlichkeit. Freilich wird es nur zu finden sein, wenn man die einzelnen Völker in Frieden unangetastet und anerkannt läßt. In diesem Sinne schließe ich mit dem Wort: »Österreich – unsere gemeinsame Heimat!« – Und darf ich dies in meiner unbeholfenen Aussprache in Ihre Sprache übersetzen: Naša skupna domovina!

Ein kleiner Nachsatz zu diesem ersten Punkt, also zur Situation der Minderheiten: Noch in der »Österreichischen Seele« habe ich meinen Glauben ausgedrückt, daß die Lage der Kroaten in unserem Lande vollkommen in Ordnung ist. Aufgrund von Informationen, die ich in der Zwischenzeit erhalten habe, bin ich mir dessen nicht mehr so sicher. Außer Zweifel, die Position der Kroaten ist wesentlich günstiger als die der Slowenen, aber völlige Gleichberechtigung, besonders im sprachlichen Bereich, dürfte doch auch dort noch nicht erreicht sein.

2. Die Behinderten

Der Dichter Freiherr Börries von Münchhausen hat das Gedicht »Dunkler Falter« »komponiert«, das ich für eines der tiefstfühlenden der deutschen Lyrik halte:

> Wenn zwei Eheleute zum Sternenhimmel starrn,
> oder ein Bruder hält seiner lieben Schwester das Garn,
> oder ein Freund schenkt bedachtsam dem Freunde ein –
>
> schwebt ein dunkler Falter über den zwein:
>
> Einer von uns muß hinter dem Sarge gehn,
> dran im Straßenwinde die Schleifen wehn,
> einer von uns muß streun mit kalter Hand
> Erde hernieder vom bretternen Grabesrand,
> einer von uns muß gehn nach Haus allein –
>
> lieber Gott, laß mich der andere sein!

Dies hat ihn nicht gehindert, auf die Frage zum 1. Jänner 1900, was er sich am meisten für Deutschland im kommenden Jahrhundert wünsche, folgende Antwort zu geben:

> Ich würde es für die wichtigste Kultur-Tat halten, wenn Deutschland als erster Staat seine Stellung zu den Minderwer-

> tigen und Hochwertigen ändert. Statt immer liebevollerer Fürsorge für die Verbrecher – Fürsorge für die ehrlichen Leute. Statt immer neuer Anstalten für Krüppel, Taubstumme, Blinde, Geisteskranke – Anstalten, die den klügsten Köpfen unentgeltlich Schule und Studium ermöglichten. Statt einer fast ausschließlich für die Alten, Armen, Schlechten, Kranken, Haltlosen, Minderwertigen sorgenden Gesetzgebung – eine staatliche Fürsorge, die es den wertvollen Bestandteilen unseres Volkes ermöglicht, nicht arm zu bleiben, nicht krank und schwach zu werden.

Er konnte nicht ahnen, in welchem Ausmaß Adolf Hitler seine Wünsche in den dreißiger und vierziger Jahren erfüllen würde.

Theodor Billroth war der Mann, der als erster zeigte, daß am Magen operiert werden kann, und bis heute ist diese Operationsform nach ihm benannt; man kann ihn somit wohl als einen bleibenden Wohltäter der Menschheit bezeichnen. Diesem Billroth hatte ein Fabriksbesitzer die Frau eines seiner Arbeiter zur Untersuchung geschickt; er stellte bei ihr eine Knochenmarksentzündung fest und schrieb folgenden Brief an den Fabrikanten:

> Es hängt wohl auch mit erblicher Anlage zusammen, aber man kann in der Wahl seiner Eltern nicht vorsichtig genug sein. Sollte das Menschengeschlecht ganz gesund und kräftig werden, so müßte man entweder wieder spartanische Methoden einführen oder alle schwächlichen Menschen, Männer und Frauen, vor der Mannbarkeit kastrieren. Doch das sind fromme oder, wenn Sie wollen, teuflische Wünsche. Unsere Humanität besteht ja darin, daß wir dafür sorgen, daß auch die Schwächeren zu möglichstem Lebensgenuß kommen, und das wird das Menschengeschlecht allmählich ruinieren.

Diese beiden eindrucksvollen Beispiele habe ich hier angeführt, um zu zeigen, daß niemand, er sei auch noch so intelligent oder »gefühlvoll«, vor einer unmenschlichen Haltung gegenüber Behinderten gefeit ist. Das führt mich hinüber zu einigen klassischen Verhaltensweisen, die man in unserer Welt diesbezüglich finden kann:

a) Die sogenannte *vitale* Einstellung: Diese Menschen stehen auf dem Standpunkt, daß durch Behinderung ein wichtiger Ausleseprozeß der Gesellschaft stattfindet. Die Starken, Gesunden, hätten ein Recht zu überleben, eben das Recht des Stärkeren; die Minderwertigen hingegen fielen dabei gleichsam von selber ab, und diesen Vorgang sollte man nicht behindern, sondern noch intensivieren, gemäß der Devise Nietzsches: »Was fallen will (!), soll man auch noch stoßen«. Mit schlimmer Logik ergab sich aus einer solchen Denkweise, daß man das Leben der Behinderten in einer maßlosen Anmaßung als »nicht lebenswert« qualifizierte und daraus die Berechtigung ableitete, diese Menschen von ihrem lebensunwerten Dasein zu »erlösen«, was in die schreckliche nationalsozialistische Vernichtungsmaschinerie mündete.

b) Die sogenannte *ästhetische* Einstellung: Der Behinderte ist oft ein schlechter, störender, beunruhigender, unerwünschter Anblick; er macht keine »gute Figur«. Dementsprechend weicht man ihm aus, wo mankann. Man will mit seinem Schicksal nicht konfrontiert werden (vielleicht erinnert es doch daran, daß einem selber auch solches passieren könnte), oder man entfernt ihn – nach dem Rothschildschen Motto: »Bringt ihn fort, mir bricht das Herz!« – aus dem eigenen Gesichtskreis, um nicht an menschliche Verpflichtung ihm gegenüber gemahnt zu werden.

Vor gar nicht so langer Zeit hat eine Frau in Deutschland ein Zimmer in einem Hotel gebucht, wo sie mit größtem Unbehagen feststellen mußte, daß dort auch eine Gruppe behinderter Kinder untergebracht war. Sie fühlte sich dadurch hinsichtlich ihres »Urlaubsgenusses« beeinträchtigt, strengte deswegen einen Prozeß an, und der Richter stellte sich auf ihre Seite: Der Hotelier mußte einen Teil der Hotelkosten zurückerstatten.

c) Viele Menschen haben gegenüber Behinderten eine von *ökonomischen* Gesichtspunkten bestimmte Haltung: Die Behinderten sind für sie Menschen, die keinen entscheidenden Beitrag zum Wohl der Gesellschaft leisten können, die nur nehmen wollen, aber nicht zu geben imstande sind, und die dementsprechend auch auf nichts Anspruch haben sollen. Ihr Wahlspruch lautet etwa: »Wer nicht arbeiten will (!), soll auch nicht essen«, und von hier ist es zum Slogan vom »unnützen Esser« nicht mehr weit.

d) Die *mitleidige* Haltung: Sie scheint auf den ersten Blick vom menschlichen Standpunkt aus positiv zu sein, entpuppt sich aber leider oft als eine maskierte Form der Ablehnung des Behinderten. Karl Marx hat einmal gesagt: Hilfsbedürftig zu sein bedeutet fast immer, auch würdelos zu sein. Mit anderen Worten: In jedem Behinderten droht das Gefühl zu wachsen, nicht gleichberechtigt zu sein, weil man auf die Unterstützung durch andere *angewiesen* ist. Um so mehr muß man sich davor hüten, daß das Mitleid nicht zu einer *Herablassung*, die Barmherzigkeit nicht zu einer Haltung entartet, die man dem anderen »gnädigerweise« erweist. Ein Behinderter hat einmal gemeint: »Wenn einer sagt: ›Darf ich Ihnen in die Straßenbahn helfen?‹, so fühle ich schon, wie er mich ausnützt.« Das bedeutet, daß er es ungefähr so erlebt: Du hilfst mir nur deswegen, damit du nachher dann damit großtun kannst: Was für ein guter Mensch bin ich! In der Einstellung zum Behinderten kann in der Tat etwas von dem Wunsch sein, sich im Vergleich mit ihm

(Kontrast) und dadurch, daß man bereit ist, ihm zu helfen, selber zu erhöhen.

Es muß zugegeben werden, daß es aus der Sicht des Helfers daher oft schwierig ist, sich dem Behinderten gegenüber richtig zu verhalten. Hilft man, nützt man seine Position aus; hilft man nicht, ist man hartherzig. Auch die Empfindlichkeit des Behinderten, die zu Reaktionen des Mißtrauens, der Zurückweisung, aber auch des Sich-selbst-Zurückziehens führen kann, muß eben immer sorgfältig bedacht werden. Tatsächlich kann das Gefühl, dauernd von anderen abhängig zu sein, sich sehr belastend auswirken. Dementsprechend gilt es auch, im Gespräch bei der Wortwahl vorsichtig zu sein. Als selbst Behinderter (schwere Beeinträchtigung des Gehens) möchte ich mir hier eine autobiographische Bemerkung erlauben.

Als im Jahr 1980 eine neue Lehrkanzel für Medizinische Psychologie geschaffen wurde, war ich alsbald einer der möglichen Anwärter. In der Kommission, die über die Besetzung entscheiden sollte, war ein bekannter Mann – leider ist er heute schon tot –, der mir sehr gut gesinnt war. Er kam eines Tages zu mir und sagte: »Ringel, ich bin nur in diese Kommission gegangen, damit Sie diesen Posten bekommen. Ich werde meinen ganzen Einfluß für Sie geltend machen, aber sagen Sie mir, was soll ich machen, wenn meine Kollegen sagen: ›Für einen Krüppel willst du dich einsetzen?‹« Da ist mir vor Scham fast das Herz stehengeblieben. Eigentlich hätte ich ihm sagen müssen: »Ja, lieber Freund, wenn du mich für einen Krüppel hältst, dann bitte, setz dich nicht für mich ein.« Auf der anderen Seite aber war ich auf ihn angewiesen und wußte außerdem, daß er das Wort im Grunde nicht »böse« gemeint hatte.

e) Die *neugierige* Haltung: Auch hier ist vom Richtigen zum Falschen nur ein relativ kleiner Schritt. Auf der einen Seite unbedingt nötig: Interesse, Anteilnahme, Mit-Fühlen; auf der anderen Seite schlimm: Neugier, die nichts anderes ist als Sensationslust, *»Hausmeistergesinnung«*, die nur etwas erfahren will, um alles weiterzuerzählen, um sich interessant zu machen am Schicksal und auf Kosten anderer. Aus der Sicht des Behinderten beschreibt Christine Nöstlinger dies in »Iba de gaunz oaman Kinda« meisterhaft:

. . .
I hadsch!
I hob net olaweu
ghadschd
und i wea a ned
olaweu
hadschad bleim,
sogd da dogda.
Oba hadschad sei
is ned leichd.
De an schaun wega,
ois dedads di
goa ned gem,
und de aundan
schaun bled
und frogn:
Wia is den basiad?
Daun dazöd
mei mama
de gaunze gschichd
und i ste danem
und huach ma des au.
Aum liabsdn
renad i daun davau,
oba des kaun i ned,
weuli hadsch!
. . .

Aus dem Gesagten ergibt sich, daß wir den Umgang mit Behinderten erst lernen müssen, daß die Ghettoisierung des Gehandikapten, also sein Ausschluß aus der »gesunden« Gemeinschaft, für beide Seiten schlimm ist. Wir müssen Erfahrung sammeln im Miteinanderleben (übrigens von klein auf, also auch schon in der Schule). Die Gesunden haben dabei einerseits den Behinderten anzunehmen, wie er ist (was übrigens natürlich auch umgekehrt gilt und oft gar nicht leichtfällt, denn da ist der störende Gedanke: Warum hat es gerade mich getroffen, und die anderen sind »heil«?), und andererseits aber auch die Verpflichtung, alles zu tun, die Behinderung zu verringern, soweit dies möglich erscheint. Niemals sollte man gedankenlos einen bestimmten Status der Behinderung als endgültig und unbeeinflußbar abtun. Das diesbezügliche Zauberwort heißt Rehabilitation. In ihm liegt die Überwindung des Momenthaften, die Bemühung, aus einem Schicksal auf längere Sicht das Beste zu machen. Man muß zu diesen Menschen sagen: »Sie sind ein paar Stufen auf dem Wege zurückgeblieben oder hinuntergefallen; wir werden versuchen, Sie liebevoll bei der Hand zu nehmen und das Defizit so weit als möglich zu reduzieren. Wir wissen nicht, wie weit wir kommen werden, aber wir hoffen, daß wir dort, wo Sie jetzt stehen, nicht stehenbleiben.«

Übrigens soll an dieser Stelle ausdrücklich angemerkt werden, daß es Behinderungen gibt, die alsogleich ärger werden, wenn man sich verspottet fühlt, und wesentlich besser, wenn man sich in der Umgebung trotz seiner Behinderung angenommen weiß. Auch dies drückt Christine Nöstlinger exemplarisch in »Iba de gaunz oaman Kinda« aus:

> . . .
> I stota!
> Maunchmoi stota i wenig

und maunchmoi stota i vü,
und daun,
waun i goa ned stotan wü,
daun wiads gaunz oag.
Nua wauni bei da omama bin,
daun stota i nia.
Oba grod bei dera was wuaschd,
weu de mog mi a so!
. . .

Ein ganz wichtiger Baustein auf diesem Rehabilitierungswege ist die Beschäftigung: Es geht dabei, wie auch sonst im Leben, keineswegs nur ums Geldverdienen, sondern auch um die sinnvolle Gestaltung der Zeit und die Bestätigung der menschlichen Würde. Durch Arbeit bekommt man nicht nur, sondern man wird auch etwas.

Es ist mir klar, daß in der Zeit einer so schwerwiegenden wirtschaftlichen Rezession, wie wir sie jetzt haben, es doppelt und dreifach schwierig geworden ist, einem Behinderten einen Arbeitsplatz zu verschaffen, wo selbst die Gesunden oft vergeblich einen suchen. In allen psychohygienischen Studien wird die Arbeitslosigkeit als eine der größten seelischen Belastungen beschrieben, die es geben kann. Das Zeitgefühl geht verloren, der Tagesrhythmus verwischt sich, das Selbstwertgefühl schwindet, die Hoffnung, die zukunftsorientiert macht, erlischt. Statt dessen dominieren Depression, Verzweiflung und Resignation. Wer nun glaubt, daß dieses Gesetz für Behinderte nicht gilt, weil sie ja eben behindert sind und dadurch gleichsam vor sich selber und vor anderen entschuldigt, wenn sie keine Arbeit finden, der irrt. Auch in ihnen sind ähnliche Gefühle vorhanden wie in den »normalen« Arbeitslosen, und wegen dieser Ähnlichkeit möchte ich jetzt ein Gedicht des Arbeiterdichters Alfons Petzold zitieren:

Der Arbeitslose

Staub auf den Schuhen und auf der getretenen Seele,
schleicht er den Weg der stummen Vergrollten dahin,
springt ihm kein fröhliches Wort aus der trockenen Kehle,
Suche nach Arbeit drückt seinen grübelnden Sinn.

Seine Tage sind dunkel. Die Sonne verhüllen
graudampfe Nebel. Er hebt nicht die Blicke empor.
Die Klänge der Arbeit, die alle Straßen erfüllen,
brausen um ihn wie ein hohnvoll spottender Chor.

Wie doch die Stunden in quälendem Hoffen sich dehnen
indes ihn vorwärtspeitscht die hungernde Not.
Er klopft an die Türen, dahinter die Hämmer dröhnen,
all seine Sinne schreien nach Arbeit und Brot.

Alles umsonst. Der Taglauf beugt sich dem Ende.
Wiederum nichts. Seine Lippen flüstern es matt.
Er schaut mit Haß auf die schwielenbedeckten Hände
und schleicht hinaus auf das lehmige Feld vor der Stadt.

Einige Verbesserungen im Verhalten den Behinderten gegenüber und im Bemühen um eine Aufwertung ihrer Position sind dankbar zu registrieren. Aber andererseits bleibt noch unendlich viel zu tun, und damit bin ich bei dem aktuellen Anlaß, der mich dazu führt, hier diese Gruppe der Benachteiligten besonders zu erwähnen: Im jetzigen Nationalrat ist zum ersten Male als ein Abgeordneter der Grün-Alternativen Partei ein Rollstuhlfahrer vertreten. Ich selbst habe es einmal im Parlament am eigenen Leibe erlebt (siehe auch das nächste Kapitel), wie mühsam, ja fast entwürdigend es war, in den Sitzungssaal zu gelangen. Hoffen wir, daß dieser Einzug eines Behinderten in das Hohe Haus ein Symbol und mehr als eine Symbol dafür wird, die behinderten Mitbürger als gleichberechtigte Partner anzuerkennen und unsere ganze Phantasie darauf zu verwenden (denn man muß sich eben vorstellen, welche spezifischen Behinderungen bestimmte Formen der gestörten körperlichen Funktionen zur Folgen haben), ihnen das Leben zu erleichtern.

Darüber aber sind sich alle Beteiligten und Experten einig, daß es die körperlich Behinderten in Österreich noch immer besser haben als die *psychisch* Kranken. Womit wir bei der nächsten Gruppe sind, mit der ich mich nun beschäftigen will.

3. Die psychisch Kranken

Jeder Österreicher hat das tiefe Bedürfnis, »eine Seele von einem Menschen« zu sein, und glaubt auch, dieses Ziel erreicht zu haben. Um so rätselhafter bleibt die österreichische Tendenz, alles Seelische zu ignorieren, ja selbst den Begriff »Psyche« zu tabuisieren, indem man ihn nicht einmal »in den Mund« nimmt. Wie ich schon öfter betont habe, wird hier alles gefürchtet und verachtet, was mit dem Worte »Psycho« beginnt. Erst jüngst sagte mir ein erfahrener Kollege: »Ich unterstütze Ihre Bemühungen, Herr Ringel, aber Sie machen einen großen Fehler; Sie sprechen von ›Psychosomatik‹. Das bringt nichts; verwenden Sie statt dessen die Ausdrücke ›Lebensgestaltung‹, ›Konflikte‹, ›Auseinandersetzung‹, dann werden Sie mehr Erfolg haben.« Das stimmt mit vielen anderen Erfahrungen überein, die ich gemacht habe; ich möchte nur drei davon erzählen.

In einem Ort im Süden Österreichs hieß es über eine Dreizehnjährige, »es werde mit ihr sicherlich kein gutes Ende nehmen, denn sie habe schon in diesem zarten Alter zu einem Schulpsychologen gehen müssen«. Aus dem Norden unseres Landes erhielt ich einen Brief; die Antwort mußte ich an eine Freundin der Schreiberin adressieren. Begründung: Wenn mein Mann erfährt, daß ich mit einem Psychiater Kontakt aufgenommen habe, jagt er mich davon (!). Da darf der Westen nicht fehlen. Von dort bekam ich den Brief einer Mutter, die mir über das Schicksal ihres Sohnes wie folgt berichtete: »... Er sagt, er kann so nicht weiterleben, er muß etwas tun ... Er sucht Hilfe, aber hat Angst vor einer echten Behandlung, Psychiatrie, weil er dann, meint er, abgestempelt sei für sein Leben. Er hat mir gestern erst wieder gesagt, er hat an der PÄDAK damals unterschreiben müssen, daß er noch in keiner psychiatrischen Behandlung war ... Mein Sohn sagt: ›Wenn ich ein körperliches Leiden hätte, würden die Menschen das akzeptieren. Ein psychisches nicht.‹ Auch in den üblichen Krankenhäusern werden derlei Leiden nicht behandelt. Er hatte vor einem Jahr einen Halswirbelbruch, Gott sei Dank ist keine Lähmung geblieben. Ich habe den Ärzten versucht zu sagen, daß er psychisch krank sei; vielleicht könnte man da gleich etwas tun, aber vergebens, da reagiert man nicht einmal darauf ...«

Selbst der Tiefenpsychologie fällt es nicht leicht, ein solches Verhalten ausreichend zu erklären. Natürlich, je mehr einer verdrängt, desto weniger will er an Psychisches erinnert sein, je mehr einer fürchtet, psychisch zu erkranken, desto größer der Bogen, den er macht, um diesem Gebiete auszuweichen. Aber soll das alles sein? Carl Gustav Jung hat die Psyche als Großmacht bezeichnet, der nichts unmöglich sei (wie wahr!). Vielleicht liegt auch hier eine Ursache: Denn seitdem wir selbst keine Großmacht mehr sind, haben wir gelernt – die jüngste Vergangenheit beweist es –, Großmächte zu ignorieren, als gingen uns deren Ansichten über unser Land nichts an. Wir lassen uns von niemandem etwas »hineinreden« – möglicherweise ist das unsere Umgangsform mit der eigenen Seele?!

Wie dem auch sei – und damit bin ich beim aktuellen Anlaß, diese Gruppe besonders zu erwähnen –, jedenfalls kann ein Patient, der wegen neurotischer Störungen eine Psychotherapie benötigt, in der Bundesrepublik Deutschland und in der Schweiz jederzeit und sofort, ohne sonderliche bürokratische Schwierigkeiten, eine relativ umfangreiche psychotherapeutische Behandlung bekommen – nicht aber in Österreich. Einzelne Krankenkassen haben Ambulatorien für Psychotherapie errichtet; eine sehr lobenswerte Tat, die vor allem durch die Initiative Hans Strotzkas zustande kam: Aber das ist doch nur ein Tropfen auf den heißen Stein, denn es besteht natürlich dort Überlastung; man muß oft lange warten und bekommt nicht immer die Form der Therapie, die man braucht (die diesbezügliche Differenzierung ist heute bereits fortgeschritten), sondern eben jene, die erhältlich ist.

Warum, so müssen wir uns fragen, ist Österreich diesbezüglich ein unterentwickeltes Land? Just dieses Land, in dem die Psychotherapie erfunden wurde! Die Antwort lautet: Weil es uns bisher noch nicht gelungen ist, uns darüber zu einigen, wer sich als »Psychotherapeut« bezeichnen darf. Die Krankenkassen sagen (mit Recht): Wir können ja nicht mit jedem einen Vertrag abschließen, sondern nur mit einem, der qualifiziert ist. Was sind aber die Kriterien dieser Qualifikation? Die Antwort wird von den verschiedenen psychotherapeutischen Schulen, die durch Vereinigung in einem Dachverband Anerkennung gefunden haben, gegeben: wer ein Volldiplom einer dieser Schulen erworben hat. Dieses Kriterium stößt aber auf den Widerstand der Ärztekammer, die es gewohnt ist, Facharztausbildungen nur in Kliniken und Spitälern vornehmen zu lassen. Daß für Spezialisten für Psychotherapie Ausbildungsvoraussetzungen gegeben sind (z. B. Lehranalyse), die in Spitälern nicht verwirklichbar sind, sondern eben nur im Rahmen der Schulen, ist für die Ärztekammer nur schwer einsehbar – aber vielleicht wäre sie bereit, diesbezüglich über ihren eigenen Schatten zu springen, wenn da nicht noch ein zweites Problem existierte.

In den erwähnten psychotherapeutischen Schulen werden nicht nur Ärzte (aller Fachrichtungen), sondern auch Psychologen und (wenn auch seltener) andere Berufsgruppen (z.B. Pädagogen, Seelsorger, Sozialarbeiter) zu Psychotherapeuten ausgebildet. Die Ärztekammer hingegen steht auf dem Standpunkt, daß alles, was mit Therapie zusammenhängt, ex definitione ausschließlich in die Hände des Arztes gehört. Auch hier wäre, was die Psychologen betrifft, für die Kammer ein Kompromiß denkbar, vorausgesetzt, die Psychologen würden sich zu einer Zusammenarbeit mit den Ärzten verpflichten. Was die anderen Berufe betrifft, gibt es ein klares Nein, und es ist meiner Meinung nach auch in der Zukunft keine Änderung dieses Standpunktes zu erwarten. Auf der anderen Seite verstehe ich auch die psychotherapeutischen Schulen, die in einer Art von Rütlischwur gelobt haben, keinen ihrer Diplomträger, was immer auch sein Beruf sein mag, im Stich zu lassen.

Damit habe ich eine Auseinandersetzung beschrieben, die schon mehr als 15 Jahre (!) währt, ohne ein Ergebnis zu erreichen. Und wer bezahlt die Rechnung: die neurotischen Patienten, die dringend einer Psychotherapie bedürfen, aber nicht das Geld besitzen, sie sich privat leisten zu können (der Mangel an Psychotherapeuten in Österreich ist übrigens so groß, daß man vielfach und vor allem in bestimmten Gegenden auch als Privatpatient frustriert bleibt). Mir fällt in diesem Zusammenhang ein Zitat ein, das einer der engsten Ratgeber Josephs II. verfaßt hat, als »alteingesessene« Doktores die neugeschaffenen »Chirurgen« nicht als »ihresgleichen« anerkennen wollten:

Die Medici klagen über Beeinträchtigung des ihnen gebührenden Vorrechtes, und die Chirurgen sträuben sich gegen diese Oberherrschaft. Die Kranken aber schreien ungehört um Hilfe, und jeder Menschenfreund sieht mit Abscheu auf ein Verhältnis, bei welchem im Zank und Hader Barmherzigkeit und Liebe gegen die Kranken verscheucht werden.

Zusammenfassend möchte ich die psychotherapeutische »Nicht-Versorgung« des Österreichers laut und deutlich als Skandal bezeichnen. Freilich kann ich nicht umhin, hier auch den Menschen unseres Landes eine beträchtliche Mitschuld zuzumessen. Denn hätte sich das »Volk« gemeldet und gesagt: Das lassen wir uns nicht gefallen, wir fordern Psychotherapie als Grundrecht, das jedem Menschen zusteht, dann wären wohl, wie immer in solchen Fällen, die Politiker aufgewacht und hätten einiges unternommen, um einen Fortschritt in den festgefahrenen Verhandlungen zu erreichen. Aber wenn die Ruhe eines Kirchhofs herrscht, besteht für niemanden Veranlassung, beschleunigend einzugreifen ...

Mit einem hoffnungsvollen Aspekt möchte ich trotz allem diesen Punkt beschließen: Zu den Menschen, die unbedingt (zumindest) einer psychotherapeutischen Führung bedürfen, zählen auch diejenigen, die an einer psychosomatischen Erkrankung leiden. Es genügt nicht, einen hohen Blutdruck, der auf der Grundlage einer anhaltend gestörten Gefühlsverfassung (= erhöhter Spannungszustand) zustande kam, nur mit Medikamenten zu behandeln. Man müßte auch an die seelische Wurzel der Erkrankung herankommen – erst dann könnte man von einer Therapie sprechen, die dem psychosozialen Charakter des Leidens gerecht wird.

Im gegenwärtigen Moment weiß der Kranke im allgemeinen gar nicht, an wen er sich diesbezüglich wenden soll (zusammen mit meinem Schüler Kropiunigg habe ich festgestellt, daß solche Fälle im Durchschnitt sechs [!] Jahre brauchen, bis ihr psychisches Problem ärztliche Erwähnung findet – wir haben dementsprechend vom »fehlgeleiteten Patienten« gesprochen); viele *wollen* es gar nicht wissen, weil es ja nicht angenehm ist, körperliche *und* psychische Therapie zu benötigen; da zieht man es lieber vor, *nur* somatisch behandelt zu werden, übersieht aber dabei, daß dies zum eigenen Nachteil gereicht, denn wenn die seelische Ursache nicht beseitigt wird, werden gerade die psychosomatischen Störungen logischerweise zu typischen Rückfallkrankheiten!

Einiges spricht nun dafür, daß es in Bälde ein spezielles Diplom für psychosomatisch ausgebildete Ärzte geben wird. Auf diesem Gebiet fallen ja die zwei Schwierigkeiten, die für die Ärztekammer bei der Ausbildung von Psychotherapeuten bestehen, weg. Diese Schulung kann durchaus in Spitälern und Kliniken erfolgen; außerdem kommen für sie natürlich nur Ärzte in Frage.

Es könnte also in absehbarer Zeit eine Situation eintreten, wo diese Patienten sehr wohl wissen werden, wohin sie sich bei möglichen psychosomatischen Problemen hinwenden können und wo sie dann auch eine fachgerechte Behandlung erfahren (nämlich bei den Diplomträgern).

Noch einen anderen Punkt, der im Zusammenhang mit der Psychotherapie steht, möchte ich hier unbedingt erwähnen: daß es nämlich völlig falsch ist, zu glauben, nur Neurosen bedürften einer solchen Behandlung.

Auch Psychosen (Geisteskrankheiten) haben eine solche Therapie absolut notwendig, wenn sie da natürlich auch ganz anders aussehen muß. In Österreich herrschen bezüglich der eine Psychose verursachenden Faktoren vielfach (keineswegs nur bei Laien, sondern auch bei Psychiatern) recht *einseitige* Vorstellungen, die sich dann natürlich auch bezüglich der Therapie auswirken. Ist nur die Erblichkeit schuld? Natürlich spielt sie gelegentlich (keineswegs immer) eine gewisse Rolle, aber zum einen kann man ja dagegen nichts mehr tun und zum zweiten, *allein* kann sie wohl eine Geisteskrankheit nicht zustande bringen. Handelt es sich also um *organische Veränderungen* im Gehirn, gemäß dem alten Dogma: Jede Geisteskrankheit ist eine Gehirnkrankheit? Vieles spricht dafür, daß Stoffwechselstörungen der Gehirnzellen eine Rolle bei Psychosen spielen, aber auch hier ist vor der Annahme einer Monokausalität (Alleinverursachung) zu warnen. Je mehr man die Entstehung einer Geisteskrankheit dynamisch beobachtet, desto mehr sieht man, daß auch die Persönlichkeitsentwicklung seit der Kindheit und die Lebenssituation, in der sich der Betreffende befindet, eine beachtliche Rolle spielen. Man geht sozusagen über die Grenze ins andere Land (der Wahnvorstellungen) vielfach erst dann, wenn die Lebensbedingungen in der Realität unerträglich geworden sind.

Was damit gemeint ist, möchte ich am Beispiel eines begnadeten Menschen, nämlich Hugo Wolf, des unsterblichen Liederkomponisten, aufzeigen. Schon siebzehnjährig hatte er sich eine luetische Infektion zugezogen (1877), neunzehn Jahre später (1896) entdeckt ein Arzt, daß Gehirn und Nervensystem von der Infektion befallen sind; ein Jahr später bricht die Paralyse, damals unheilbar, aus. Zweifelsfrei stellt die Gehirnerweichung die organische Grundlage der Erkrankung dar. Aber welches sind die ersten Symptome der »Verblödung«? Hugo Wolf glaubt, daß der Operndirektor Gustav Mahler abgesetzt und er selbst zu seinem Nachfolger ernannt worden ist. Er hält an Freunde eine Ansprache, in der er dies mitteilt. Gibt es bestimmte Gehirnpartien, deren Schädigung einen Menschen veranlassen, zu glauben, er sei Opernchef geworden (wenn es eine solche Stelle gäbe, müßten viele Österreicher dort eine Erkrankung aufweisen, denn ungezählte Menschen hier bilden sich zumindest ein, für den Posten des Operndirektors hochqualifiziert zu sein). Mitnichten, in den Symptomen verbirgt sich vielmehr ein schweres, belastendes, für Hugo Wolf unerträgliches Problem. Gustav Mahler ist 1897 der allmächtige Hofoperndirektor geworden; er ist mit Wolf seit vielen Jahren befreundet, hat sogar mit ihm zeitweilig die gleiche Wohnung geteilt. Hugo Wolf hat eine Oper »Der Corregidor« komponiert, von der er viel hält, und sein Freund verspricht ihm nun, dieses Werk an der Wiener Oper herauszubringen – aber im September 1897 erhält Wolf einen Brief Mahlers, in dem er ihm mitteilt, daß er sich anders entschieden habe. Seine Enttäuschung ist grenzenlos, und im gleichen Moment wird die Paralyse manifest mit Symptomen, die den Haß gegen Mahler ebenso verraten wie die Sehnsucht, nun an seiner Stelle zu stehen, um die eigenen Wünsche, die Mahler so schmählich verraten hatte, sich selbst erfüllen zu können. Jahre vorher hatte Wolf erschütternd prophetisch folgenden Brief geschrieben, der schon vorwegnehmend auf die Tatsache hinwies, welchen Anteil Enttäuschungen am Zustandekommen von Wahnideen haben können:

> O, die Steine sind mitleidiger als die Menschen, die hören geduldig zu und lachen einen nicht aus. Ich weiß wohl, Sie werden mich auslachen. Nur zu, ich bin's gewohnt... Die Menschen sind ja weit unter den Steinen. In ihnen liegt es, mehr als ein Stein zu sein – sie wollen aber lieber Steine sein; auch gut. Vielleicht habe ich noch einmal die Ehre, in einen Narrenturm, der von dieser Sorte von Steinen aufgebaut ist, eingesperrt zu werden.

Auch eine andere Stelle weist in die gleiche Richtung:

> Es gibt wohl kaum etwa betrübenderes, als einen noch so bescheidenen Wunsch nie erfüllt sehen zu können. Man wird darüber zum Narren, zum Trunkenbold, zum Misanthropen, zum Sterndeuter, zum Hungerleider, zum Schatzgräber, zum Schuldenmacher, zum Teufelsbeschwörer, zum lyrischen Dichter, zum Bummler, zum unglücklichen Liebhaber...

Was können wir daraus lernen? Die Gesellschaft, daß sie vielleicht öfter, als sie ahnt, Menschen durch Unbarmherzigkeit in den Wahnsinn treibt; die Psychiater, endlich aufzuhören, Psychosen *nur* mit Medikamenten zu behandeln. Es gilt vielmehr, diese Menschen psychotherapeutisch so zu stützen, daß sie wieder Mut fassen, in die Realität zurückzukehren und sich ihr gewachsen zu erweisen.

4. Die AIDS-Kranken

Es kann nicht genug davor gewarnt werden, die Gefahren, die von der AIDS-Erkrankung ausgehen, zu unterschätzen, ja zu bagatellisieren. Handelt es sich doch um eine das Leben bedrohende Erkrankung, gegen die wir außerdem bis zum gegenwärtigen Moment keine wirksame therapeutische Waffe besitzen.

Dennoch gibt es einige Fakten, die uns darin bestärken können, daß wir der Krankheit nicht wehrlos ausgeliefert sind.

a) Wir kennen relativ genau die Wege, auf denen es zur Infektion kommen kann. Das AIDS-Virus findet sich in allen Flüssigkeiten des menschlichen Körpers, also im Blut, Samen, Speichel, Tränen usw. Dementsprechend ist der häufigste Infektionsmodus der Geschlechtsverkehr, besonders der anale und orale Verkehr bei Homosexuellen. Dennoch muß gesagt werden, daß es sich bei AIDS – im Gegensatz zur Lues – *nicht* um eine Geschlechtskrankheit handelt. Es gibt auch andere Wege der Ansteckung, vor allem die gemeinsame Benützung von Injektionsnadeln bei intravenösem Spritzen von Suchtkranken (Fixern), Bluttransfusionen mit infiziertem

Blut, Kinder können im Mutterleib vom AIDS-Virus befallen werden. In Europa und in den USA beträgt im gegenwärtigen Moment das Verhältnis erkrankter Männer zu erkrankten Frauen 11 : 1. Wenn auch die Frau weniger gefährdet ist, so besteht doch kein Zweifel, daß das AIDS-Virus auch beim heterosexuellen Koitus übertragbar ist.

b) Aus dem erkannten Übertragungsmodus ergeben sich Möglichkeiten, sich gegen die Infektion zu schützen. Gerade bezüglich der Hauptinfektionsquelle, dem Geschlechtsverkehr, gibt es wichtige und wirksame Präventivmaßnahmen. Einen Verkehr überhaupt zu meiden – der Ratschlag wurde allen Ernstes schon gegeben –, kann wohl nur als ein übler Scherz bezeichnet werden. In der Realität wäre die beste Lösung eine echte partnerschaftliche Zweierbeziehung, wo sich jeder auf die Treue des anderen (und auf seine eigene) verlassen kann. Freilich hat Paul Valery diesbezüglich skeptisch formuliert: »Man weiß nie, mit wem man schläft.« Je unüberlegter und wahlloser aber sexuelle Beziehungen eingegangen werden, desto mehr erhöht sich natürlich die Ansteckungsgefahr. Am deutlichsten geht dies aus der Tatsache hervor, daß die Homosexuellen, bei denen es erfahrungsgemäß zu häufigem Partnerwechsel kommt (Promiskuität), eine Gruppe mit besonders erhöhtem AIDS-Risiko darstellen.

Überlegte Partnerwahl stellt also sicherlich einen Schutzfaktor dar. Ein weiterer ist in der Verwendung von Kondomen gegeben. Sie verhindern mit hoher Wahrscheinlichkeit die Übertragung der Erkrankung vom Mann auf die Frau, und es besteht leider kein Zweifel, daß es – wie bereits erwähnt – wohl durch bisexuelle Männer bereits zur Infektion von Frauen gekommen ist.

Was die anderen Übertragungsmöglichkeiten betrifft, so wird heute jeder Blutspender einem HIV-Test unterzogen, und die Blutkonserven aus früherer Zeit werden es ebenfalls. Süchtige müßten davor gewarnt werden, gemeinsame Spritzen oder Nadeln zu benützen; an diese Menschen ist jedoch infolge des inneren und äußeren Druckes, unter dem sie stehen, nur sehr schwer heranzukommen. In letzter Zeit wurde die Öffentlichkeit verständlicherweise durch die von Wissenschaftern geäußerte Vermutung beunruhigt, AIDS könne vielleicht auch durch »intensive« (?) Küsse übertragen werden. Den gegenwärtigen Stand gegenüber diesem Problem kann ich leider nur durch die unbefriedigende Formel wiedergeben, »daß dies extrem unwahrscheinlich sei, aber nicht mit absoluter Sicherheit auszuschließen ist«. Bisher ist jedenfalls *kein* Fall bekannt, bei dem die Übertragung des AIDS-Virus auf diesem Wege sichergestellt wäre.

c) Ein weiterer Hoffnungsfaktor ist in dem Zeitfaktor gelegen (Schiller: »Des Menschen Engel ist die Zeit«). Wir wissen heute, daß oft Jahre zwischen Infektion und Vollausbruch der Krankheit vergehen können. Acht Wochen nach der Ansteckung wird der HIV-Test positiv. Aber es kann bis zu zehn Jahre dauern (!), bis es zum Vollausbruch der Krankheit kommt. Derzeit nimmt man an, daß bei achtzig Prozent der Infizierten, aus Gründen, die wir nicht kennen, die Krankheit überhaupt nicht manifest wird (wahrscheinlich – so fürchte ich – wird sich bei längerer Beobachtung diese Zahl als zu hoch gegriffen erweisen). Eines steht aber fest: Infiziert zu sein, muß nicht bedeuten, auch tatsächlich zu erkranken.

Wir haben auf der anderen Seite aber auch Grund zur Hoffnung, daß die Wissenschaft die Zeit nicht ungenützt vergehen lassen wird, um wirksame Mittel auch gegen diese Krankheit zu finden. Schon sind Versuche mit einem Medikament positiv verlaufen, das wenigstens imstande ist, die Vermehrung des AIDS-Virus im Körper des Patienten zu vermindern. Dies mag nur ein Silberstreifen am Horizont sein, aber er zeigt uns, daß sehr wohl ein Wettlauf zwischen Erkrankung und Therapie stattfindet, der die Hoffnung berechtigt erscheinen läßt: Zeit gewonnen, alles gewonnen. Auch das Problem einer möglichen Impfung gegen AIDS wird natürlich intensiv bearbeitet.

d) Ein wesentlicher Beitrag zur Beherrschung der Seuche ist selbstverständlich die rechtzeitige Entdeckung einer stattgehabten Infektion. Zu diesem Zwecke sollte sich also jeder, der Angst hat, sich mit AIDS infiziert zu haben, sofort, natürlich auf freiwilliger Basis (siehe auch später), einem AIDS-Test unterziehen. Fällt er negativ aus, so ist damit die Angstquelle beseitigt; ist das Resultat positiv, besteht erstens die Möglichkeit, durch besonders vorsichtiges Verhalten (Schutz vor Infektionen) den vollen Ausbruch der AIDS-Erkrankung hinauszuzögern, zweitens aber auch, durch einen verantwortungsbewußten Umgang mit den Sexualpartnern die weitere Verbreitung von AIDS zu verhindern. »Nur derjenige, der weiß, daß er sich angesteckt hat, wird ernsthaft darauf bedacht sein, sein Geschlechtsleben so einzurichten, daß er das AIDS-Virus nicht weiterträgt.« (Th. Sommer)

Ist der Test positiv ausgefallen, so sollte diese Mitteilung sehr vorsichtig und persönlich (und nicht unpersönlich, etwa durch ein Schreiben) erfolgen. Wenn man von der Herbergerschen Kummerskala ausgeht, so dürfte es keine Zweifel darüber geben, daß zumindest bei der jetzigen Situation die Nachricht, an AIDS zu leiden, zu den größten Schocks gehört, denen ein Mensch ausgesetzt sein kann. Am Anfang dieses Jahrhunderts hat Wildgans diese Situation bezüglich der Lues (die ja damals auch noch unheilbar war) wie folgt beschrieben:

De profundis

...
Und Tage dann und Wochen, Angst und Scham!
O, diese Angst, die all Besinnen nahm
Tags, nachts! – Und immer wieder sich beschauen
Und heilen Anblicks bangem Glück mißtrauen!
Zusammenschrecken, wenn sich ein Gefühl,
Ein ungekanntes, anzeigt; im Gewühl
Von Reue, Furcht, Verzweiflung, knieen, knien!
Und beten irgendwie zu irgendwem,
Zum lieben Gott, zum Sohne, zu Marien!
Und dennoch wissen – höhnisches Blasphem! –,
Daß keines Himmels Macht und Anathem
Austilgen kann, was durch der Wollust Tür
Sich etwa einschlich, wachsend zum Geschwür.
Und eines Morgens dann – entdecken! Schweiß
In Grauens Wechselsturm strömt Eis und heiß!

Und wanken mehr denn gehn: zum Arzt! Und immer
Noch einer Hoffnung schwindsüchtiger Rest!
...
Und warten, warten in Folterpein!
Und endlich, endlich »der Nächste« sein!
Und schamvoll entblößt und zitternd stehn
Und wie ein Gelähmter dem Arzt zusehn!
Und forschen in seinem Steingesicht
Und hören, wie er das Wort ausspricht,
Ganz sachlich, gemächlich und ungesinnt;
Das Wort, vor welchem das Blut gerinnt,
Das Wort, das wie Fäulnis den Leib verheert,
Das Fleisch vereitert, die Haut verschwärt,
Das Wort, das die Knochen zernagt und zermürbt,
Den Kuß vergiftet, die Wollust verdirbt,

Das Wort, an welchem das Mark verdorrt,
Gehirne zerbröckeln, das furchtbarste Wort,
An dem der heilige Same stirbt,
Das Wort, so das Herz wie ein Schwert durchbohrt!
Da stürzte um mich wie ein Plundergezelt
In Trümmer zusammen das Wunder der Welt!
. . .

Auf AIDS übertragen mag uns dies klarmachen, in welch einer bedrohlichen Situation sich der AIDS-Kranke auch psychisch befindet; sie kann bis zu schweren Depressionen, Zusammenbruch und Selbstmordtendenz führen.

Ich komme zurück auf die Menschen, die Angst haben, AIDS-infiziert zu sein. Und da muß nun gesagt werden: *Ebenso, wie das AIDS-Virus nicht bagatellisiert, so darf es nicht in schlimmer Weise dramatisiert werden*.

Ungezählte Menschen leben in unserer Welt, in deren Innerem sich so viel Angst angesammelt hat, daß sie ständig nach einem »Aufhänger« suchen, an dem sie ihre Angst plazieren können. So wird dann aus der Angst eine Furcht. Dies führte früher etwa zur Luophobie (Angst vor Lues), jetzt zu Carcinophobie (Angst vor Krebs), natürlich auch zu AIDS-Furcht. Solche Zustände haben dann mit der Realität nichts zu tun; sie sind vielmehr Ausdruck der in diesem Menschen vorhandenen Angstpotentiale, die nach einer Erklärung suchen. Viele Menschen haben außerdem im Zusammenhang mit der Sexualität Schuldgefühle (siehe später), und sie befürchten dann eine AIDS-Erkrankung als Bestrafung ihrer »Missetaten«. In all diesen Fällen kann man versuchen, durch den Test den Betreffenden zu beweisen, daß sie nicht infiziert sind; noch wichtiger erscheint bei ihnen aber eine psychische Beratung oder Behandlung.

Leider fördern ganz verantwortungslose Berichte in den Massenmedien solche hysterischen Reaktionen, statt die Auseinandersetzung mit der Erkrankung AIDS auf eine sachlich-realistische, informative Basis zu stellen. Schon heute spricht einiges dafür, daß die unbegründete Angst, an AIDS zu leiden, noch häufiger zur Selbstmordgefahr führt als die tatsächliche AIDS-Erkrankung (beim Krebs ist es interessanterweise ähnlich).

Es kann nicht intensiv genug davor gewarnt werden, die AIDS-Krankheit dazu zu mißbrauchen, die Sexualität als solche wieder einmal (wie es in der Menschheitsgeschichte schon so oft geschehen ist) zu verteufeln und zu verdammen.

Die Sexualität kann nicht nur als hormonell bedingter Trieb angesehen werden, sondern sie muß im Zusammenhang mit dem ganzen Menschen als eine Ausdrucksform der Person, und zwar als eine ganz wesentliche, betrachtet werden, weil sie immer zu einem Du hinüberleitet, somit ein ganz wichtiges interpersonelles Kommunikationsmittel darstellt. In diesem Sinne ist Sexualität niemals Selbstzweck, sondern immer Mittel zu einem Zweck, wenn auch keineswegs lediglich zu dem der Fortpflanzung. Die persönliche Aussage, die natürlich ungezählte Formen beinhalten kann, ist das Spezifische der menschlichen Sexualität. Diese Stellungnahme zu einem Trieb und zu einem Partner wird natürlich den Verlauf der Kommunikation ganz wesentlich beeinflussen. Es ergibt sich daraus von selbst, daß es, realistisch gesehen, ganz erfolglos bleiben wird, zu verlangen, die Anwendung eines so wichtigen und intensiven Kommunikationsmittels auf die Ehe zu beschränken. Der Mensch muß und wird es benützen, sobald er sich dieser Möglichkeit bewußt wird, und zwar in der überwiegenden Mehrzahl keineswegs nur zum Ausleben seiner Triebe, sondern durchaus auch seiner Gefühle. Die Behauptung von Doris Lessing, in unserer Zeit habe der Geschlechtsverkehr nur mehr die Bedeutung eines »Händedrucks in der Horizontalen«, ist falsch und verhängnisvoll zugleich, denn wenn es so wäre, würden die Menschen damit ein kostbares Ereignis sich selber entwerten.

Wenn wir somit bei jener wunderbaren Begegnung angelangt sind, die der Koitus darstellt oder darstellen kann (»Sie erkannten einander«, heißt es im Alten Testament.), sollte ein entscheidendes Kriterium herausgearbeitet werden für das Gute, für die Güte einer solchen Begegnung: daß sie nämlich nicht nur der Erbauung im primitiven, sondern auch im höheren Sinne dient, man sich also nicht gegenseitig damit zerstört (was häufig genug der Fall ist), sondern beglückt, ermutigt, aufbaut. Die Sexualität stellt ein unvergleichlich intensives »Transportmittel« unserer Gefühle dar, die von zärtlicher Partnerschaft auf der einen Seite bis hin zur heftigsten Aggression auf der anderen Seite oder zur Manifestation von Macht- und Geltungsstreben bzw. zur Bereitschaft, sich zu unterwerfen, reicht. Man kann nur hoffen, daß die Begegnung zwischen Mann und Frau allmählich aufhört, zu einem Kampf der Geschlechter zu entarten.

Wer durch eine spezifisch puritanische und prüde Erziehung dafür sorgt, daß sein Kind sexuell gehemmt und verklemmt wird, so daß es später auf diesem so wichtigen Gebiet »Außenseiter« bleibt und weder mit anderen kommunizieren kann noch »genußfähig« ist, der leistet nach dem früher Gesagten einen wesentlichen Beitrag zur steten Verringerung der Lebensqualität. Aber leider ist bis heute für viele Erzieher das bloße Wort »Genuß« ebenso wie »Lust« tabu; es darf nicht einmal ausgesprochen werden. Ursache dafür ist, daß viele Eltern selbst in der Kindheit zu einer ungeheuren Befangenheit gegenüber dem sexuellen Bereich erzogen worden sind, die sie dann in einer verhängnisvollen Stafette an die Kinder weitergeben.

Auch die Kirche hat durch Jahrhunderte eine sexualfeindliche Erziehung betrieben. Auch wenn sich die diesbezügliche Situation nun langsam zu bessern beginnt, muß man doch noch immer mit vielen noch vorhandenen Ausläufern dieser sexualfeindlichen Gesinnung rechnen. Mit aller Mühe ist es in den letzten Jahrzehnten gelungen, diese tabuisierende Haltung gegenüber der Sexualität zurückzudrängen und einen freieren Umgang mit ihr zu ermöglichen. Um so mehr muß man sich davor hüten, jetzt AIDS dazu zu benützen, um in die alte Atmosphäre der Sexualverdammung und -verdrängung zurückzukehren.

Es wäre fatal, wenn der Eindruck entstünde, eine Institution freue sich an der Not, die AIDS über die Menschheit bringt, weil sie die Krankheit dazu benützen kann, auf die Notwendigkeit eines »moralisch einwandfreien« Lebens hinzuweisen. Dies erinnert mich an das früher vor mir ersonnene Wortspiel: »Weil Not beten lehrt, dürfen wir doch nicht um das Auftreten von Not beten!« Auch darf AIDS keinen Anlaß bieten, mit Pater Paneloux in Oran triumphierend auszurufen: »Die Gerechten brauchen sich nicht zu fürchten, aber die Bösen haben Ursache, zu zittern.« Das wäre der Mißbrauch eines schrecklichen Übels für eigene, falsche Ziele, und dafür müßte sich jede Organisation, mag sie noch so Gutes wollen – ja gerade dann –, zu gut sein. Im übrigen wäre es meiner Meinung nach eine bedenklich schwache Motivation, wenn sich ein Mensch nur aus Angst vor AIDS »anständig« verhielte.

Somit kann zusammenfassend gesagt werden: Erstens ist AIDS eine Krankheit, welche – worauf früher hingewiesen wurde – keineswegs nur durch Sexualverkehr übertragbar ist; es gibt auch andere Möglichkeiten der Infektion. Zweitens sollte diese Erkrankung nicht dazu benützt werden, die Sexualität als solche zu verteufeln, sondern auf die Verantwortung im Umgang mit der Sexualität aufmerksam zu machen.

Zu allen Zeiten hat es Tendenzen gegeben, sprachliche, rassische, religiöse Minderheiten und »Andersartige« an den Rand der Gesellschaft zu drängen und sie zu Außenseitern, Aussätzigen und »Vogelfreien« zu degradieren. Es ist sehr zu befürchten, daß diejenigen, die in diesem Sinne stets nach neuen Opfern Ausschau halten, in den AIDS-Kranken eine »Zielgruppe« finden; kommen doch da einige Faktoren zusammen, die es relativ leicht machen, die »Bevölkerung« gegen sie aufzuhetzen: Es handelt sich um »Infektionsträger«, die außerdem angeblich an einer »Geschlechtskrankheit« leiden (gleichzusetzen mit »Unsittlichkeit«) und sich vorwiegend aus »Risikogruppen« rekrutieren, welche allesamt gesellschaftlich verachtet werden: Homosexuelle, Prostituierte, Süchtige.

Die ersten schlimmen Folgen dieser Einstellung sind schon allenthalben festzustellen: Jene Ärzte, die in vorbildlicher Weise bemüht sind, die so wichtigen Beratungsstellen für AIDS-Kranke einzurichten, müssen die Erfahrung machen, daß kaum jemand bereit ist, Räume dafür zur Verfügung zu stellen. Jüngst hat sich die Besatzung eines Rettungswagens geweigert, einen AIDS-Kranken zu transportieren; Mitmenschen meiden Leute auf die bloße Vermutung hin, sie könnten AIDS haben, »wie die Pest«. Besonders müssen dies Afrikaner (= weil Heimatland von AIDS!) spüren, die bereits vielfach mit AIDS-krank gleichgesetzt werden. Jüngst war auch die »Stimme des Volkes« aus Bayern in dem Sinne zu hören, daß man jeden, der AIDS habe, »aufhängen« sollte, damit er niemanden mehr anstecken könne. Und dann gibt es auch Zeitungsartikel, die uns glauben machen wollen, es sei die höchste »Lust« der AIDS-Kranken, andere durch Infektion in ihr eigenes Unglück mit hineinzuziehen. Es mag ja sein, daß dies gelegentlich vorkommt, aber von der überwiegenden Mehrzahl der

Infektionsträger ist wohl anzunehmen, daß sie, vorausgesetzt, sie wissen um ihre Erkrankung Bescheid, verantwortungsbewußt handeln.

Es wurde schon darauf hingewiesen, daß frühzeitige Durchführung von Bluttests sehr wünschenswert ist: zum ersten, um Klarheit zu schaffen, ob eine Infektion vorliegt, und, wenn ja, um eine weitere Ausbreitung der Erkrankung zu verhindern. Dieser Test soll aber auf freiwilliger Basis erfolgen; er sollte keine Zwangsmaßnahme werden.

Denn es ergibt sich ja die entscheidende Frage: Welche Konsequenzen sind durch eine Zwangsuntersuchung gegeben? Ist da nicht schon der nächste Schritt fast automatisch einkalkuliert: die Meldepflicht der positiven Fälle? Und was machen wir dann mit diesen: Sondern wir sie ab, versehen wir sie mit einem Kainszeichen, geben wir ihnen »Sexualverbot«? Und würde dies nicht, wenn auch in abgeschwächter Form, bereits eine Vorstufe zur Vernichtung »lebensunwerten Lebens« sein, wie sie in der NS-Zeit praktiziert worden ist? Der deutsche Justizminister hat jedenfalls mitgeteilt, daß in der Bundesrepublik *allein die Diskussion* einer AIDS-Meldepflicht die Zahl derjenigen, die sich freiwillig einem Bluttest unterzogen haben *deutlich zurückgehen* ließ; dies ist ein extrem unerwünschtes Resultat! Wenn unser Ziel bleiben muß: Schutz vor Ansteckung und rechtzeitige Entdeckung der Infektion, so spricht alles dafür, daß Zwangsuntersuchung und Meldepflicht diesem Ziele *nicht* dienen, wohl aber der Diskriminierung der AIDS-Kranken.

Besondere Aufgabe der Schule müßte es sein, den Schülern zu vermitteln, welch kostbares Gut die Gesundheit ist, und was jeder einzelne tun kann, um sie sich zu erhalten. Gleichzeitig aber müßte gerade dort gelehrt werden, auch den Kranken zu achten, ihn nicht schuldig zu sprechen, sondern ihm beizustehen. In diesem Sinne gilt es auch, die

Rechte der Gesunden und der Kranken sorgfältig zu differenzieren: Die einen haben ein Recht darauf, sich zu schützen, und die anderen, Betroffenheit und tatkräftige Akte der Solidarität zur Heilung und Tröstung auszulösen.

Vergessen wir nicht, daß das Wissen, an AIDS zu leiden, wie bereits betont, sicher zu den schlimmsten Erfahrungen eines Menschenlebens gehört. Um so mehr muß die Mitwelt bereit sein, dem so Geprüften beizustehen und nicht einen Ring der Isolation um ihn aufzubauen.

Einer fünften Gruppe von Benachteiligten, ebenfalls von hoher Aktualität, will ich ein eigenes Kapitel, das nächste, widmen.

Zum Abschluß möchte ich zunächst Jakob Wassermann zitieren:

> ... was Millionen von leidenden Menschen fordern, obwohl sie nicht wissen, wie sie sich verständlich machen sollen, ist nicht die Ausschaltung der Ungerechtigkeit, ja nicht einmal die Herstellung der Gerechtigkeit, sondern die Befriedigung eines noch gebieterischen Hungers, weil es ein positives und dauerndes Bedürfnis des Menschenherzens ist. Es ist nichts anderes als das Verlangen nach Liebe. Wem der ihm zustehende Anteil an Liebe verwehrt ist, der ist ein Krüppel, dem sind die Wurzeln seiner Existenz abgeschnitten.

Die Frage stellt sich: Warum gibt es so wenig Liebe in unserem Lande? Kästner formuliert: »Und die Bosheit ist unsterblich, doch die Güte stirbt als Kind.« Ich sehe es als Tiefenpsychologe anders: Die Liebesfähigkeit stirbt durch das falsche Verhalten der Eltern in der Kindheit, und die Verbitterung und der Haß (mit beiden sind die Kinder wahrlich *nicht* zur Welt gekommen) werden erzeugt. Daraus resultieren später Härte und Unbarmherzigkeit, bestenfalls lethargische Gleichgültigkeit, die sich (was nicht als Entschuldigungsgrund anerkannt werden kann!) auf Unwissenheit ausredet. Und dann: Solidarität wird nirgends gelehrt und daher auch nicht gelernt. Wir erzeugen uns auf diese Weise unsere Faschismusgefahr stets aufs neue selbst. Denn ich bleibe dabei: Das sicherste Symptom, an dem man den Faschismus erkennen kann, ist die Verachtung der Schwachen. Wenn wir uns jedoch zu ihnen bekennen würden, wäre dies die beste Faschismusprophylaxe.

In diesem Sinne schließe ich mit Franz Theodor Csokors Gedicht »Wenn du neben dir einen –«, der seine antifaschistische Gesinnung ein ganzes tapferes Leben lang bewiesen hat:

Wenn du neben dir einen sein Blut würgen siehst,
und er winselt noch etwas, schlägt hin und rinnt aus,
und ihr hattet einst gute Gespräche gepflogen
über Himmel und Wesen und Dinge,
und da liegt er nun steif, ein Stück Fleisch ohne Sinn,
und du merkst, wie du selbst zwischen Nichts
nur zu Gast bist, –
dann weißt du doch noch nicht, wo Gott wohnt.

Wenn du ein Kind von dir in die Welt setzt,
gewünscht und behütet vor Siechtum und Not,
und bringst es zum Wachsen bis daß du sein
Herz siehst, –
ein Herz, das gerade und tapfer und klar wird, –
und man wirft es dir für ein Stück Tuch in das
Feuer
und verschweigt dir am Ende sogar, wo sein Grab
ist, –
dann weißt du doch noch nicht, wo Gott wohnt.

Wenn ein Unrecht geschieht, und du läßt es
gewähren,
wenn dein Geist treibt: Hier solltest du helfen! –
und wagst nichts
und du erfährst von dem Ganzen nichts weiter,
als daß einer fallen muß, weil er im Weg ist,
aber sonst war er schuldlos gewesen wie du,

und du machst dich zum Mörder an ihm, weil du
stumm bleibst, –
dann weißt du doch noch nicht, wo Gott wohnt.

Erst, wenn es dich so übermannt, daß du auf-
stehst,
und du zitterst und stirbst dabei zehnfach vorher
schon,
denn man läßt dich allein mit dem Leib,
der in Furcht brennt, –
doch du beharrst, weil du härter als er wirst,
und schreist es hinaus über Folter und Richtstatt
und schreist es noch über den eigenen Tod weg, –
dann weißt du, wo Gott wohnt:
In dir!

V. KAPITEL

Die Situation des Strafgefangenen nach der Entlassung

(zugleich ein Nachruf für Christian Broda)

Mit einem Erlebnis, das ich vor drei Jahren hatte, möchte ich beginnen.

Ich war als Sachverständiger zur Enquete über das Waffengesetz ins Parlament geladen. Alle Berichterstatter, mit meiner Ausnahme, waren sich darüber einig, daß wir ein ausgezeichnetes Waffengesetz haben. Besonders eindrucksvoll waren diesbezüglich die Ausführungen des Vertreters der österreichischen Waffenhändler: Der Waffenhandel leiste einen großen Beitrag zum österreichischen Handelsvolumen, der Fremdenverkehr in Kärnten blühe nicht zuletzt deswegen, weil viele Menschen kämen, die »Büchsenfabrik« in Ferlach zu besuchen. Im übrigen werde kein Verbrechen mit einer Pistole begangen, welche im offiziellen Waffenhandel gekauft wurde.

Man fragte sich nur: Wozu dann überhaupt eine Enquete, wenn alles in Ordnung ist? Wieso konnten dann am selben Tage im Wiener »Kurier« die beiden Hauptüberschriften lauten: »Gastarbeiter bedroht Frau und Mann zwölf Stunden mit Revolver« und »Fünfundzwanzig Gewehrschüsse gegen eine Wiener Hauptschule gefeuert«? Wieso dann die stets steigende Zahl der Tragödien, bei denen eine emotionale Einengungssituation in Mord und Selbstmord mit allzu leicht verfügbaren und locker sitzenden Waffen mündet; auch Frauen sind daran immer mehr beteiligt? Selbst Kinder werden oft – wissend/unwissend – zu Opfern solchen Leichtsinns.

Die Wahrheit ist, daß wir vielleicht kein ganz schlechtes, aber doch ein dringend verbesserungsbedürftiges Waffengesetz haben. Es fängt damit an, daß der Waffenbesitz vom Gesetz nicht als Ausnahme, sondern fast als *Regel* dargestellt wird, denn wenn ein Mensch um eine Waffe ansucht, dann *muß* dieses Ersuchen positiv beantwortet werden (und nicht »kann«), vorausgesetzt, daß der Mensch, wie es so schön heißt, »verläßlich« ist. Wie aber kann diese Verläßlichkeit geprüft werden? In Österreich sollte man sich in diesem Zusammenhange nur auf eines verlassen: Ungezählte Menschen sind in der Kindheit so verunsichert worden, haben so sehr jedes Vertrauen zur Umwelt verloren, daß sie auf der einen Seite ein starkes inneres Aggressionspotential aufweisen und auf der anderen Seite sich nur allzu leicht bedroht und berechtigt, ja verpflichtet fühlen, gegen vermeintliche Angreifer gewappnet zu sein. Nur die Waffe gibt dann Sicherheit und auch Selbstvertrauen.

Ferner unterscheidet unser Gesetz zwischen Waffen*besitzern* und solchen, welche die Waffen zum *Benützen* auch jederzeit bei sich *tragen* dürfen, als ob in der großen Mehrzahl der Fälle sich nicht aus dem Besitz auch die relativ rasche Möglichkeit des Benützens automatisch ergäbe. Um den rein theoretischen Unterschied zwischen diesen beiden Begriffen klarzumachen, zitierte ich den seinerzeit berühmten Strafverteidiger Hugo Sperber, der bei einer Verhandlung darauf hinwies, daß sein Mandant das Instrument zum Begehen eines Ehebruchs besitze und es auch ständig mit sich trage (an dieser Stelle vermerkt das Parlamentsprotokoll Heiterkeit). Zwar sieht unser Gesetz auch Kontrollmöglichkeiten vor, aber über ihre praktische Handhabung ist bisher nirgendwo berichtet worden. Außerdem: Gewehre, sofern länger als 60 cm, sind in unserem Lande frei von jeder Bewilligung oder Registrierung – von einer Änderung dieser Bestimmung wären mehr als 500.000 Österreicher betroffen!

Nur ein weltfremder Idealist wird glauben, daß durch strengere Bestimmungen bestimmte aggressive Handlungen mit Waffen aus der Welt geschafft werden können. Dennoch hatte Innenminister Blecha recht, wenn er auf die möglichen gesellschaftspolitischen Signale hinwies, welche von jedem Gesetz, also auch vom Waffengesetz, auszugehen vermögen. Und da muß man sagen: Von unserem derzeitigen Waffengesetz gehen jedenfalls keine gegen die Waffenbenützung gerichteten Impulse aus. Aber wie sollte eine Änderung im parlamentarischen Rahmen erwartet werden, wenn die eine Partei (FPÖ) für Waffen und gegen restriktive Gesetze, die andere Partei (ÖVP) zwar für restriktive Gesetze, aber nicht gegen Waffen und die dritte (SPÖ – als einzige) zwar gegen Waffen, aber auch gegen restriktive Gesetze ist? (Die Grünen waren damals im Parlament noch nicht vertreten; es wäre interessant gewesen, ihre Stellung zum Waffenproblem kennenzulernen.) Dem entsprach auch das Verhalten des die Enquete leitenden damaligen Zweiten Nationalratspräsidenten, der mir wegen meiner Einwände gegen die Ausführungen des Vertreters des Waffenhandels indirekt einen »Ordnungsruf« erteilte (ein direkter war nicht möglich, weil der ja nur an Abgeordnete adressiert werden kann).

So wird alles, fürchte ich, beim alten bleiben: zwar hat unser früherer Bundespräsident mit seiner wunderbaren sachlichen Autorität verlangt, daß der Friede in der Familie beginnen möge; der Österreicher wird sich aber wohl weiterhin lieber auf die Pistole in der Lade seines Nachtkästchens verlassen.

Ich verließ das Parlament tief deprimiert: Dort herrschen schwer verkrustete Strukturen; die Lobbies regieren; es ist alles schon vorher ausgemacht. Debatten, sofern sie überhaupt stattfinden, haben einen Alibicharakter – mit anderen Worten: Wir sind noch weit davon entfernt, eine echte Demokratie zu haben. Bleibt nichts anderes als die Hoffnung auf die Jugend, aber man weiß ja zur Genüge, wie schwer es ihr gemacht wird, sich auch nur ein wenig durchzusetzen.

Das Fazit dieses Vormittags – und damit betrete ich die Brücke, die zu meinem Thema führt: Unsere Gesellschaft tut einiges, um Menschen auf diese und andere Weise in Versuchung zu führen, und sie wird es auch weiterhin tun. Was aber geschieht dann mit den Gestrauchelten? Mir fallen ein paar Verse aus den »Gesängen des Harfners« von Goethe ein:

> Ihr führt ins Leben uns hinein,
> Ihr laßt den Armen schuldig werden,
> Dann überlaßt ihr ihn der Pein,
> Denn jede Schuld rächt sich auf Erden.

Auf dieses »Sich-Rächen« scheint sich unsere Gesellschaft nicht zu verlassen, daher nimmt sie die Durchführung der Rache in die eigenen Hände und gibt ihr einen Namen: Strafvollzug! Ich bin mir darüber im klaren – worauf ich später noch zurückkommen werde –, daß wir gerade im letzten Jahrzehnt auf diesem Gebiete einige Fortschritte erreichen konnten. Dennoch aber muß festgestellt werden, daß noch immer die Zufügung von Pein und die Vergeltung bewußt oder auch unbewußt die Hauptziele jener »Behandlung« sind, die wir dem Gefangenen angedeihen lassen.

Was immer für Motive dafür angegeben werden, jedem Menschen, der auch nur einigermaßen fähig ist, die Sache zu Ende zu denken, müßte es klar sein, daß man auf diesem Wege nie erreichen können wird, einen Menschen von asozialem Verhalten abzubringen; im Gegenteil, er muß dadurch in dieser Tendenz bestärkt werden! Es ist daher eine Heuchelei von hohen Graden, auf der einen Seite einen Strafvollzug zu kreieren, der vom Talionsprinzip beherrscht wird, und auf der anderen Seite über eine Rückfallquote von achtzig Prozent empört zu sein – und vielleicht, »gestützt« auf diese Tatsache, noch härtere Maßnahmen zu verlangen!

Was müßte statt dessen das Ziel eines neuen, besseren Strafvollzuges sein? Ich will drei Punkte zusammenfassen:

1. Er sollte *Einsicht* vermitteln, ermöglichen in das Fehlerhafte, Falsche des asozialen (ich vermeide absichtlich das Wort »kriminell«) Verhaltens. Angesichts der Tatsache, daß sich bei vielen Tätern in der Kindheit – infolge fehlender oder instabiler Familienverhältnisse (sogenannte »frühkindliche Verwahrlosung«) – nur ein äußerst mangelhaft strukturiertes Gewissen entwickeln konnte, ist allein dies ein äußerst schwieriger und mühsamer Prozeß. Für mich bleibt es eine unerträgliche Diskrepanz, daß wir dementsprechend den asozialen Psychopathen, wenn wir ihn im Rahmen einer psychiatrischen Vorlesung vorgestellt bekommen, zu Recht als schwerkranken Menschen erleben und bedauern, im Gerichtssaal ihm aber als einem weitgehend Verantwortlichen begegnen. Es ist ein Kurzschluß, zu glauben, daß, wenn der Richter sagt: »Ich spreche Sie schuldig . . .«, der Täter deshalb auch seine Schuld einsieht. Wo das Gewissen nur rudimentär entwickelt ist, gibt es weder Schuldgefühl noch Einsicht.

In den Jahren 1950 bis 1952 hat mich mein Lehrer Hans Hoff mit der Aufgabe betraut, zwölf asoziale Mädchen im Alter von vierzehn bis sechzehn Jahren (sogenannte »Soldatenbräute«, also jugendliche Prostituierte) mit dem Ziele zu behandeln, die bei ihnen nicht stattgehabte Gewissensbildung und damit ausgebliebene Persönlichkeitsreifung durch Identifikation mit dem Therapeuten und in Gruppentherapie nachzuholen. Es war sicherlich eine der aufregendsten Perioden meines Lebens. Ich lernte damals aus den Resultaten, daß eine solche Nachentwicklung prinzipiell durchaus möglich ist, daß sie aber mit jedem Jahr, welches vergeht, schwieriger wird, und daß sie nur unter den besten gegebenen Bedingungen gelingen kann. Wie schwer wird es dann, wenn es sich bereits um Erwachsene handelt und die Umstände im Gefängnis als die denkbar schlechtesten zu bezeichnen sind! – Dennoch wird es ohne Bewältigung dieser Aufgabe keine Hoffnung auf »Besserung« geben können!

2. Er sollte einen *Einblick* vermitteln, wie es zur Tat kommen konnte. Natürlich gibt es auch viele Täter, die von ihrer Gewissensstruktur her durchaus imstande wären, das Fehlerhafte ihrer Haltung einzusehen. Aber auch hier ist die Versuchung groß, die eigene Schuld zu verleugnen, zu verdrängen, und bei der Beantwortung der so entscheidenden Frage: »Wie war so etwas möglich?« alle möglichen Faktoren verantwortlich zu machen, nur nicht das eigene Versagen. Und viele stehen dabei tatsächlich vor einem Rätsel, weil die entscheidenden Motive oft aus dem Unbewußten kommen und die Mehrzahl der Menschen nicht gelernt hat, sich mit sich selber zu konfrontieren und die eigenen Abgründe zu entdecken.

Bevor wir die Täter dafür allzu schnell verdammen, sollten wir bedenken, daß dies unser aller Problem ist: Denn allesamt sind wir in dieser oder jener Beziehung »Versager«, wenn wir deswegen auch (durch Glück?) nicht straffällig werden, und alle hätten wir daher Selbsterkenntnis, Reue, Trauerarbeit dringend notwendig. Was aber die Trauerarbeit der Gefangenen betrifft, so meinen diejenigen, die unseren Strafvollzug ersonnen haben, offenbar, daß, je trauriger die Lebensumstände seien (im Sinne der Abschreckung), desto eher die Trauerarbeit durchgeführt werde. Wissenschaftlich ist längst erwiesen, daß das Gegenteil der Fall ist: Negative Lebensbedingungen sorgen dafür, daß ein Großteil der psychischen Kräfte zu ihrer Bewältigung eingesetzt wird, oder sie führen zu Adynamie und Abstumpfung – all dies läßt für Trauerarbeit kaum einen Raum.

3. Er sollte die Entwicklung einer Strategie ermöglichen, wie man sich dem Leben nach der Entlassung gewachsen erweisen kann (wahrlich keine leichte Aufgabe), d. h. also einen *Ausblick* ermöglichen. Das vollständige Herausgerissenwerden des Häftlings aus seiner Welt bedeutet ja eine enorme, körperlich und seelisch belastende Umstellung; sie muß in umgekehrter Richtung am Ende der Haft wieder vollzogen werden; und wenn auch dann die Vorzeichen, rein äußerlich gesehen, eher ins Positive weisen (= Freiheit) – es braucht eine gründliche Vorbereitung, auch um eine solche Veränderung meistern zu können (ich komme am Schluß auf diesen Punkt noch einmal zurück).

Wie soll nun auch nur ein bescheidener Teil dieser drei Punkte erreicht werden, wenn unser Strafvollzug auf dem Prinzip der Vergeltung beruht? Es will mir nicht in den Kopf, daß vernünftige Menschen *dieses* nicht erkennen wollen: Unter den obwaltenden Umständen *kann* dies nicht erreicht werden. Sofern man das Geld für den Strafvollzug investiert, um die Allgemeinheit für eine gewisse Zeit vor asozialen Elementen zu schützen, so ist es halbwegs gut angelegt. Sofern man sich dabei aber eine Resozialisierung zum Ziel setzt, ist es unter den obwaltenden Umständen größtenteils vergeudet. Den meisten mit dem Problem Vertrauten kostet eine diesbezügliche Hoffnung nur ein Lächeln; sie bezeichnen die Besserung als Illusion. Was hat die Gesellschaft dann davon, wenn somit die Zeit des Freiheitsentzuges nicht genützt wird und der Gefangene in der gleichen (oft sogar in einer schlechteren) seelischen Verfassung in sie zurückkehrt, auf sie »losgelassen« wird, wie es so unschön heißt?

Was müßte nun geschehen, um hier die durchaus mögliche Wendung herbeizuführen? Es wäre unbedingt notwendig, von einem unvergeßlichen, richtungweisenden Ausspruch Romano Guardinis auszugehen: »Ohne Respektierung der menschlichen Würde gibt es keine Besserung.« Diese Respektierung müßte schon bei der Begegnung des Richters (auch Untersuchungsrichters) mit dem Angeklagten beginnen; das bedeutet, der Verdächtige müßte als gleichberechtigt (!) anerkannt werden. Jakob Wassermann schrieb darüber im »Fall Maurizius« vor mehr als fünfzig Jahren:

> Von tausend Richtern hab' ich gehört, tausend hab' ich vor mir gesehn, von Tausenden das Werk betrachten können, und es ist immer ein und dasselbe. Von vornherein der Angeklagte der Feind. Die Tat nimmt er für voll getan, den Menschen in seinem Mindesten. Der Ankläger ist sein Gott, der Angeklagte sein Opfer, die Strafe sein Ziel. Ist es so weit mit einem gekommen, daß er vor dem Richter steht, so ist er erledigt. Warum? Weil der Richter mit Acht und Bann vorgreift. Mit Unglauben, mit Hohn, mit Verachtung, mit Besudelung. Ist sein Opfer nicht willfährig, so setzt er es unter einen moralischen Druck, der mit Brandmarkung endet. Das Urteil ist dann nur das Tüpfelchen aufs i . . .

Ich fürchte, es hat sich seither nicht genügend geändert, und ich will dafür einige Symptome nennen: Selbstverständlich, ich habe dies schon betont, bekenne ich mich zur Notwendigkeit von Freiheitsstrafen, denn die Gesellschaft hat ein Recht, geschützt zu werden (die gefängnislose Gesellschaft ist ein schönes Ziel, das wir nicht aus den Augen verlieren sollten, aber sie bleibt bis auf weiteres eine Illusion). Auf der anderen Seite aber ist der Entzug der Freiheit etwas unbeschreiblich Trauriges, Demütigendes, Hemmendes, und der Richter sollte sich es daher tausendmal überlegen, ob sie in diesem Falle wirklich unbedingt notwendig ist (für den Verurteilten, für die Gesellschaft). Die neue Strafrechtsreform hat dem Richter die Möglichkeit gegeben, viel häufiger als bisher bedingte Strafen oder Geldstrafen zu verhängen. Die praktische Erfahrung zeigt aber, daß davon sehr zögernd und selten Gebrauch gemacht wird, was zur Folge hat, daß Osterreich nach der Türkei das Land mit der zweitgrößten Häftlingsziffer ist (eigentlich das mit der höchsten, denn in der Türkei kommen ja noch die politischen Häftlinge dazu, die es bei uns glücklicherweise nicht gibt). Ein sehr ernst zu nehmender Staatsanwalt hat mir einmal gesagt: »Je ›christlicher‹ der Richter, desto härter und unbarmherziger straft er.« (Desto unchristlicher verhält er sich also.) Ob dies stimmt, bleibe dahingestellt, Tatsache aber ist, daß, wenn Stimmen laut werden, die fordern, lebenslänglich müsse eben endlich auch wirklich lebenslänglich bedeuten (ich zögere nicht, zu sagen, daß eine tatsächliche lebenslängliche Haft eine ungeheure Unmenschlichkeit bedeutet, weil sie dem Menschen etwas nimmt, ohne das er nicht leben kann: die Hoffnung), oder wenn gar wieder die Einführung der Todesstrafe verlangt wird, sie alle aus der rechten und konservativen Ecke kommen.

An die Richter wären also in Liebe und ohne jeden aggressiven Vorwurf (der unberechtigt ist und nichts bringt) folgende drei Bitten heranzutragen:

a) Sie sollten sich stark machen für eine verbesserte psychologische und tiefenpsychologische Ausbildung, um ihr Einfühlungsvermögen (aber nicht im Sinne des »alles verstehen heißt alles verzeihen«) zu intensivieren;
b) sie sollten im Sinne Kurt Tucholskys ein freiwilliges Praktikum im Gefängnis absolvieren, aber nicht als »Visitäre«, sondern als Häftlinge! Sie würden dann viel besser verstehen, empfinden, was es heißt, gefangen zu sein! – Im Dezember 1939 wurde ich nur für drei Wochen von der Gestapo verhaftet und in der »Liesl« drunten am Donaukanal, wo heute das Sicherheitsbüro ist, inhaftiert. Ich möchte diese Zeit rückblickend nicht missen; sie vermit-

telte mir interessante, unvergeßliche Einblicke, denn die politischen Häftlinge wurden genauso behandelt wie die »Kriminellen«, mit der einzigen Ausnahme, daß sie den »Völkischen Beobachter« zu lesen bekamen, worauf wir aber aus begreiflichen Gründen keinen gesteigerten Wert legten, sondern es eher als »Strafverschärfung« empfanden. Die kurze Zeitspanne hat mir aber genügt, um mich in die Not des Häftlings einfühlen zu können, und das müßten wir alle, ob mit oder ohne Praktikum, tun; wir müßten die weltbewegendste Kraft, die wir unser eigen nennen, die Phantasie, anstrengen, um uns verständlich zu machen, was wir, weit über die bereits erwähnte Notwendigkeit des Freiheitsentzuges hinaus, hier Mitmenschen mit einem Wort, mit einem Federstrich antun.

c) Auch heute noch, ja heute mehr denn je, halte ich das Gedicht, das Anton Wildgans ganz zu Anfang unseres Jahrhunderts geschrieben hat, für eine Pflichtlektüre jedes Richters vor Antritt seines Amtes:

Einem jungen Richter zur Beeidigung

Du bist so jung! War nicht in deiner Hand,
Die vor dem Kreuze du erhobst zum Eid,
Ein Zittern noch gerührter Eitelkeit,
Die zu dir raunte und dich überwand:
O, über Nacht ist Macht
In mich gekommen, viele Macht –!?

Du Kind, den Büchern kaum
Entwachsen, wissend kaum, was Leben
Und Jammer ist, du, wie ein junger Baum
Noch biegsam, Kind du: über allem Traum
Von Macht und Ich ist die Gerechtigkeit
Und das Gesetz, an dessen Purpursaum
Du deinen Finger legtest heut' zum Eid.

Vergiß es nicht, du bist ja auch nur Mensch
Und so wie wir, die deines Spruches warten,
Und dieses Leben ist ein wirrer Garten,
In dem das Unkraut wuchert und der Edeltrieb
Sich spärlich fristet. Hab' ihn lieb
Und such' ihn überall! Denn es kann sein,
Daß er in Dornen ist. Und wenn Du strafst,
Weil das Gesetz es will, tu's nicht erbost
Wie eine Rache, sondern so, daß Trost
Noch ist in der Notwendigkeit!
Und glaube jenen nicht, die Zahn um Zahn
Und Aug' um Auge heischen! Dies ist Wahn
Und rührt aus einer blutig-finstren Zeit!
Du aber diene deiner! Denn sie schreit
Nach *ihrem* Recht. Ihr Recht ist deine Pflicht.
Drum sei auch nicht
Büttel und Sklave am geschriebnen Wort!
Denn alles, was geschrieben steht, verdorrt,
Wenn es gedankenlos ein stumpfer Knecht
Betreut. Den Gärtner braucht das Recht,
Den selbstlos-weisen, der mit seinem Blut
Den Weinberg düngt. Denn ohne dies
Wird das Gesetz zum Hohn, und die Gerechtigkeit
Ein eitel Haschen nach dem Wind!
So gib auch du dein warmes Blut, du Kind,
Und all dein Herz! Denn *dieses* will dein Eid.

Wir haben bis jetzt über die Würde des Angeklagten in der Begegnung mit dem Richter gesprochen. Viel schlimmer sieht es natürlich mit der Situation des Verurteilten aus; er hat ja – einer weitverbreiteten, aber durch und durch falschen Ansicht nach – keinen Anspruch mehr, als Mensch geachtet zu werden. Diese Auffassung ist zum ersten vom humanistischen Standpunkt falsch, ja unsittlich, sodann aber auch vom Gesichtspunkt der Nützlichkeit unhaltbar.

Ich habe früher gesagt, daß das wirkliche, einzige, sinnvolle Ziel der Haft die Vermittlung von Einsicht und Einblick ist, weil ohne sie eine Resozialisation unmöglich erscheint. Man denke mit mir mit, und man wird mir hoffentlich recht geben, wenn ich nun behaupte: Die einzige Chance, wie dies zu erreichen ist, bleibt das menschliche Entgegenkommen.

Wir müßten um die Erkenntnis des Täters ringen, und dies kann nur aus einem Geiste der Liebe heraus erfolgen. Und weil diese Liebe im Gefängnis fehlt und weil Wassermann recht hatte, als er den Satz formulierte: »Gerechtigkeit ohne Liebe ist Rache«, deswegen stehen wir heute im Strafvollzug hinsichtlich des Zieles Resozialisation auf verlorenem Posten. Aber diese Notwendigkeit des Entgegenkommens erzeugt eben im Volke einen Aufschrei der Empörung, den viele aufgrund ihrer Rachegesinnung gerne hören und dem sich andere wieder, obwohl sie es besser wissen, fügen, um nicht unangenehm aufzufallen.

In vielen Arbeiten habe ich das präsuizidale Syndrom als ein Alarmsignal aufkommender und drohender Selbstmordgefahr beschrieben. Ich will hier nicht auf Einzelheiten eingehen, nur soviel möchte ich sagen: Einengung, Ausweglosigkeit, Verlust des Selbstwertgefühls, Isolation, Depression, ohnmächtige Erbitterung und Verzweiflung sind die entscheidenden Bausteine dieses Syndroms.

Wer wollte nun bezweifeln, daß die Bedingungen der Haft gleichsam ein von außen um den Häftling gelegtes präsuizidales Syndrom sind, sehr vergleichbar jener Situation, in der sich »der Panther« nach den Versen R. M. Rilkes befindet:

> Sein Blick ist vom Vorübergehn der Stäbe
> so müd geworden, daß er nichts mehr hält.
> Ihm ist, als ob es tausend Stäbe gäbe
> und hinter tausend Stäben keine Welt.
>
> Der weiche Gang geschmeidig starker Schritte,
> der sich im allerkleinsten Kreise dreht,

ist wie ein Tanz von Kraft um eine Mitte,
in der betäubt ein großer Wille steht.

Nur manchmal schiebt der Vorhang der Pupille
sich lautlos auf –. Dann geht ein Bild hinein,
geht durch der Glieder angespannte Stille –
und hört im Herzen auf zu sein.

Und wer wollte bezweifeln, daß diese Umweltbedingungen, besser gesagt: die Bedingungen einer trostlosen Umgebung, in den meisten Fällen der Häftlinge auf gestörte Persönlichkeiten treffen, deren Toleranzgröße durch ihre psychische Grundverfassung bereits reduziert erscheint? Man sollte ja statt »Verbrecher« »Gebrecher« sagen, denn fast jede asoziale Handlung resultiert aus einem psychischen Defekt (ich verwende dieses Wort in Verbindung mit der gleichzeitigen Bitte, es nicht mit irgendeiner Abwertung zu verbinden). Man darf nicht übersehen, daß der Täter nicht nur ein Opfer zerstört, sondern immer auch sich selbst; er wird sein eigenes Opfer. Der Gefängniswärter Plakusch im schon zitierten »Fall Maurizius« findet die Formulierung: »Der Mensch, der sich selbst zugrunde richtet, der ist ein Verbrecher.« Und in der Tat, die Selbstzerstörung hat viele Namen: Haft, Selbstmord, Persönlichkeitsverlust (vielleicht die schlimmste, weil chronischste, am längsten dauernde Form); aus verständlicher Empörung über das Schicksal des Opfers wollen wir die Kehrseite der Medaille nicht sehen.

Nicht zufällig wurde hier ein Weiser von Wassermanns Gnaden, der Gefängniswärter, zitiert: Denn wenn die Entscheidung bezüglich der Resozialisation in der Liebeszuwendung fällt, dann werden die Justizwachebeamten, wie sie heute heißen, zu Schlüsselfiguren. Wer auch nur ein wenig mit der Situation in Gefängnissen vertraut ist, der weiß, wie schwer ihr Beruf ist, wie vielfachen Gefahren sie ausgesetzt sind, wie nur zu verständlich eine mögliche Verhärtung oder

Abstumpfung ihrer Person wäre. Da soll man dann noch zusätzlich ihnen die ganze Verantwortung aufbürden? Das will niemand tun, und doch muß gesagt werden, daß sie eben doch die entscheidenden Kontaktpersonen für den Häftling sind. Zu ihrer Entlastung müßte deshalb eine wesentliche Verbesserung ihrer Ausbildung auf psychologischem und tiefenpsychologischem Gebiet erfolgen. Es müßte ein hohes Ziel sein, durch besseren Einblick in die Psyche des Asozialen, aber auch in die eigene Problematik, über den tiefen Graben, der jetzt noch Häftlinge und Wärter in zwei feindliche Parteien trennt, eine Brücke des Verstehens und des Verständnisses zu schlagen. Zur Unterstützung einer neuen Auffassung des Berufes »Justizwachebeamter« ist die Etablierung des therapeutischen Prinzips in Haftanstalten unabdingbare Voraussetzung.

Es sei hier ausdrücklich betont: Seitdem mein Lehrer Hans Hoff sich mit all seiner Kraft dafür eingesetzt hat, den Häftling aus seiner Rolle als Stiefkind der psychischen Hygiene zu befreien, ist zur Verbesserung des Strafvollzuges *viel* geschehen, und in der praktischen Durchführung werden alle diese Bestrebungen für immer verbunden bleiben mit dem Namen von Willibald Sluga. Der Erstvollzug ist verbessert, eigene Anstalten für psychisch gestörte und geistig abnorme Rechtsbrecher existieren, und dennoch ist dies alles erst ein Tropfen auf einen allzu heißen Stein.

Nochmals komme ich zurück auf das wichtigste Ziel des Strafvollzuges: die Einsicht in das Fehlerhafte des Verhaltens und den Einblick in die verursachenden Faktoren. In sehr vielen Fällen ist nicht damit zu rechnen, daß dies der Betroffene ohne Hilfe, noch dazu unter den beschriebenen Bedingungen der Haft, die eher entmutigen als ermutigen, *allein* schafft: Er braucht dazu die Unterstützung des Psychotherapeuten, besser gesagt: Er würde sie brauchen, denn es fehlt an Therapeuten, die diese Aufgabe übernehmen könnten – eine schon deswegen doppelt schwierige Aufgabe, weil es ja immer problematisch bleibt, einem Menschen Psychotherapie als »Zwangsbeglückung« zu verordnen.

Es hat dieser Mangel aber auch gesellschaftspolitische Aspekte. So wie bei allen Ärzten (siehe das dritte Kapitel) gibt es auch in der Psychiatrie eine gewisse (verhängnisvolle) Hierarchie, und da stehen die Kollegen, die sich auf »Randgruppen« der Bevölkerung spezialisieren (Rechtsbrecher, Süchtige, Selbstmörder usw.), in den Augen vieler an der untersten Stelle der Rangordnung, gleichsam unter dem geheimen Motto (welches sich hartnäckig hält): Wer sich um »Minderwertige« kümmert, der muß selbst minderwertig sein! Wer wollte es dann jungen Psychotherapeuten verübeln, daß sie wenig Ambitionen zeigen, die so schwierige wie wichtige psychotherapeutische Funktion in Gefängnissen zu übernehmen?

Ein lieber Schüler von mir hat lange Zeit in einer solchen Anstalt vorbildliche Arbeit geleistet, gute Beziehungen zu Häftlingen aufgebaut, und dementsprechend sind dann viele nach der Entlassung in seine Ordination gekommen, aus Dankbarkeit, aber auch, um in ihren Krisen Hilfe zu erhalten. Nach einiger Zeit haben sich dann seine anderen Patienten zusammengetan und gesagt: »Herr Doktor, wenn Sie nicht Schluß machen mit dieser Klientel, dann kommen wir nicht mehr zu Ihnen!« So stand er also vor der Entscheidung: Soll ich zwei Ordinationen machen, eine für meine »bessere« Klientel und eine für die Strafentlassenen? (Das wollte er [sehr zu Recht] nicht tun.) Oder soll ich kapitulieren? Letzteres hat er dann leider getan und hat eben die Nachbetreuung der Strafgefangenen aufgegeben.

Die beiden Punkte (Justizwachebeamte, Therapie) möchte ich mit der bekannten Gedankenreihe zusammenfassen, die Laing für die Situation des Kindes aufgestellt hat:

»Meine Mutter liebt mich, ich fühle mich gut. Ich *bin* gut.«

Nach diesem Knoten muß sich ein Mensch gut fühlen, um gut zu sein; im Falle des Asozialen, um gut zu werden. Schaffen wir in Gefängnissen jene Atmosphäre, daß sich der Häftling gut fühlen kann, lassen wir ihm jene Hilfe, Mitmenschlichkeit, Nächstenliebe zuteil werden, die ihm vermitteln: er ist ein Angenommener? Ich fürchte, das Gegenteil ist der Fall, und die Folgen sind dementsprechend. So wie das nicht geliebte Kind böse und feindlich wird und damit seinen Peinigern den willkommenen Vorwand liefert: »Zu so einem Menschen sollen wir gut sein?«, so wird sich ein solches negatives Verhalten bei einem Menschen, der sich schon einmal in die Asozialität gedrängt fühlte, doppelt verhängnisvoll auswirken und ihn in seinem Protest gegen die Welt und unsere Gesellschaft fixieren.

Es ist meine Überzeugung, daß man eines Tages auf unsere Gefängnisse mit dem gleichen Entsetzen zurückblikken wird, welches wir beim Anblick mittelalterlicher Verliese empfinden. Wann immer auch nur der bescheidenste Fortschritt im Strafvollzug erzielt wird, damit sich der Häftling etwas wohler fühlt, schreit eine gewisse populistisch gesinnte Presse empört auf: Wollt ihr vielleicht aus Gefängnissen Hotels machen? Ich möchte antworten: Warum nicht? Sollte man nicht einiges unternehmen, um den ohnehin so schmerzlichen Freiheitsentzug wenigstens ein wenig zu mildern? Die meisten Menschen können die heute in Gefängnissen herrschenden Verhältnisse wohl nur deswegen akzeptieren, weil sie davon überzeugt sind, selber nie hineinzukommen und ihnen dieses Problem daher nicht unter die Haut geht, nach der Devise aus Qualtingers »Herr Karl«: »Karl, du bist's net . . .«

Besteht unter den gegenwärtigen Bedingungen denn überhaupt eine ernste Chance, um die Mitarbeit des Häftlings erfolgreich zu »werben«? Viele mögen mich ob solchen Äußerungen als »Phantasten« bezeichnen, aber das will ich gerne auf mich nehmen; ich werde diese meine Ansichten erst dann aufgeben, wenn mich jemand davon zu überzeugen vermag, daß es einen anderen, einen besseren Weg gibt.

Jetzt erst komme ich zur Situation des Strafgefangenen nach der Entlassung, und Deutschprofessoren mögen daher sagen: Lieber Ringel, Thema verfehlt! Aber kann denn die Lage nach der Entlassung gesehen werden ohne Zusammenhang mit dem Hafterlebnis? Am 23. Dezember 1939 bin ich aus der Gestapohaft entlassen worden, und ich darf sagen, es wurde dann das glücklichste Weihnachtsfest meines Lebens. Was immer ich später an Weihnachten erfahren durfte – und ich habe Schönes erlebt, denn ich habe eine innige Beziehung zur Feier der Geburt Christi –, es kann sich nicht mit dem messen, nach der Gefangenschaft wieder frei zu sein, das ist ein wunderbares Gefühl. Aber – und das ist eben meine bange Frage – wie schaut es denn hier mit unseren Gefangenen aus? Ja sicher, die Freude über die Freiheit wird in vielen Fällen dasein, aber doch zugleich auch eine unbeschreibliche Angst vor dem Leben. Wie wird es gehen, werde ich mich behaupten können? Jetzt auf einmal wird es ganz entscheidend sein, wie die Haft verlief, vor allem, ob Einsicht und Einblick geglückt sind, ob vorbereitender Ausblick möglich war. Wenn dies nicht der Fall ist, wird diese ganze Zeit als unendlich sinnlos empfunden, dann wirkt sie rückblickend nur frustrierend.

Wo Einsicht fehlt, wird die Haftperiode als Feindseligkeit empfunden, Aggressionen und Rachewünsche auslösend. Dies und die drohende Infektion von Häftling zu Häftling machen oft den Rückfall zum bewußt oder zumindest unbewußt angestrebten Ziel: Rache an der Gesellschaft.

Als erschwerend kommen hinzu die Bedingungen, die nach der Entlassung vorgefunden werden. Etwa die Hälfte aller entlassenen Strafgefangenen verfügt über keine eigene Bleibe und muß in einem Notquartier untergebracht werden, wo von menschenwürdigen Bedingungen gar keine Rede sein kann, und woraus dann mit einer unheimlich selbstverständlichen Konsequenz früher oder später ein Rückfall resultieren muß. Die Haft mit ihrer Unterbrechung vorhandener zwischenmenschlicher Beziehungen und die mangelhafte Vorbereitung auf das Draußen sorgen zusätzlich für sich verstärkende Entfremdung und Isolation. Fast zwanghaft ergibt sich dann eine Gravitation in Richtung von Beziehungen mit anderen Asozialen, um aneinander Halt zu finden, sei es auch nur im gemeinsamen Planen neuer Gewalttaten.

Nicht besser ist die Situation bezüglich der Chance, eine Arbeit zu finden. Die Möglichkeiten sind heute in der Periode wirtschaftlicher Rezession schon an und für sich gering, für einen Vorbestraften sind sie fast gleich Null. Immer wieder kann man die Ansicht hören, daß es eine »Zumutung« sei, in diesen harten Zeiten, wo »anständige Menschen« keine Arbeit finden, auch nur daran zu denken, einen »Zuchthäusler«, einen »Häfenbruder« anzustellen. Wenn es einem gelungen ist, unterzukommen, so ist der Posten gewöhnlich in dem Moment verloren, wo die Tatsache seines »Vorbestraftseins« entdeckt wird.

Obwohl ein Teil der Strafgefangenen während der Haft arbeitet, stehen sie nach der Entlassung, wenn sie keine Arbeit finden, ohne Arbeitslosenunterstützung da. Außerdem erhalten sie für die Arbeit im Gefängnis einen so geringen Stundenlohn, daß man sie fast als »Arbeitssklaven« bezeichnen muß. Für die Häftlinge ist das eigentlich ein Training, die Arbeit als Bestrafung zu erleben – ein ausgezeichnetes Mittel, sie nach der Entlassung »arbeitsfreudig« zu machen! Ferner fällt entscheidend die hohe Schuldenlast ins Gewicht, die dem Strafentlassenen erwächst, wenn er den Weg in die sogenannte Freiheit antritt. Viele Zahlungsverpflichtungen haben sich durch die Monate der Haft unbezahlt angesammelt; Anwaltskosten, Wiedergutmachung gegenüber den Opfern, Mieten und andere Verpflichtungen, dies alles vervielfacht durch Versäumniszinsen, im Durchschnitt 70.000 Schilling. Woher soll er das Geld bekommen, ohne Quartier und Beschäftigung und im allgemeinen ganz auf sich allein gestellt? Wenn es in Wirklichkeit nicht eine Tragödie wäre, könnte man für diese Situation die Nestroyschen Worte zitieren: »Es ist furchtbar, wenn man so einen Durst hat, daß man vor lauter Hunger nicht weiß, wo man in der Nacht schlafen soll.«

In der großen Mehrzahl wird der Entlassene von der Umwelt im Stich gelassen, die Stigmatisierung wirkt sich aus, selbst auf die Kinder springt die Verachtung über. Wer fallengelassen wird, der fällt, geht zugrunde. So ähnlich ist es auch mit den Strafentlassenen, wenn sie Verlassene sind: wieder kein Vertrauensvorschuß, wieder statt dessen ein »präsuizidales Syndrom«. Wir sind um so eher geneigt, in dem gewesenen Straffälligen etwas Böses zu sehen, je mehr wir das Böse in uns selbst verleugnen. Je weniger wir unseren »Schatten«, wie es Carl Gustav Jung ausdrückt, wahrnehmen wollen, desto mehr projizieren wir ihn in andere hinaus. Viele benehmen sich gegenüber dem Gefangenen und dann dem Entlassenen so unbarmherzig, als könnten sie nie einer Versuchung erliegen, als seien sie frei von allem Bösen.

Man beruft sich auf die Gerechtigkeit, darauf, daß der Gestrauchelte kein besseres Schicksal verdiene. Aber wer diese Gerechtigkeit, dieses »Gerechtsein« liebt, der steht als ein Verurteilter vor dem höheren Gerichtshof der Liebe und des Erbarmens. Der Selbstgerechte, er will den ehemaligen Sträfling nicht sehen, denn er könnte ihn an die eigenen verdrängten Wünsche erinnern. Er will von dem »Mord, den *jeder* begeht« (so der immer wieder wahre Titel einer Doderer-Erzählung), nichts wissen. Und will die erschütternden Verse Oscar Wildes nicht hören, die dieser im Zuchthaus zu Reading, wo er wegen Homosexualität inhaftiert war, formulierte:

Doch jeder tötet was er liebt,
das hört nur allzumal,
der tuts mit einem giftgen Blick,
der mit dem Schmeichelworte schal,
der Feigling tut es mit dem Kuß,
der Tapfere mit dem Stahl.
Doch jeder tötet
was er liebt.

Dies alles sollte uns zu denken geben und uns an unsere große Verantwortung gegenüber jedem sogenannten Gestrauchelten erinnern.

In seinem Gerichtsdrama »In Ewigkeit Amen« läßt der bereits einmal zitierte Anton Wildgans einen Vorbestraften nur deshalb rückfällig werden, weil er, teils bewußt, teils unbewußt, den Wunsch hat, wieder ins Gefängnis kommen zu *dürfen*. Dies scheint der Gipfelpunkt der Perversion, und doch findet sich diese Tendenz auf dem Ursachengrunde so manchen Rückfalls.

Das Gefängnis entspricht in vielen Punkten einer völligen Regression, jede Selbständigkeit wird dem Gefangenen geraubt, alle seine Funktionen werden von anderen übernommen, die sein ganzes Leben planen und gestalten; Passivität droht an die Stelle von Aktivität zu treten; das ist eine jener schrecklichen Persönlichkeitswandlungen im »Zuchthaus«, die Ohm so meisterhaft beschrieben hat. Wen wundert's, daß dann ein solcher Mensch vor nichts *mehr* Angst hat als vor der Selbständigkeit, der Eigenverantwortung, und daß der Wunsch immer größer wird – auch angesichts der Verständnislosigkeit der Umwelt –, in die »Geborgenheit« des Kerkers zurückzukehren. Georg Kreisler hat dies unvergeßlich so beschrieben:

> Ich bin immer nur draußen, und schau hinein,
> niemals drin und schau heraus.
> Draußen ist man eingesperrt, drin ist man frei –
> so ein Richter kennt sich ja nicht aus.

Ich erinnere mich einer Wanderung mit meinem Vater; ich war damals etwa zwölf Jahre alt. Wir kamen in den Tiroler Bergen an einen Punkt, wo der Weg plötzlich aufhörte und es kein weiter gab. Nach einigem Nachdenken sagte mein Vater: »Hör mal zu, da gibt es einen Roman von Ludwig Ganghofer, ›Der hohe Schein‹.« Dann erzählte er mir den Inhalt, der mich tief bewegte: »Ein Mensch ist nach mehrjähriger Haft wegen eines Raubüberfalles entlassen und weiß nicht, wie es für ihn weitergehen soll. Da kommt einer aus dem Dorf zu ihm und sagt: ›Hör zu, ich respektiere dich; ich gebe dir einen Vorschuß an Vertrauen und Liebe, wenn du mir da auf den bis jetzt unzugänglichen Hohen Schein einen Weg hinauf baust. Das wird für uns alle gut sein, aber es kann auch ein Weg für dich werden, in mehrfacher Weise. Du wirst Nahrung haben, Beschäftigung, wirst einen neuen Sinn deines Lebens finden. Ich will dich unterstützen, jeden Tag will ich kommen, nicht, um dich zu kontrollieren, sondern um dich zu fragen, wie du zurecht kommst und wie ich dir helfen kann.‹« Und dann schloß mein Vater: »Siehst du, hier war niemand, der einem anderen und allen geholfen hat; hier führt kein Weg weiter, und darum müssen wir jetzt umkehren.«

Ich habe diese Szene nicht vergessen, und es will mir scheinen, daß dieser Mann, der einen anderen dazu brachte, einen Weg auf den Hohen Schein zu bauen, der erste Bewährungshelfer war, dem ich im Leben begegnete.

Und damit bin ich bei dem langen und komplikationsreichen Weg, der mich zur Bewährungshilfe führte.

Ich erinnere mich der Zeiten in den fünfziger und sechziger Jahren, als ich in der Bundeserziehungsanstalt für Mädchen in Wiener Neudorf beratender Psychiater war und mich damit herumplagte, daß die dort arbeitenden geistlichen Schwestern, denen ich sehr verbunden war und bin, ein wenig begreifen lernten, diese Mädchen, die ihnen anvertraut und gerade das Gegenteil von dem waren, was die Schwestern repräsentierten, auch als liebenswerte und zum Positiven zu beeinflussende Menschen zu erkennen. Das war alles andere, nur keine leichte Arbeit. Dort lernte ich nun die Frau Senatsrat Schilder kennen und habe mit ihr – das sage ich ganz ehrlich – harte Kämpfe ausgetragen, weil sie bei allen Fällen der Meinung war, Anstalten sind schlecht, weg mit den Anstalten, und ich wußte nicht, was sie an deren Stelle setzen wollte. Oft sagte sie mir am Ende solcher Gefechte einen Satz, der dann für mich ein geflügeltes Wort wurde: »Das werde ich dem Christian sagen.« Mein diesbezüglicher Weg nach Damaskus, der aus einem Saulus einen Paulus machte, führte genau über jenen Christian, den ich auf die beschriebene Weise zuerst als eine Art Rübezahl erlebte, mit dem man mir zu wiederholten Malen drohte. Es war natürlich niemand anderer als Christian Broda, der langjährige Justizminister Österreichs.

Die Zeit war damals reif für meinen Entwicklungsschub, denn immer mehr erkannte ich, daß mein Platz als Psychiater und Psychotherapeut an der Seite der Schwachen und Hilfsbedürftigen und derjenigen sein müßte, die sie unterstützen. Gerade die zweite Hälfte der sechziger Jahre führte mir mit dem Verhalten der Alleinregierung Klaus eindrucksvoll vor Augen, daß von einer bestimmten Sorte angeblicher Christen diesbezüglich nichts zu erwarten war. Um so mehr bewunderte ich dann den gesellschaftspolitischen Aufbruch unter Kreisky und ganz besonders die Intentionen Brodas.

Ich wage es schon jetzt, erst kurz nach seinem viel zu frühen Tode, zu behaupten, daß Brodas Werk Österreich am nachhaltigsten verändert hat und daß dieser Fortschritt sich als andauernd erweisen wird. Besonders imponierten mir dabei die Geduld und Toleranz, mit denen Broda um das Einverständnis des politischen Gegners rang, das er auf weite Strecken schließlich auch erreichte. Es war daher für mich eine besondere Freude, als ich den Minister im Rahmen des heute schon legendären Hannack-Kreises, eines der kulturellen Zentren Wiens, persönlich kennenlernte und sich alsbald eine herzliche Beziehung zwischen uns entwikkelte. Über Broda kam ich schließlich auch zu einer neuen Beziehung zu Frau Dr. Schilder und ihrer Bewährungshilfe. Mit Ehrfurcht habe ich einsehen gelernt, was diese Frau geleistet hat, daß sie in einer grandiosen Weise und mit einer Energie, die die Tatkraft von Hunderten Menschen aufwog, sich für diese ihre Sache, für die Bewährungshilfe, eingesetzt hat. Wie jedem großen monomanen Menschen blieben ihr (und natürlich auch Broda) Rückschläge und Irrtümer nicht erspart; und dennoch, heute kann man sagen: Ihr Werk spricht für sie und für sich!

Nicht im Traume hätte ich damals zu denken gewagt, daß ebendiese Bewährungshilfe eines Tages an mich mit dem Vorschlag herantreten würde, ihr Obmann zu werden. Nach einigem Zögern – teils wegen meiner vielfachen Verpflichtungen, teils wegen Zweifel an meiner Qualifikation – nahm ich an und kann es bis zum heutigen Tage nicht bereuen, ganz im Gegenteil; mich für die Bewährungshilfe einzusetzen, ist zu einer meiner liebsten Tätigkeiten geworden. Und da war natürlich die besondere Gelegenheit, dadurch den Kontakt mit Broda noch zu intensivieren. Ich werde die herrlichen Stunden mit ihm nicht vergessen, und – wie es immer in solchen Fällen ist – zu spät erkennt man, daß es viel zu wenige gewesen sind!

Brodas besonderes Interesse und intensive Unterstützung galt zwei neuen Bestrebungen der Bewährungshilfe. Bei der ersten handelt es sich um die vom Präsidenten des Wiener Jugendgerichtshofes Jesionek initiierte sogenannte »Konfliktlösung«. Jugendliche Täter (natürlich nur bei leichteren Vergehen) sollen vor einer Haftstrafe bewahrt werden (den Befürwortern des sogenannten »Gefängnisschocks«, die meinen, die Haft habe eine abschreckende Wirkung, sei einmal mehr gesagt, daß nur allzu oft der gegenteilige Effekt eintritt) und statt dessen, betreut von einem Bewährungshelfer, in der persönlichen Begegnung mit dem Opfer den Schaden soweit als möglich gutmachen. Eine Methode, die allen Beteiligten Vorteile bringt; vor allem den Opfern, weil sie ja in den Prozeß der Wiedergutmachung einbezogen werden (ganz im Gegensatz zum normalem Gerichtsweg, wo sie nur Zeugen sind), natürlich aber auch den Tätern, weil sie ihnen die größte Möglichkeit bietet, Einsicht in das Fehlerhafte ihres Verhaltens zu gewinnen und tätige Reue zu üben.

Die Konfliktlösung beweist, daß die Behauptung, die Bewährungshilfe kümmere sich nur um die Täter, nicht aber um die Opfer, grundlegend falsch ist. Dies wird auch durch die zweite Initiative der Bewährungshilfe, die Broda in seinen letzten Lebensmonaten vor seinem Tode förderte, bestätigt.

Es handelt sich um die Gründung eines Vereines für Kredit- und Wiedergutmachungshilfe Straffälliger in Wien, nachdem dieses Modell unter dem Titel »Neuanfang« in Vorarlberg und Tirol bereits mit überraschend gutem Erfolg erprobt worden ist. Man vermittelt dem Strafentlassenen zuerst einen exakten Überblick über seine materielle Situation – auf sich allein gestellt, ist er dazu in der Regel nicht fähig; er betreibt eine »Vogel-Strauß-Politik«, steckt den Kopf in den Sand und redet sich ein, es bestünde für ihn keine Gefahr. Nach der Bestandsaufnahme beginnen die Verhandlungen mit der Bank, dann wird dort ein Kredit erwirkt, für den der Verein bürgt. Allen ist damit gedient: Das Opfer kann sein Geld bekommen, der Haftentlassene verspürt festen Boden unter den Füßen; sogar für die Banken gibt es einen Vorteil, denn jetzt kann zumindest ein Teil ihrer noch offenen Forderungen erfüllt werden, während ansonsten das Soll zwar ständig steigt, aber nie eintreibbar erscheint.

Die Resultate aus dem Westen Österreichs zeigen, daß der Verein nur ein Zehntel der Summe, für die er Bürge geworden ist, auch tatsächlich den Banken ersetzen muß; ein Beweis dafür, daß Vertrauen in die Haftentlassenen, wenn man es nur zu investieren bereit ist, viel weniger enttäuscht wird, als man es gemeinhin glaubt. Es war beeindruckend, zu erleben, wie alle führenden Banken Wiens sofort bereit waren, sich für diese Aktion zur Verfügung zu stellen. Die Bewährungshilfe plant, diesen Verein auf ganz Österreich auszudehnen, und kein Geringerer als Dr. Rudolf Kirchschläger hat sich bereit erklärt, den Ehrenschutz zu übernehmen. Damit wird ein weiterer Baustein zu der Erfüllung der großartigen Forderung Richard von Weizsäckers gelegt sein: »Der Haftentlassene darf nicht ein zweites Mal durch Chancenlosigkeit bestraft werden.«

Ich möchte in diesem Sinne allen Bewährungshelfern an dieser Stelle meinen tiefen Dank aussprechen für ihre sehr schwierige, sehr undankbare und unbedankte Arbeit, mit der sie versuchen, den Haftentlassenen eben jenes Verständnis und jene Unterstützung zu geben, die diesen sonst nicht zuteil werden. Man sagt ihnen manchmal nach, daß sie sich zu sehr mit ihren Klienten identifizieren, obwohl sie auch diesen gegenüber eine kritische Haltung bewahren. Wir alle sollten aber von ihnen eine neue, bessere, menschlichere Umgangsform mit Straffälligen lernen, was einen wesentlichen Beitrag für eine liebenswertere und daher lebenswertere Welt darstellen würde.

VI. KAPITEL

Die Bedeutung von Stimme, Sprachc und Musik für unsere Welt

In dem wunderlieben Kammerstück »Capriccio«, welches Clemens Krauss und Richard Strauss gemeinsam geschaffen haben, streiten ein Poet und ein Komponist, ob das Wort oder die Musik zuerst dagewesen ist.

Nun, vom medizinischen Standpunkt läßt sich diese Frage relativ leicht beantworten: Das erste, was das Kind bereits in den letzten Wochen im Mutterleib hört, ist ein Ton, und da es ja bekanntlich der Ton ist, der die Musik macht, scheint dieselbe damit bereits präsent, nämlich der Ton des mütterlichen Herzens. Diese Rhythmik, die etwa der Frequenz des Tempos »Moderato« in der Musik entspricht, vermittelt dem noch nicht geborenen Kind schon zu diesem frühen Zeitpunkt das Gefühl der Geborgenheit und Sicherheit! Beweis dafür ist die Tatsache, daß Neugeborene sich allsogleich beruhigen, wenn man ihnen ein Metronom, auf die Pulsfrequenz der Mutter eingestellt, zur Seite gibt, während jede rhythmische Abweichung sofort mit Unruhe beantwortet wird. Damit ist es aber nicht genug: Alle jene Erwachsenen, die (obwohl organisch gesund) Angst haben, herzkrank zu sein (und die wir deshalb als Herzneurotiker bezeichnen), zeigen übereinstimmend ein schon frühzeitig gestörtes Verhältnis zur Mutter. So wie man sich von Anfang an auf das Herz der Mutter verlassen muß (und später auf die ganze mütterliche Person), so wird dann das eigene Herz, dessen klaglosem Funktionieren man ja ganz ausgeliefert, von dem man augenscheinlich abhängig ist, zum Symbol der Mutter, und die gestörte Beziehung zur Mutter verwandelt sich in Herzangst.

Aber nicht nur das erste, was das Kind hört, ist ein Ton,

sondern auch das erste, was es von sich gibt: den berühmten Schrei. Verständlicherweise wurde dieses Phänomen von den verschiedensten Seiten kommentiert.

Im 16. Jahrhundert haben die Jesuiten geglaubt, wenn ein Kind mit dem Schrei »Oa« zur Welt komme, dann sei es männlich, wenn aber mit einem »Oe«, dann sei es weiblichen Geschlechts. Man hat dafür sogar einen lateinischen Ausdruck als Erklärung strapaziert: im Falle des Buben »O *A*dam pur peccavisti« und im Falle des Mädchens »O *E*va, warum hast du gesündigt«, so daß weitere Menschen als sterbliche Lebewesen auf die Welt kommen müssen.

Die Philosophen hinwiederum haben diesen Schrei gedeutet als die Verzweiflung des Geistes, von nun an den Gesetzen der Natur ausgeliefert zu sein.

Die Psychologen durften dann auch nicht fehlen, und es ist von zahlreichen diesbezüglichen Deutungen besonders die Janovs bekannt geworden: Er sieht den kindlichen Schrei als Ausdruck der Verzweiflung des neuen Erdenbürgers, daß man es ihm nicht erlaubt, sich nach seinen eigenen Gesetzen zu entwickeln, sondern dem guten Kern von seiten der Eltern eine Schale aufzwingt, die jedes echte seelische Wachstum zu Lust und Freude, zum »eigenen Ich« verhindert. Janov hat diesem ersten Akt des Protestes eine solche Bedeutung beigemessen, daß er ihn möglichst oft wiederholt haben möchte; so bekam seine Behandlungsmethode den Namen »Urschreitherapie«.

Die medizinische Erklärung ist einfacher, dafür aber auf alle Fälle richtig: Die Glottis, also die Stimmritze, des Neugeborenen ist vom Schleim verstopft; der Schrei ist also lebensnotwendig, denn er macht eigentlich die Atemwege frei. Freilich ist hier eine Dimension hinzuzufügen: Außer Zweifel wird nämlich das In-die-Welt-geworfen-Werden vom Kind keineswegs lustvoll erlebt, wie wir es annehmen mit unserer gedankenlosen Redewendung: »Ich fühle mich wie neugeboren.« Konfrontiert mit dem grellen Licht, mit der ungewohnten Luft und mit einer viel niedrigeren Temperatur, entstehen sicher auch Unlustgefühle, und es spricht wohl alles dafür, daß der erste Schrei zumindest partiell Ausdruck derselben ist. Dies leitet hinüber zur Frage, wie denn die Umwelt darauf reagiert? Sicherlich, zuerst ist der kindliche Schrei sehr erwünscht, weil er ja den besten Beweis dafür darstellt, daß der neue Erdenbürger tatsächlich lebt. Aber dann, auf längere Sicht?

Eines steht fest: Der kleine Winzling kennt im Anfang nur zwei Ziele: Unlust zu meiden und Lust zu suchen. Und als das wichtigste Mittel zur Erreichung dieser Ziele steht ihm die Stimme zur Verfügung.

An dieser Stelle angelangt, scheint es angezeigt, an die drei Phasen zu erinnern, in denen sich die Entwicklung der menschlichen Stimme abspielt.

Die erste Phase, in den allerersten Lebenswochen, könnte man als Schreiperiode bezeichnen, wobei das Kind fast nach Art eines Reflexes und auch eines Monologes vor sich hin schreit, oft stundenlang. Die Eltern wollen aber letztlich einen Zustand anstreben, in dem Ruhe herrscht. Wir kennen zwar das Wort »Muttersprache, Mutterlaut, wie so wonnesam, so traut«, aber der Laut des Kindes ist nicht willkommen: Er ist – wie das Wort schon sagt – zu »laut«; das Schreien stört! Es soll somit möglichst bald aufhören. Ich bin daher überzeugt, daß der Mensch mit einer unglaublichen Akribie bemüht ist, den Fluß der menschlichen Stimme von Anfang an zu behindern, und daß unsere ganze Erziehung auf eine diesbezügliche Einengung hinausläuft. Auf die Folgen dieser Tendenz wird später noch hinzuweisen sein.

Ich habe in meiner »Neuen Rede über Österreich« betont, daß die italienischen Eltern beunruhigt sind, wenn das Kind zu schreien aufhört. Sie sagen: »Um Gottes willen, was ist jetzt los?« Bei uns ist es gerade umgekehrt. Die Wissenschaft hat nachgewiesen, daß die Schreie in dieser Phase sehr oft und mühelos und ausdauernd das hohe C erreichen. Wen wird es dann wundern, daß Italien so viele großartige Tenöre sein eigen nennt, während wir unter einem ausgesprochenen diesbezüglichen Mangel leiden? Man beachte etwa das Verhalten Luciano Pavarottis (es ist mehrfach auch im Film festgehalten), wenn der Applaus nach einer meisterlich gesungenen Arie ausbricht: Er macht schmatzende und saugende Bewegungen mit dem Mund, mit denen er seine Freude und Dankbarkeit ausdrückt. Dies zeigt einerseits eine gewisse infantile Fixierung (was hier keineswegs negativ gemeint ist), andererseits beweist es, wie sehr schon in frühester Zeit das Schreien dieses Kindes von den Eltern akzeptiert und mit Liebe belohnt worden ist (womit hoffentlich klargestellt ist, daß mein Appell für die Zulassung des kindlichen Schreiens nichts zu tun hat mit jener unmenschlichen Haltung, man solle das Kind nur ruhig, ohne zu reagieren, schreien lassen, denn das sei »gesund für die Lungen«).

Ich komme jetzt zur zweiten Phase der Stimmentwicklung: Es ist das die Zeit etwa vom zweiten bis vierten Lebensmonat, wo das Kind etwas Merkwürdiges entdeckt, nämlich daß die Stimme ein Zaubermittel ist, mit dessen Hilfe man Zuwendung erreichen, alle möglichen Dinge herbeiführen kann. Aus dem Monolog wird also gewissermaßen ein Dialog. Karl Bühler hat gezeigt, daß man dann von Sprache reden kann, wenn drei Tendenzen nachweisbar sind: erstens Darstellung – ich gebe einen Sachverhalt wieder; zweitens Ausdruck – das heißt, die Stimme sagt etwas aus über den, der spricht, man könnte es auch den Rückbezug auf den Redenden nennen; drittens der Appell – er bedeutet: Ich bitte dich, wende dich mir zu, sei aufmerksam, sei bereit, mir zu antworten. Es ist nun unschwer zu erkennen, daß in dieser zweiten Periode die Schreie des Kindes bereits alle drei Kriterien der künftigen »Sprache« enthalten. Aber die weitere diesbezügliche Entwicklung ist ganz wesentlich abhängig davon, ob eine adäquate Antwort erfolgt und wie sie erfolgt.

Zu einem Dialog gehören bekanntlich mindestens zwei Menschen, und ich will jetzt nur mit ein paar Andeutungen klarzustellen versuchen, welche katastrophalen Folgen aus einer Ignorierung der kindlichen Hilfeschreie in dieser Zeit resultieren. Was geschieht, wenn man – und dies erfolgt unfaßbar oft – ins Leere schreit, das hat Peter Turrini mit dem folgenden Gedicht ausgedrückt:

> Es hat ganz einfach angefangen.
> Irgendwo bin ich in einem dunklen Zimmer gelegen.
> Ich habe geschrien in der Hoffnung,
> daß jemand kommt.
> Es ging ganz einfach weiter.
> Irgendwann hörte ich auf, zu schreien.
> Ich habe so getan, als würde es mir gar nichts ausmachen,
> daß niemand kommt.
> Es geht ganz einfach weiter.
> Irgendwie habe ich mir angewöhnt,
> auf alle Beleidigungen und Verletzungen so zu reagieren,
> als ob.
> Als ob mich das alles nicht betreffen würde.
> Es geht ganz einfach nicht mehr weiter.

Wo keine Antwort auf das Schreien erfolgt, wird bereits systematisch am Untergang einer menschlichen Stimme gearbeitet. Diese Verachtung des kindlichen Schreiens wird im übrigen ganz konsequent in einer Gesellschaft fortgesetzt, die es gelernt hat, alles zu überhören, was sie stört. Die Eltern haben aber in dieser Zeit nicht nur die Pflicht, wachsam zu sein, die kindlichen Laute zu hören und zu beantworten; sie müssen auch bemüht sein, ihren Inhalt zu differenzieren. Denn eben jetzt setzt ein neuer Prozeß ein: Der Schrei wird zum Ausdrucksmittel ganz verschiedener Gefühle. Aus dem Instinkt, dem Reflex, wird im Dialog eine Emotion, fast ein Quantensprung – ungeheuer wunderbares Geschehen. Es sind im wesentlichen drei Gefühle, die das Kind hier beherrschen und die es nun lernt, differenziert darzustellen: erstens die Angst, zweitens die Wut und drittens, ja zum ersten Mal, so etwas wie Liebe.

Um ins Detail zu gehen: Bei Angst werden die Lippen gespitzt, es wird ein schrilles Schreien produziert, schließlich kann es auch zum Anhalten des Atems kommen; bei Wut herrscht ein kreischendes Schreien, welches die Verkrampfung ausdrückt. Auch hier kann es zum Sistieren des Atems kommen, sogar so lange, bis das Gesicht des Kindes sich bläulich verfärbt (an dieser Stelle muß einmal mehr daran erinnert werden, daß jeder neurotische Protest – und das Anhalten des Atems aus Angst oder Wut ist ein solcher – keineswegs nur für die Umgebung, sondern – was immer wieder übersehen wird – noch viel mehr für den Protestierenden selbst bedrohlich erscheint, oft bis hin zur Lebensgefahr).

Aber nun auch natürlich noch zur Liebe: Das Kind drückt sie aus mit weichen Tönen, mit Gurren und gurgelnden Lauten. In einer ganz wunderbaren Weise – es ist ja alles so herrlich im Menschen angelegt – sind diese Gefühle nun nicht nur mit stimmlichen Ausdrücken, sondern auch mit einer bestimmten Motorik gekoppelt. Also, bei der Angst kommt es zu einem Schrumpfen des Körpers und dem Versuch, die Körperfläche zu verringern – so wie die Tiere sich bei Gefahr oft bis hin zum Totstellreflex zusammenziehen, weil sie dann, wenn sie kleiner werden, die Angriffsfläche, an der sie der Feind treffen kann, reduzieren. In der Wut erfolgt eine Verkrampfung der Muskulatur; in der Liebe, und das kann man Menschen nicht oft genug ans Herz legen, kommt es zu ausgreifenden Armbewegungen, zu einem Sich-Weiten und Sich-Öffnen. Hier zeigen sich zweifellos die Vorstufen eines Verhaltens, das wir als Erwachsene so gut beherrschen, nämlich Versuche der Umarmung. Immer wieder muß betont werden: Liebe ist die Voraussetzung für das Wachstum des Kindes, des Menschen.

Wenn wir uns fragen, wie die Erwachsenen auf die differenzierten Gefühlsäußerungen des Kindes antworten, ist große Beunruhigung am Platz, denn wir leben in einer sogenannten »zivilisierten« Welt, die immer mehr darauf aus ist, Gefühle zu ignorieren und schließlich zu unterdrücken.

Und so halten wir es nun auch mit der Stimme. Wenn wir die in der Stimme liegenden Emotionen nicht zur Kenntnis nehmen, wenn wir darauf nicht reagieren, wenn wir sie unterdrücken, dann behindern wir die Stimmentwicklung. Und mehr noch: Wir behindern auch die Energien, die in diesem Emotionsausdruck enthalten sind, denn jeder Emotionsausdruck enthält ja eine starke Dynamik.

Die Stimme ist einem Fluß vergleichbar: Auch sie hat viele Quellen, die sich zu einem Strom vereinen. Es fällt einem unweigerlich Goethes Formulierung ein: »Bruder, nimm die Brüder mit.« Und bei diesen Brüdern handelt es sich zweifelsfrei um die Gefühle, welche die sprachlichen Äußerungen beleben, »bestimmen«, ausfüllen und dynamisieren. Sind die Gefühle ungehemmt, so formen sie die »Stimmstütze«, wird daraus eine tönende Flut mit Resonanz, entsteht die kostbarste Melodie, die der Mensch sein eigen nennt: die Sprachmelodie. Auch ein wunderbares Wort: Deine Stimme klingt gut! Piero Rismondo über Paula Wesselys Stimme: »In ihr liegt das letzte Geheimnis des Genies. Diese Stimme vermag sich aus den feinsten Modulierungen, aus erstickten Lauten zum hellen Schrei zu entfalten – völlig ohne Pathos, aus einer, man möchte sagen, organischen

Logik heraus. Das kann einem Schauer über den Rücken jagen.« Sind die Gefühle behindert, so erzeugen wir eine eingeengte, dünne, mühsam sich dahinquälende, eine gepreßte, farblose Stimme. Man könnte es auch so formulieren: Stimmdynamik ist Spiegelbild der Psychodynamik. Höre die Stimme eines Menschen an, dann kannst du einiges über sein Seelenleben wissen!

So wie die Sprache eine *intellektuelle* Leistung ist, so wird die *Stimme* wesentlich von der *Emotionalität* geprägt und gespeist. Die ideale Lösung für eine gesunde Sprache wäre also eine gute Verbindung von Intellektualität und Gefühl. Die Tragik unserer Zeit ist aber die gefühlsmäßige Unterernährung, wodurch bei vielen Menschen ihre sprachlichen Äußerungen der gefühlsmäßigen »Durchblutung«, des stimmlichen Nährbodens entbehren. Am deutlichsten können wir diese mißglückte Ehe bei den psychosomatischen Patienten sehen. Es handelt sich um Menschen, die in frühesten Perioden der Kindheit seelisch geschädigt worden sind. Die Sprache steht ihnen als Ausdruck ihrer Qual da noch nicht zur Verfügung; so bleibt nur die »Organsprache«, die konsequenterweise zur Erkrankung eines Organs führt. Weil aber auch die kränkenden und krankmachenden Gefühle in solchen Fällen systematisch unterdrückt werden (auch darum bleiben sie ja im Körper »hängen«), kommt es später zum Austrocknen des emotionalen Anteiles der Sprache. Der psychosomatisch Kranke hat dann oft zwar schreckliche Erinnerungen, aber er drückt sie mit einer hölzernen Sprache aus; die affektive Beteiligung ist stimmlich nicht vorhanden – ein Phänomen, welches wir als Alexithymie bezeichnen.

Es ist Zeit, daß wir zur dritten Phase der Stimmentwicklung kommen: Etwa ab der vierzehnten Woche beginnt das Kind, erste Laute zu formen, und dies geht ungefähr im sechsten Monat in die sogenannte Lallphase über. Das Formen von Lauten bringt für das Kind einen dreifachen Genuß: erstens einmal einen erotischen, denn beim Zusammenspiel von Zunge, Lippen und Wangen kommt es eben zur Berührung erogener Zonen und zu erotischen Lustempfindungen (nicht den ersten, denn die sind ja schon im Saugakt enthalten). Der zweite Genuß ist durch die rhythmischen Bewegungen, mit denen Laute geformt werden, gegeben. Und schließlich ist es für das Kind natürlich eine ungeheure Lust, diese seine Laute selbst hören zu können. Das bleibt auch später so, wenn die Stimm- und Sprachentwicklung ungestört weitergeht: Nur der kann ein guter Redner werden, der bereit und fähig ist, diese dreifache Lust zu genießen. Voraussetzung dafür aber bleibt, daß man schon das Kind genießen läßt. Wie selten sind doch heute gute Rhetoriker anzutreffen!

Gerade in dieser dritten Phase, die ja bis zum Ende des zweiten Lebensjahres dauert und in der der Übergang von der Stimme zur Sprache stattfindet, wird es von entscheidender Bedeutung, ob wir das Kind sprachlich und musikalisch ernähren. Noch einmal muß an dieser Stelle darauf hingewiesen werden, daß wir in der gegenwärtigen Situation die Kinder, was seelische Dinge betrifft, unterernähren.

Zu dieser so wichtigen »Ernährung« gehört insbesondere auch die Musik. Es ist die Zeit des Wiegenliedes, die Zeit der unendlich zärtlichen sprachlichen und musikalischen Zuwendung. Hier hätte das Vorbild, das Beispiel, die Stimulation, die Ermutigung, eine ganz entscheidende Bedeutung. Und ich möchte es besonders betonen: Das Kind hat ein primäres Recht auf Musik. In unserer Welt, wo so viel die Rede ist von allerlei Rechten – ich möchte darüber gar nicht diskutieren –, vergessen wir immer auf die allerwichtigsten Rechte und vergessen auf die, die sich nicht melden können, die nicht verzweifelt sein dürfen, die nicht sagen können, was ihnen fehlt, weil sie ja noch gar nichts richtig artikulieren können, die sprachlosen Kinder. Anton Wildgans, den ich immer wieder so gerne zitiere, hat ein unvergeßliches Buch geschrieben über seine Kindheit. Allein der Titel »Musik der Kindheit« ist wunderbar. Heute findet man immer weniger Erwachsene, die zu ihren ersten Lebensjahren solche Assoziationen entwickeln.

Noch etwas Entscheidendes ist mit dem Ende dieser dritten Periode verbunden. Logisches Denken wird natürlich erst möglich mit dem Besitz der Sprache, aber es gibt, wie Fenichel, ein Schüler Freuds, gezeigt hat, eine Vorstufe des Denkens, nämlich ein »Denken« in Bildern und Klängen, welches verständlicherweise enorm gefühlsbetont ist. Mit Recht vollzieht Werfel in einem seiner schönsten Gedichte diesen Prozeß so nach: »Ich staune, daß die rote Farbe rot ist, daß die gelbe gelb *erklingt.*«

Der Arzt der Könige und »König der Ärzte«, Karl Fellinger, hat einmal zu einer Dame gesagt (wie sie mir berichtete): »Zum Ringel kann man keine Patienten zur Psychotherapie schicken, denn er singt ja während der Sitzungen vor sich hin.« Dazu ist zu bemerken, daß das zwar stimmt, aber mein Summen der Beweis höchster Konzentration, extremer »freischwebender Aufmerksamkeit« und auch Gespanntheit ist. Alle meine Vorträge bauen sich in mir in der Vorbereitungszeit auf, während ich oft – zur Verzweiflung meiner Umgebung – nur eine einzige Melodie, sie immer wiederholend, vor mich hersumme: Dies ruft eine Fülle von Empfindungen, Bildern und Assoziationen in mir wach, die sich dann in verbale Formulierungen verwandeln. (Wahrscheinlich bin ich auch diesbezüglich nicht zufällig Adler-Schüler geworden, von dem Rattner sagt: »Vortragen und Singen blieb ein Lebensmotiv des späteren Psychotherapeuten«, und der selber den Satz formulierte: »Unser besseres Hören, damit die feinere Modulation unseres Sprachorganes, erwarben wir von der Musik.«)

Die Förderung dieses prälogischen »Denkens« – man könnte sie auch in die wunderbaren Worte Fontanes zusammenfassen: »O lerne denken mit dem Herzen« – ist meiner Überzeugung nach eine der wichtigsten Voraussetzungen für die glückliche Entfaltung der Persönlichkeit. Einerseits nämlich ist es der Nährboden jeglicher Phantasie und somit Kreativität, andererseits entscheidet es ganz wesentlich über unsere spätere »Weltanschauung«. Lediglich auf den ersten Blick nämlich ist unser späteres »rationales« Denken nur von logischen Gedanken beherrscht und somit wertfrei. Wir brauchen nur an unsere Art, die Welt anzusehen, ein wenig kritischer heranzugehen, um zu erkennen, wie sehr sie in Wirklichkeit von früher geformten, unbewußten gefühlsmäßigen Einstellungen bestimmt wird, wenn wir uns auch noch so sehr einzureden versuchen, daß wir damit nur verstandesmäßigen Einstellungen folgen. In diesem Sinne gilt auch der zweite Satz Fontanes: »O lerne fühlen mit dem Geist«, und lerne, deine »Rationalisierungen« zu durchschauen. Weltanschauungen sind, tiefer betrachtet, nichts anderes als in Gedanken verwandelte dahinterliegende Gefühle! Wie wunderbar durchschaut Hermann Hesse diesen Vorgang, wenn er formuliert: »Unsere Neigungen tarnen sich vortrefflich als Weltanschauung.«

Es ist also wichtig, daß wir in dieser Phase des prälogischen Denkens ermutigt werden, daß man uns »zu Träumen gehen läßt«, unsere Spontaneität nicht behindert, und natürlich auch, daß wir gerade in dieser Periode von *positiven* Gefühlen geleitet sind. Es ist dies auch die Zeit, wo das Kind mit ungeheurem Instinkt schon spürt, wie die häusliche Atmosphäre geartet ist, wo es am Tonfall von Vater und Mutter merkt, wieviel es geschlagen hat, ob Harmonie herrscht, Kampf oder gar Untergang der Familie droht. Untersuchungen in der Psychosomatischen Ambulanz haben gezeigt, daß diese Phase dort am meisten behindert ist, wo Tendenzen zu übertriebener Sauberkeit, Pedanterie, Gehorsam und besonderer Leistungsdruck herrschen, und daß sie durch Ungezwungenheit, Spiellust und Musikalität am meisten gefördert wird. Eine feindliche Atmosphäre ist auch ein Feind der Kreativität, und sie verwandelt sich dann mit ihrem Eindringen in das logische Denken in eine Feindschaft gegenüber der Welt.

Woran liegt es, daß heute bei einer immer noch zunehmenden Anzahl von Menschen die Stimme, das gefühlsmäßige Denken und die Kreativität verkümmern? Einerseits haben die Eltern, mit dem Geldverdienen in übertriebenem Ausmaß beschäftigt und dadurch auch zu sehr erschöpft, nicht genügend Zeit und Kraft für die so wichtige »musische Ernährung«, außerdem aber leben wir in einer Gefühle verachtenden Zeit. Ein sehr prominenter Politiker meinte einmal rückblickend: »Kindheit, das sind ja nur Gefühle, das kann man nicht rechnen.« (Heute sollte man vielleicht hinzufügen: »Wenn man sie wenigstens hätte ausdrücken dürfen!«) Gefühle stellen also nun keinen Wert mehr dar (nur die Jugend beginnt, sich gegen diese Einstellung zu wehren und sich auf Gefühle zu besinnen). Und die Folgen?

Zuerst möchte ich vom *verstummten* Menschen berichten. Wir leben in einer Zeit der Sprachnot (Kroetz), der Sprachaustrocknung; dieses *kostbarste* Kommunikationsmittel wird immer seltener benützt. Und selbst dann handelt es sich um eine Sprache, die in Phrasen und Floskeln erstarrt ist, die sich bemüht, möglichst *nicht* zu zeigen, was wirklich in uns vorgeht, die also – wie ich es ausdrücke – »chemisch gereinigt« ist von Gefühlsanteilen. Die Devise lautet: »Doch wie's da drinnen aussieht, geht niemand was an.« Dieser Prozeß beginnt schon in der Kindheit, wo man uns, wie Alice Miller so eindrucksvoll gezeigt hat, unbarmherzig lehrt, das, was wir empfinden, *nicht* auszudrücken, sondern gerade das Gegenteil (sonst verlieren wir die Liebe der Eltern).

In den berühmten Mittwochabend-Sitzungen der Wiener Psychoanalytischen Vereinigung hat am 3. März 1909 Alfred Bass die These formuliert, daß vom Gedanken zum Wort etwa noch einmal solch ein Sprung zu bewältigen sei wie vom Unbewußten zum Bewußten. Mir will zwar scheinen, daß der zweitgenannte Sprung der schwerere ist, aber andererseits kann nicht geleugnet werden, daß wir in unserer Zeit alles nur Mögliche tun, um auch den erstgenannten Schritt sehr mühsam zu machen. Es ist doch die Stimme, welche den Gedanken zum Wort macht, und zweifelsfrei ist es daher nicht zuletzt die Unterdrückung der kindlichen Stimme, die wesentlichen Anteil hat am Verstummen des modernen Menschen (im *Stummsein* ist bereits, rein verbal, ja die Stimme enthalten). Man müßte also nicht nur von einer Sprach-, sondern auch von einer Stimm-Not sprechen. Das Gespräch blüht, wenn Gegensätze, These und Antithese, aufeinanderstoßen, was wiederum bedeutet, daß Gefühle hier leidenschaftlich ausgedrückt werden dürfen, und zur Voraussetzung hat, daß man das auch kann. Ebendies ist aber heute immer seltener der Fall, weil Sprache und Stimme in der Kindheit, wie gezeigt, insofern eine Mesalliance eingehen, als der gefühlsmäßige Anteil der letzteren unterdrückt wird.

In diesem Zusammenhang möchte ich auf die sich verflüchtigende, die sich entfernende, auslöschende, »ersterbende« Stimme als eine besondere Form des Verstummens hinweisen. Über sie sagt Roland Barthes in seinem mitreißenden Buch »Fragmente einer Sprache der Liebe«: »Nichts Erschütternderes als eine geliebte und müde

Stimme: erschöpfte, gedämpfte, kraftlose Stimme, wie man sagen könnte, Stimme am Ende der Welt, die weit weg in kalten Wassern versinkt: Sie ist nahe daran, zu erlöschen, so wie das erschöpfte Wesen daran ist, zu sterben: Die Müdigkeit ist das unendliche Selbst, was nicht aufhört, aufzuhören.«

Gerade als Psychotherapeut und insbesondere als Selbstmordverhüter weiß man erschüttert, wie erfüllt heute die Welt von solchen verlöschenden Stimmen ist. Hier beginnt auch das Telefon eine besondere Bedeutung zu gewinnen, wobei sich immer die Frage erhebt: Symbolisiert die Telefonschnur mehr Verbindung oder mehr Distanz? Der Telefonanruf in Not drückt ja wohl diese unendliche Ambivalenz aus, in Kontakt zu kommen und doch distanziert, oft auch anonym, zu bleiben. Ich möchte in diesem Zusammenhang noch einmal Barthes zitieren: »Geliebte, müde, am Telefon vernommene Stimme – das ist das Fading in seiner ganzen Angst. Anfangs, wenn diese Stimme mich erreicht, wenn sie ertönt, wenn sie mit großer Mühe weiterspricht, erkenne ich sie nie ganz deutlich. Und da ist noch etwas anderes dabei: daß der Anrufer immer im Aufbruch begriffen ist. Er entfernt sich auf doppelte Weise: durch sein Schweigen und durch seine Stimme. An wem ist es, zu sprechen? Wir schweigen einsam, Stauung zweier Leeren. Ich werde dich verlassen, sagt jeden Augenblick die Stimme des Telefons.«

Als Selbstmordverhüter kann ich nur sagen, daß jedem Untergang ein langes Ringen vorausgeht, in dem Lebenund Sterbenwollen miteinander im Kampf liegen. Es wird ganz besonders auch stimmlich ausgedrückt. Der Helfer muß hier eine ungeheure Bereitschaft haben, auf jede Nuance der Stimme zu achten, und eine unendliche Geduld, den Bedrohten allmählich näher an sich heranzuziehen. Aus der eigenen Erfahrung weiß ich, daß der in Amerika unter dem Titel »Die rettende Stimme« gedrehte Film über

Telefonseelsorge durchaus seine Berechtigung hat, was bedeutet: Hier kann die untergehende Stimme des Bedrohten durch eine helfende, ermutigende Stimme vor dem endgültigen Verstummen bewahrt werden.

Auf drei Formen der Sprachbehinderung (und damit eines zumindest partiellen Verstummens) möchte ich hier noch besonders hinweisen: zum ersten auf die weibliche Sprache. Wie Schifko erst vor kurzem wiederum gezeigt hat, gibt es im sprachlichen Verhalten krasse Unterschiede zwischen Mann und Frau; ein Beweis mehr dafür, daß von einer Gleichberechtigung der beiden Geschlechter noch keine Rede sein kann. Die Frau spricht viel seltener und leiser, viel befangener und in ihren Formulierungen vorsichtiger, wird viel öfter unterbrochen, ist aber ihrerseits die perfekte Zuhörerin. Wer wollte leugnen, daß in diesen Beschreibungen auch ein intensives Stimmproblem enthalten ist, nämlich eben das der Er- bzw. der Entmutigung!

Das nächste Problem, welches im Zusammenhang mit unserem Thema noch unbedingt erwähnt werden muß, ist das Stottern. In der überwiegenden Mehrzahl aller Fälle handelt es sich um ein neurotisches Symptom (es gibt natürlich auch andere Ursachen), mit dem die zwiespältigen Gefühle (Liebe – Haß) gegenüber den Eltern zum Ausdruck gebracht werden. Es liegen also Aggressionen vor, und es besteht der Wunsch, sie sprachlich zum Ausdruck zu bringen; andererseits aber sind gerade diese Aggressionen verboten, sie dürfen daher nicht ausgelebt werden: Als Folge dieser beiden entgegengesetzten Tendenzen kommt folgerichtig eine Zerhackung und Zerstückelung der Sprache zustande. Drang und Zurückhalten bestehen gleichzeitig und erlauben in ihrem Zusammenprall nur eine gehemmte, sozusagen tropfenweise abfließende sprachliche Äußerung.

Immer wieder kann gezeigt werden, daß das Stottern

jener Person gegenüber, gegen die sich die primären Aggressionen richten, am ausgeprägtesten in Erscheinung tritt. Umgekehrt kann man sehen, daß dieses Symptom gegenüber Personen, die *wirklich* geliebt werden, fast verschwindet (siehe auch das Gedicht von Christine Nöstlinger im vierten Kapitel!). Da der Mechanismus, welcher zu diesem Symptom führt, dem Betreffenden natürlich unbewußt ist (es handelt sich ja um verdrängte Aggressionen!), erscheint ihm das Symptom rätselhaft und besonders qualvoll. Die Angst, wegen der Störung verspottet zu werden, verschlechtert die Symptomatik zusätzlich und fördert die Etablierung des Verhaltensmusters, sprachlichen Äußerungen, wenn irgend möglich, aus dem Wege zu gehen; also verstummt man weitgehend.

Es liegt mir nun noch am Herzen, jener Patienten zu gedenken, die zum Beispiel infolge eines Kehlkopfkrebes die Fähigkeit, artikulieren zu können, verlieren. Welche menschliche Not wird da sichtbar, eine Not, die die Medizin nur allzu lange durch Ignorieren dieser Problematik sträflich vernachlässigt hat. Muß man denn immer erst am eigenen Leibe erfahren, was der Verlust einer bestimmten Funktion bedeutet, um vom Leid eines anderen betroffen zu sein?

Im Altertum (bei den Griechen und Römern) trug der Schauspieler eine Maske vor dem Gesicht; diese hatte eine Öffnung, durch welche er sprechen konnte. Sie bekam den Namen »per sonare«, was »hindurchtönen« bedeutet. Später wurde der Ausdruck von der Maskenöffnung auf den dahinterstehenden Menschen übertragen: Er hieß jetzt Persona, Person (noch heute spricht man von »Personen der Handlung«; im »Faust« gibt es »die lustige Person« usw.). Für uns sollte dieser Vorgang ungeheuer lehrreich sein: Die menschliche Stimme wurde hier als entscheidendes Ausdrucksmittel des Menschen erkannt und anerkannt, so sehr, daß ihr Tönen schon rein sprachlich das Hauptattribut der »Persönlichkeit« wurde, von der Goethe meinte, sie sei »höchstes Glück der Erdenkinder«. Schon der sprachliche Zusammenhang aber lehrt eindrucksvoll, daß die Persönlichkeitsentwicklung ganz wesentlich von der Stimmentwicklung, dem Durch-tönen-Können, abhängig ist. Jenen, die für die Persönlichkeitsentwicklung unserer Kinder hauptsächlich verantwortlich sind, also den Eltern und Pädagogen, kann nicht eindringlich genug in Erinnerung gebracht werden, welche Bedeutung hier dem gesunden emotionalen Aufbau zukommt. Keine Gefühle zu haben ist daher kaum besser zu bewerten, als von negativ-destruktiven beherrscht zu sein, denn die »Gefühllosigkeit« erzeugt jenes Vakuum, welches jede Unmenschlichkeit auf der Ebene des »sachlichen Schreibtischtäters«, des Befehlsempfängers, des »Vorauseilend-Gehorsamen« erst möglich macht.

Ich möchte jetzt aber auch auf den »verstimmten« Menschen eingehen. Es scheint mir bedeutungsvoll, daß man in der Psychiatrie seit langem depressive Phasen als »Verstimmungszustände« bezeichnet. Es war die Psychoanalyse, die erstmals auf die mögliche, ja wahrscheinliche Verursachung später sich manifestierender Depressionen schon in frühkindlichen Perioden aufmerksam machte. Diese Lehre, früher natürlich wie alles, was von Freud und seiner Schule kam, von der traditionellen Psychiatrie abgelehnt, findet heute in zunehmendem Maße Beachtung. Auf jeden Fall steht fest, daß die Stimme des Depressiven wesentlich verändert ist, verlangsamt, leise, ohne Modulationsfähigkeit; oft versandet sie bis zu einem unverständlichen Murmeln. Ganz gewiß aber sollte uns diese These der Psychoanalyse zu denken geben, weil sie durchaus bedeuten könnte, daß wir mit einem guten, richtigen Verhalten in jenen Perioden, die für die Stimmentwicklung entscheidend sind, auch einen wesentlichen Beitrag leisten könnten zur Verhütung von Depressionen, einer Erkrankung, die immer mehr zum Problem Nummer eins vieler Völker weltweit zu werden droht.

Besonders drängt es mich nun, auch den Politikern das Problem der Stimme ans Herz zu legen. Was bekommt man denn bei einer Wahl, wovon man daher ganz und gar abhängig ist: die Stimme (ein neuer, sehr eindrucksvoller Beweis für die Gleichsetzung von Stimme und Person). Daher kann man den Ausdruck gar nicht wörtlich genug nehmen. Einerseits sollte man sich hüten, Wähler durch Fehl-Haltungen und -Handlungen zu »verstimmen«, aber auch jeder bloß wahltaktischen Vorgangsweise aus dem Wege gehen, sonst könnte es leicht heißen: »Man merkt die Absicht, und man ist verstimmt.« Andererseits wäre es gut, auf das zu hören, was aus dem Volke heraustönt (»dem Volk aufs Maul schauen« nennt man das) und so oft kaum den Weg zu den Verantwortlichen findet. Mit anderen Worten: Man sollte eine viel bürgernähere Politik betreiben. Einige dramatische Ereignisse der letzten Zeit zeigten es deutlich, daß das Volk nicht länger bereit ist, sich als »Stimmvieh« mißbrauchen zu lassen; ein Wort, in dem die Stimme eine äußerst negative Bedeutung bekommt.

Ich aber möchte jetzt die Verwandlung der Stimme, des Tones in die Musik nachvollziehen. Wenn man es als wichtige Aufgabe bezeichnen muß, den Trend zur Überzivilisation aufzuhalten, kann dies nur gelingen, indem wir sie, nämlich die Zivilisation, in Kultur verwandeln. Es gibt dazu sicherlich viele Wege, der wichtigste aber ist wohl die Zulassung der Kunst.

Sie, und sie vor allem, versucht, die durch den Zivilisationsprozeß verdrängten Triebanteile wieder ins Bewußtsein zurückzuführen und somit Bewußtseinserweiterung zu ermöglichen. Und von allen Künsten kommt dabei der Musik die größte Bedeutung zu, weil sie, wie nichts sonst auf der Welt, imstande ist, Emotionen zu wecken und aus der tiefsten *Tiefe* unserer Seele emporzureißen. Mit Recht hat sie Luban-Plozza als »Menschheitsgut der Seele« bezeichnet. Ein klassischer Beweis dafür ist, daß sie in den Träumen aufklingt, ohne nach Noten- und Musikkenntnissen oder dem praktischen musikalischen Können des Träumers zu fragen. Robert Schumann, Sohn eines Buchhändlers, eines Mannes, der ein verkrachter Romancier war, nirgendwo gedruckt wurde, fängt auch an, Romane zu schreiben; aber als er achtzehn Jahre ist, sagt er auf einmal: »Je tiefer meine Gefühle wurden, desto klarer wurde mir, daß ich aufhören mußte, Prosa zu schreiben, sondern beginnen mußte, zu komponieren.« Nietzsche meinte, ohne Musik wäre das Leben ein sinnloser Irrtum.

Ich komme von der Tiefendimension zur *horizontalen* Dimension der Musik. Shakespeare hat sie als die »Nahrung der Liebenden« bezeichnet; sie ist *die* Sprache der Liebe, der Liebenden, nach Wagner die der Leidenschaft. Sie ermöglicht eine Kommunikation über die Sprache hinaus; sie hebt die engen Grenzen der Nationalität auf, wie Haydn es so wunderbar ausgedrückt hat: »Meine Sprache versteht die ganze Welt.« Eine solche Sprache brauchen wir heute mehr denn je, und die Menschen, die an allen Enden und Ecken der Erde demonstrieren, beten, bitten und beschwören: »Gebt uns den Frieden«, die wissen ganz genau, daß es die Musik ist, die, wie das Glockenspiel in der »Zauberflöte«, uns wilde Tiere sanft und friedlich zu machen vermag, so daß wir gelöst und erlöst zu tanzen beginnen. Ich kenne eine Familie, bei der folgendes Abkommen besteht: »Sollten wir zu streiten anfangen«, sagen sie, »dann streiten wir singend!« Wer es nachzumachen versucht, der wird bald entdecken, daß man das keinesfalls lange durchhält: Der Friede tritt rasch wieder ein.

Auf die Dimension, die *hinauf*führt über unser kleines Menschsein, hinauf zum Göttlichen, muß ich nicht besonders hinweisen, hat sie doch in der Orgel ein Symbol, das schon in seiner Form nicht zufällig nach oben weist. Und die tönende Orgel ist für mich tatsächlich der intensivste musikalische Ausdruck der Bezogenheit zu Gott. Ich hatte vor einiger Zeit das Glück, daß ein mir sehr lieber Mensch für mich ein kleines Orgelkonzert in einer Dorfkirche gab. Da saß ich nun mit klopfendem Herzen und habe gespürt, welches Gefühl man in dieses wunderbare Instrument hineinlegen kann. Von der Versachlichung und der Entpersönlichung, die unsere Welt tragischerweise kennzeichnet, ist ja auch unser vielleicht kostbarster Schatz, die Religion, betroffen. Religion ist doch nicht denkbar – obwohl sie oft theoretisch-trocken gelehrt wird – ohne eine personale, emotionale Beziehung zu Gott, einen ständigen Dialog mit Ihm, und die Musik gibt die herrliche Möglichkeit, dieses Gespräch in einer wunderbaren Form durchzuführen.

Vor einiger Zeit gab mein Freund Will Quadflieg einen Rezitationsabend in Wien, in dem er Hesses »Orgelspiel« in so unvergeßlicher Weise auswendig vortrug, daß ich mich hier direkt gezwungen fühle, dieses Gedicht, obwohl es sehr lang ist, einzufügen:

Orgelspiel

Seufzend durchs Gewölbe zieht, und wieder dröhnend,
Orgelspiel. Andächtige Gläubige hören,
Wie vielstimmig in verschlungenen Chören,
Sehnsucht, Trauer, Engelsfreude tönend,
Sich Musik aufbaut zu geistigen Räumen,
Sich verloren wiegt in seligen Träumen,

Firmamente baut aus tönenden Sternen,
Deren goldene Kugeln sich umkreisen,
Sich umwerben, nähern und entfernen,
Immer weiter schwingend sonnwärts reisen,
Bis es scheint, es sei die Welt durchlichtet,
Ein Kristall, in dessen klaren Netzen
Hundertfach nach reinlichsten Gesetzen
Gottes lichter Geist sich selber dichtet.

Daß aus Blättern voll von Notenzeichen
Solche weitgeschwungenen, geistdurchsonnten,
Solche Welt- und Sternenchöre werden konnten,
Daß ein Orgelpfeifenchor sie in sich banne,
Ist es nicht ein Wunder ohnegleichen?
Daß ein Musikant am Manuale
Sie mit Eines Menschen Kraft umspanne?
Daß ein Volk von Hörern sie verstehe,
Mit erschwinge, töne, mit erstrahle,
Mit hinauf ins tönende Weltall wehe?
Arbeit war's und Ernte langer Zeiten,
Zehn Geschlechter mußten daran bauen,
Hundert Meister fromm es zubereiten,
Viele tausend Schüler sie begleiten.

Und nun spielt der Organist, es lauschen
Im Gewölb die Seelen hingegangener
Frommer Meister, mit vom Bau umfangener,
Den sie gründen halfen und errichten.
Denn derselbe Geist, der in den Fugen
Und Toccaten atmet, hat einst die besessen,
Die des Münsters Maße ausgemessen,
Heiligenfiguren aus den Steinen schlugen.
Und noch vor den Bau- und Steinmetz-Zeiten
Lebten, dachten, litten viele Fromme,
Halfen Volk und Tempel zubereiten,
Daß der Geist herab auf Erden komme.
Wille von Jahrhunderten gestaltet
In der klaren Töneströme Rauschen
Sich, im Bau der Fugen und Sequenzen,
Wo der schöpferische Geist der Grenzen
Zwischen Tun und Leiden,

Zwischen Leib und Seele waltet.
In den geistbeherrschten Takten dichten
Tausend Menschenträume sich zu Ende,
Träume, deren Ziel war: Gott zu werden,
Träume, deren keiner je auf Erden
Sich erfüllen darf, noch deren dringliche Einheit
Stufe war, darauf das Menschenwesen
Sich enthob aus Notdurft und Gemeinheit
Nahe bis zum Göttlichen, bis zum Genesen.
Auf dem Zauberpfad der Notenzeichen,
Dem Geäst der Schlüssel, Signaturen,
Auf dem Tastwerk, das die Füß' und Hände
Eines Organisten bändigen, entweichen
Gottwärts, geistwärts alle höchsten Strebungen,
Strahlen, was an Leid sie je erfuhren,
Aus im Ton. In wohlgezählten Bebungen
Löst der Drang sich, steigt die Himmelsleiter,
Menschheit bricht die Not, wird Geist, wird heiter.
Denn zur Sonne zielen alle Erden
Und des Dunkels Traum ist: Licht zu werden.
Spielend sitzt der Organist, die Hörer
Folgen willig, in befreiter Rührung,
Der Gesetze englisch sichrer Führung,
Schwingen glühend, heilige Verschwörer,
Mit empor, zum Tempel sich erbauend,
Mit dem Blick der Ehrfurcht Gott erschauend,
Am Dreieinigen kindhaft beteiligt.
So befreit im Klang, so eint und heiligt
Sich im Sakramente die Gemeinde,
Die entkörperte, dem Gott vereinte.

Das Vollkommene aber ist hienieden
Ohne Dauer, Krieg wohnt jedem Frieden
Heimlich inne, und Verfall dem Schönen.
Orgel tönt, Gewölbe hallt, es treten
Neue Gäste ein, verlockt vom Tönen,
Eine Frist zu rasten und zu beten.
Doch indes die alten Klanggebäude
Weiter aus dem Pfeifenwalde streben,
Voll von Frömmigkeit, von Geist, von Freude,

Hat sich draußen dies und das begeben,
Was die Welt verändert und die Seelen.
Andre Menschen sind es, die jetzt kommen,
Eine andre Jugend wächst, ihr sind die frommen
Und verschlungenen Stimmen dieser Weisen
Nur noch halb vertraut, ihr klingt veraltet
Und verschnörkelt, was noch eben heilig
War und schön, in ihrer Seele waltet
Neuer Trieb, sie mag sich nicht mehr quälen
Mit den strengen Regeln dieser greisen
Musikanten, ihr Geschlecht ist eilig,
Krieg ist in der Welt, und Hunger wütet.
Kurz verweilen diese neuen Gäste
Hier beim Orgelklang, zu wohlbehütet
Finden sie, zu priesterlich-gemessen
Die Musik, so schön und tief sie sei, sie wollen
Andre Klänge, feiern andre Feste,
Fühlen auch in halb verschämter Ahnung
Dieser reich gebauten, hoheitsvollen
Orgelchöre unwillkommene Mahnung,
Die so viel verlangt. Kurz ist das Leben,
Und es ist nicht Zeit, sich hinzugeben
So geduldig komplizierten Spielen.
Übrig bleibt im Dome von den vielen,
Die hier zugehört und mitgelebt, fast keiner.
Immer wieder einer geht von hinnen,
Geht gebückt, ward älter, müde, kleiner,
Spricht vom jungen Volk wie von Verrätern,
Schweigt enttäuscht und legt sich zu den Vätern.
Und die Jungen, die den Dom betreten,
Fühlen Heiliges zwar, doch weder Beten
Noch Toccatenhören ist mehr Sitte,
Und der Tempel bleibt, der Kern und Mitte
Einst der Stadt gewesen, fast verlassen,
Ragt urweltlich aus geschäftigen Gassen.

Aber immer noch durch seines Baues Rippen
Atmet die Musik in himmlischem Flüstern.
Träumend und ein Lächeln auf den Lippen
Über immer zarteren Registern

Sitzt der greise Musikant, versponnen
In das Rankenwerk der Stimmengänge,
In des Fugenbaus gestufte Pfade.
Immer zarteres Filigrangestänge
Flicht sein Spiel, mit immer dünnerem Faden
Kreuzen sich die kühnen Ornamente
Im phantastisch luftigen Tongewebe,
Immer inniger und süßer werben
Um einander die bewegten Stimmen,
Scheinen Himmelsleitern zu erklimmen,
Halten oben sich in seliger Schwebe,
Um wie Abendrosenwolken hinzusterben.
Nicht bekümmert ihn, daß die Gemeinde,
Schüler, Meister, Gläubige und Freunde
Sich verloren haben, daß die eiligen Jungen
Die Gesetze nicht mehr kennen, der Figuren
Bau und Sinn kaum noch erfühlen mögen,
Daß die Töne nicht Erinnerungen
Mehr des Paradieses ihnen sind und Gottesspuren,
Daß nicht zehn, nicht einer mehr imstande,
Dieser Tongewölbe heilige Bögen
Nachzubaun im Geist und diesem Weben
Alterworbener Mysterien Sinn zu geben.
Und so fiebert rings in Stadt und Lande
Junges Leben seine stürmischen Bahnen,
Doch im Tempel, einsam im Gestühle,
Waltet fort der geisterhafte Alte,
(Sage halb, halb Spottfigur den Jungen),
Spinnt geheiligte Erinnerungen,
Füllt mit göttlichem Sinn die Ornamente,
Rückt Register immer leiseren Klanges,
Stuft den Fugenschritt zum Sakramente,
Das nur seine Ohren noch erlauschen,
Während andre nichts mehr als das Flüstern
Der Vergangenheit spüren und das leise Rauschen
Brüchiger Vorhangfalten, die im düstern
Steingeklüft der Pfeiler müd sich bauschen.

Niemand weiß, ob noch der alte Meister
Drinnen spiele, ob die zarten, leisen

Tongeflechte, die im Raume kreisen,
Nur noch Spuk sind überbliebener Geister,
Nachhall und Gespenst aus anderen Zeiten.
Manchmal aber bleibt ein Mensch beim Dome
Lauschend stehen, öffnet sacht die Pforte,
Horcht entrückt dem fernen Silberstrome
Der Musik, vernimmt aus Geistermunde
Heiter-ernster Väterweisheit Worte,
Geht davon mit klangberührtem Herzen,
Sucht den Freund auf, gibt ihm flüsternd Kunde
Vom Erlebnis der entrückten Stunde
Dort im Dom beim Duft erloschener Kerzen.
Und so fließt im unterirdisch Dunkeln
Ewig fort der heilige Strom, es funkeln
Aus der Tiefe manchmal seine Töne;
Wer sie hört, spürt ein Geheimnis walten,
Sieht es fliehen, wünscht es festzuhalten,
Brennt vor Heimweh. Denn er ahnt das Schöne.

Als Arzt möchte ich aber den bisherigen drei Dimensionen der Musik eine vierte hinzufügen, nämlich die *therapeutische*. Es wurde hier schon erwähnt, daß es psychosomatisch Kranken äußerst schwerfällt, ihre Gefühle sprachlich auszudrücken; auch warum dies so ist, wurde erläutert. Verständlicherweise hat man daher nach non-verbalen Methoden gesucht, mit denen eine Abreaktion der Emotionen leichter möglich sein könnte. Dementsprechend ist für die Patienten meiner Psychosomatischen Abteilung die Musiktherapie ein obligater Teil des therapeutischen Gesamtkonzeptes. Hier wird einerseits Musik gehört, erlebt, verarbeitet, andererseits aber auch ganz aktiv selbst, in Einzel- oder Gruppentherapie, gestaltet. Viele Kollegen sagen: »Was heißt Musiktherapie – da könnte ja dann schon jeder herkommen und alles für Therapie erklären.« Alle diese Skeptiker kann man nur einladen, sich die Sache einmal anzuschauen; da würden sie erleben, wie Professor Schmölz und seine Mitarbeiter zuerst eine strenge Auswahl derjenigen treffen, die als Studenten der Musiktherapie zugelassen werden; wie die Ausbildung dann eine sehr intensive und universalistische – selbstverständlich auch den medizinischen Bereich einschließende – ist (oft wissen die Kandidaten bei der Prüfung mehr als Medizinstudenten), wie die Durchführung der Therapie selbstverständlich nur als Ergänzung anderer Therapien aufgefaßt und wie wirkungsvoll und segensreich sie von den Patienten empfunden wird. Übrigens möchte ich bei dieser Gelegenheit nicht verschweigen, daß wir auch eine Maltherapie durchführen und meiner Meinung nach die Zeit nah sein dürfte (und sollte), wo es auch eine qualifizierte Ausbildung zu diesem Beruf gibt. Bei der Konzentrativen Bewegungstherapie, der dritten der nonverbalen Methoden, ist dies bereits der Fall.

Vor gar nicht langer Zeit hat Professor Suppan aus Graz unter dem Titel »Der musizierende Mensch« ein hochinteressantes Buch herausgebracht. Ihm ist unter anderem die außerordentlich interessante Tatsache zu entnehmen, daß im alten China nicht – wie man in Österreich leicht glauben könnte – der Finanz- oder der Verteidigungsminister die höchste Position innehatte, sondern jener Minister, dem die Musik zugeteilt war. Nun, dieses Werk hätte man dem früheren Unterrichtsminister Helmut Zilk gar nicht erst zum Lesen geben müssen, denn der war sowieso schon davon überzeugt, daß sein Posten der wichtigste sei (was er sicher jetzt auch auf sein Bürgermeisteramt bezieht – diese Bemerkung ist aber keineswegs sarkastisch-ironisch gemeint, denn wir brauchen gerade heute Männer, die ihre Ämter ernst nehmen). Sein Nachfolger Moritz hinwiederum erklärte, daß ihm eine Familie, in der Hausmusik betrieben wird, wichtiger sei als alle Festivals der Welt zusammen; und diese unendlich sympathische Bemerkung leitet mich hinüber zum letzten Teil meiner Ausführungen.

Ich habe gewarnt vor der Überzivilisation, habe die Kunst, insbesondere die Musik, als wunderbares Antitoxin gegen diese Entwicklung gepriesen. Nun kann aber nicht übersehen werden, daß es auch eine sozusagen »zivilisatorische Musik« gibt, die dann natürlich in dieser Funktion versagen muß. Ich möchte nur einige Beispiele anführen und beginne mit der »Vermiesung der Musik«, die Eltern nur allzu oft bei ihren Kindern betreiben. Ein unpersönlicher, qualvoller Klavierunterricht mit »Aufgaben« und »Strafen« wird aufgezwungen, der oft für ein ganzes Leben Brechreiz gegenüber Musik erzeugt. Wir sehen es bei sehr vielen unserer psychosomatischen Patienten, wenn wir ihnen die Musiktherapie anbieten: Die erste Reaktion ist infolge ihrer Kindheitserlebnisse häufig Abscheu, und es braucht oft lange, diese zu überwinden. Ist das bei einer so wunderbaren Gabe, wie sie die Musik darstellt, nicht tragisch? Ich kenne einen jungen Menschen – beide Eltern sind Musiker –, dem das Musizieren mit folgender Wortwahl »nahegelegt« worden ist: »Entweder du übst, oder du wirst Straßenkehrer!« Das ist eine schreckliche Einengung der Möglichkeiten. (Vergleiche auch das Buch von Elfriede Jelinek: »Die Klavierspielerin«.)

Auch der Satz »Wo man singt, da laß dich ruhig nieder, böse Menschen haben keine Lieder« stimmt in dieser Ausschließlichkeit keineswegs. Die Nationalsozialisten zum Beispiel hatten auch Lieder, mitunter sogar Lieder, die manche nur allzu gern gesungen haben und die in nur allzu vielen bis zum heutigen Tag nachklingen.

Im Frühjahr 1984 habe ich in Lienz einen Vortrag gehalten. Als ich am nächsten Tag erwachte, hörte ich draußen einen frischen Gesang, und so rasch ich es mit meiner Gehbehinderung kann, bin ich zum Fenster geeilt: Da sah ich Soldaten im Gleichschritt marschieren und ein Lied singen.

Es war – ich muß es bekennen – ein schönes Lied, aber es hat in mir schreckliche Assoziationen heraufbeschworen; die Erinnerung an eine Zeit, in der wir Lieder anstimmen mußten beim Arbeitsdienst und in der Deutschen Wehrmacht, sinnlosen Inhaltes, und nicht wissend, was am nächsten Tag unser Schicksal sein würde. Wie Verdammte trotteten wir vor uns hin und mußten dazu auch noch singen. Und es fiel mir der Satz von Einstein ein: »Wer gerne zu einer Marschmusik im Tritt marschiert und singt, dem hat der liebe Gott den Verstand nur aus Versehen gegeben.«

Selbstverständlich will ich damit nichts gegen unser Bundesheer sagen; die Sache in Lienz war für mich bloß ein Beispiel für aufgezwungene Musik. Aber sie hat mich veranlaßt, nachzudenken, und da sind mir noch viele andere eingefallen. Ein ganz Großer, den ich mit zitternder Freude meinen Freund nennen darf, Carlos Kleiber, hat mir einmal gesagt: »Ein fürchterlicher Beruf, den ich da habe; man tritt hinaus, hebt den Stock, und hundert und mehr Menschen müssen das tun, was man ihnen aufzwingt.« Ist es da nicht geradezu eine »soziale Tat«, einmal den Taktstock wegzuwerfen, fortzugehen, das Konzert platzen zu lassen, so bedauerlich es auch sein mag? Nicht nur im Tun liegt die Größe, auch im Sein-Lassen; ein schon in seinem Vielfach-Sinn großartiges Wort.

Aufgezwungene Musik: der ganze Konzert-, Opern- und Festivalbetrieb, jahraus und jahrein. Welcher Besucher denkt sich auch nur einen Moment in die Seele der Akteure hinein? Und darum muß hier auch noch verspätet, doch endlich, die *soziale* Dimension der Musik erwähnt werden. »Das Wesen eines Orchesters ist Auflehnung«, hat Adorno gesagt. Man denke aber auch an die Sänger, die tausendmal auftreten müssen, immer in der besten Verfassung. An den Chor, die Statisten! Alle sind sie Beglückende und Beglückte und doch zugleich auch wieder Unterdrückte, Leidende, Duldende, Ertragende. Wenn wir sagen: »Ein Mensch beherrscht sein Instrument«, so ist das auch wieder etwas Furchtbares. Denn wir sollen nichts beherrschen, auch nicht ein Instrument, weil wir nicht vergessen dürfen, daß alle Instrumente nachgebildete Menschen sind und daß sie leben; und ich könnte viele Beispiele anführen von Musikern, die daran gescheitert sind, daß sich das Instrument gegen sie aufgelehnt hat.

Ich möchte hier ferner einen leidenschaftlichen Protest gegen die Musikdiktatoren aussprechen, die es heute gibt, die alles beherrschen, die alles erzwingen, denen sich alle beugen, die das große Geschäft machen und verwalten und die Machtmißbrauch betreiben. Die sich zum Beispiel auf einen Dirigenten versteifen, obwohl sie genau wissen, daß ein anderer das besser machen würde. Aber dieser andere wäre ein zu großer Konkurrent für die eigene Person und darf daher auf gar keinen Fall zum Zuge kommen. Und gern wird dann der Mißerfolg in Kauf genommen, wenn nur der Konkurrent ferngehalten worden ist.

Das alles sind Formen der zivilisatorischen Musik, mit anderen Worten: eigentlich Auswüchse, über die ich mich nicht weiter verbreiten will, eher die Phantasie anregen möchte, sie überall aufzuspüren, wo sie sich – vielfach auch versteckt – einschleichen. Was wir brauchen in der Musik und auch im Musikbetrieb, ist die Menschlichkeit. Ein so großer Mann wie Karl Böhm hat einmal zu mir gesagt: »Wissen S', ich war ja gar kein Mensch; ich war ein schrecklicher, grantiger, ekelhafter, unausstehlicher Mann. Aber an dem Tag, wo ich operiert worden bin mit dem Star, und ich war überzeugt, wenn man dir dann den Verband abnimmt, dann wirst du für ewig blind sein – und wie ich dann doch sehr gut sehen konnte – von diesem Moment an habe ich mich verändert.« Ist es nicht merkwürdig: Man kann also jahrelang die köstlichsten Dinge dirigieren, und trotzdem ist man noch nicht erwacht zum Menschen – eine Tatsache, die uns alle, auch wenn wir keine Dirigenten sind, zum Nachdenken anregen sollte.

Im Sommer 1983 hat mir eine Dame über eine der prominentesten Persönlichkeiten des österreichischen Musiklebens gesagt: »Er ist ein begnadeter Musiker, aber kein musischer Mensch.« Das geht alle an, Ausführende wie Zuhörer. Wenn wir in den Dienst jener Musik treten wollen, die aus Zivilisation Kultur macht, dann müssen wir zulassen, daß uns die Musik verwandelt. Grillparzer hat in »Weh' dem, der lügt« gezeigt, daß die Lüge ein Produkt der Zivilisation ist, was wir seit Freud gut verstehen, weil sie ja alle Verdrängungen fördert. Dementsprechend brauchen wir eine Kunst, welche die Wahrheit über uns und die Welt wieder zuläßt: Dazu wäre die Musik besonders geeignet, aber nur dann, wenn wir sie wirklich in uns hineinlassen. Wenn wir nur in den ausgetretenen Pfaden gehen, die Musik hochmütig an uns abprallen lassen, nur gesehen werden wollen, weil man dabeigewesen sein muß, begierig sind, unseren »Senf« dazuzugeben, dann kann man nur mit Tucholsky sagen: »Und dazu zieh'n Sie den Smoking an?« Heraus aus der Routine, aus der ständigen, einförmigen Wiederholung! Einmal später kommen, ein andermal nach dem ersten Akt weggehen (mein Lehrer Hans Hoff gönnte sich bei jedem »Tristan« nur einen Akt. Mehr, sagte er, übersteige sein Fassungsvermögen!), mit den Kindern feiern, sie für die Musik begeistern, wie es unser großartiger Christian Boesch tut . . . kurzum, lebendig sein, neue Ideen haben. Franz Schubert hat der Kunst dafür gedankt, daß sie ihn oft in eine bessere Welt entrückt hat. Die Musik ist aber nicht nur vorhanden als Fluchtweg und Entrückungsmittel, sondern sie ist auch dazu da, die Welt zu verbessern, und jeder wird die Welt besser machen, der zuerst gelernt hat, durch die Musik ein besserer Mensch zu werden.

Ich kann einfach nicht anders; ich muß noch einmal Hermann Hesse zitieren, denn in dem Gedicht »Die Zauberflöte am Sonntagnachmittag« hat er meisterlich gezeigt, wie nahe kulturelle und zivilisatorische Musik beieinander wohnen:

Die Zauberflöte am Sonntagnachmittag

Heut hab ich einen Fehler gemacht.
Ich folgte einem naiven Verlangen
Und bin in die Zauberflöte gegangen.

Da saß ich in des Theaters Nacht,
Hörte ergriffen die allzu geliebten Töne,
Tränen liefen mir glühend über die Wangen,
Zauberhaft grüßte mich die unsterbliche Schöne,
Die mir einst Heimat war und mir nun Fremde ward.

O wie sangen die seligen Engelknaben!
O wie wehte das Lied von Taminos Flöte so zart!
Alle Schauer der Kunst, die je mich beseligt haben,
Rannen noch einmal durch mein erschrockenes Herz,
Brandeten auf und wurden zu rasendem Schmerz.

Rings um mich in der Wolke von Stank und Programmgeknister
Saßen zufrieden die frohen Sonntagsphilister,
Lobten das Stück und wandelten heimatwärts.
Ich aber, der ich nicht Heimat noch Frieden kenne,
Der ich immer nur Dornen zu pflücken gewußt,
Irre flackernd umher in der Nacht und renne
Alle Speere der Sehnsucht mir tief in die Brust,
Laufe davon, um mich möglichst rasch zu erschießen,
Werde aber, geborener Dilettant,
Später, wenn ich mich heiß und müde gerannt,
Irgendwo landen, wo Rotwein und Cognac fließen.

Ich meine: Alle, die Festspiele und ähnliches veranstalten, sollten sich endlich fragen, ob sie im Dienste zivilisatorischer oder kultureller Kunst stehen. Mit Besorgnis vermeine ich feststellen zu müssen, daß die Zahl derer, die der letzteren dienen, immer mehr abnimmt.

Der Frage kann ich nicht ausweichen, ob die Form der Musik dieses Jahrhunderts nicht auch ein Symptom einer zivilisatorischen Musik ist. Ich muß zugeben: Die Melodie ist seltener geworden, und wenn sie da ist, so verblüht sie rasch; der große Bogen fehlt weitgehend. Aber ist es in der Dichtkunst nicht genauso? Die Zeiten eines Hamsun, eines Wassermann, eines Thomas Mann und Hermann Hesse sind vorbei; der große Roman existiert auch nicht mehr (siehe auch das letzte Kapitel dieses Buches). Hat man nicht zunächst gefragt, ob es nach Auschwitz und Hiroshima noch möglich sei, Gedichte zu schreiben? Muß nicht das gleiche, vielleicht noch viel mehr, für die Musik gelten? So kann ich in den modernen Werken nicht Symptome einer zivilisatorischen Musik, sondern das getreue Abbild unserer Zeit erkennen: Mehr kann man von keiner Kunst verlangen, wenn wir sie als das Aufdeckende, die bürgerliche Ruhe Störende, das die Wahrheit Suchende definieren.

Noch auf einen letzten Punkt möchte ich aufmerksam machen: Der Gegenstand Musikerziehung kämpft (übrigens genauso wie die Bildnerische Erziehung) ums Überleben. In den Pflichtschulen ist die Stundenzahl viel zu gering; in den Allgemeinbildenden höheren Schulen ist zusätzlich das Fach infolge verschiedener Wahlsysteme in seiner Existenz bedroht. War es schon ein großes Problem, daß bis jetzt der Schüler ab der sechsten Klasse zwischen Musik und Bildnerischer Erziehung wählen mußte (warum eigentlich, denn es sind doch beide Gegenstände für die Förderung des emotionalen Denkens und der Kreativität von schicksalhafter

Bedeutung?), was zur Folge hatte, daß einer der beiden Gegenstände infolge zu geringer Anmeldungen überhaupt nicht weitergeführt werden konnte. Darüber waren die Lehrer mit Recht verzweifelt, weil sich erst in den letzten Klassen der Durchbruch zum eigentlichen Lehrziel ereignete. Jetzt sind aber darüber hinaus verschiedene Schulversuche im Laufen, bei denen der Schüler sich zwischen vielen Gegenständen entscheiden kann, wobei die bisherige Erfahrung lehrt, daß dabei aus den verschiedensten Gründen beide Gegenstände unter die Räder geraten. Verständlicherweise fühlen sich die Professoren, welche diese beiden Gebiete vertreten, immer mehr an den Rand gedrängt; sie leiden oft an ausgesprochenen Minderwertigkeitskomplexen, die noch dadurch verstärkt werden, daß in beiden Fächern keine Möglichkeiten bestehen, durch Schularbeiten und Prüfungen »Druck« auszuüben, welcher Disziplin herstellen und dem Fach zu »Ansehen« verhelfen könnte. Wir müssen uns aber darüber im klaren sein, daß gerade das Fehlen dieser Möglichkeiten, was manche Lehrer sehr bedauern, das *Wunderbare und Singuläre dieser beiden Fächer ausmacht.* Es wäre verhängnisvoll, wenn es verlorenginge, weil bestimmte Professoren um ihre Autorität bangen und dann diese Fächer genauso unterrichten, wie die anderen Gebiete (leider) unterrichtet werden. Dann hätte August Everding recht mit seiner Befürchtung, daß die musische Ausbildung in unseren Schulen mit einem Brautunterricht zu vergleichen sei, wo auch überwiegend von den Pflichten geredet wird. Das wäre dann wirklich ein Schritt auf dem Wege zu einem zivilisatorischen Musikunterricht in der Schule.

Ich versuche, den Ring meiner Gedanken zu schließen, indem ich zu »Capriccio« zurückkehre: Dort kommt es schließlich zu einer Versöhnung zwischen Sprache und Musik mit dem Ausdruck: »Wort und Ton sind wie Bruder und Schwester.« Dies ist auch meine Überzeugung, die ich hoffentlich hier vermitteln konnte.

In diesem Sinne möchte ich abschließend einige Sätze aus »Musik und Dichtung« von Ingeborg Bachmann zitieren. Sie war tragischerweise nicht imstande, sich selber von den destruktiven Kräften zu befreien, die sich in ihr zusammengeballt hatten, aber sie blieb trotz allem wortgewaltig bis zuletzt, und ich denke, daß vieles, was sie hinterlassen hat, uns in manchen Stunden der Gefahr beizustehen vermag:

> So müßte man den Stein aufheben können und in wilder Hoffnung halten, bis er zu blühen beginnt, wie die Musik ein Wort aufhebt und es durchhellt mit Klangkraft. So müßte man sich ausdrücken, ein Einsamer durch einen Einsamen, sich verbünden, einander Deutlichkeit verleihen vor der Welt. Und in der Folge sich überantworten.
> Denn es ist Zeit, ein Einsehn zu haben mit der Stimme des Menschen, dieser Stimme eines gefesselten Geschöpfs, das nicht ganz zu sagen fähig ist, was es leidet, nicht ganz zu singen, was es an Höhen und Tiefen auszumessen gibt. Da ist nur dieses Organ ohne letzte Präzision, ohne letzte Vertrauenswürdigkeit, mit seinem kleinen Volumen, der Schwelle oben und unten – weit entfernt davon, ein Gerät zu sein, ein sicheres Instrument, ein gelungener Apparat. Aber etwas Unbenommenes von Jugend ist darin oder die Scheuer des Alters, Wärme und Kälte, Süße und Härte, jeder Vorzug des Lebendigen. Und diese Auszeichnung, hoffnungsloser Annäherung an Vollkommenheit zu dienen!
> Es ist Zeit, dieser Stimme wieder Achtung zu erweisen, ihr unsere Worte, unsere Töne zu übertragen, ihr zu ermöglichen, zu den Wartenden und zu den Abgewandten zu kommen mit der schönsten Bemühung. Es ist Zeit, sie nicht mehr als Mittel zu begreifen, sondern als den Platzhalter für den Zeitpunkt, an dem Dichtung und Musik den Augenblick der Wahrheit miteinander haben.
> Auf diesem dunklen Stern, den wir bewohnen, am Verstummen im Zurückweichen vor zunehmendem Wahnsinn, beim Räumen von Herzländern, vor dem Abgang aus Gedanken

und bei der Verabschiedung so vieler Gefühle, wem würde da – wenn sie noch einmal erklingt, wenn sie für ihn erklingt! – nicht plötzlich inne, was das ist: Eine menschliche Stimme.

VII. KAPITEL

Die Wohnung als psychohygienischer Mittelpunkt des Lebens

(erweiterte Fassung eines Vortrages, gehalten am 30. 10. 1986 für meine Freunde vom »Mariahilfer Tapetenhaus«)

Erstens: Die Menschen sind auf der Flucht vor sich selbst. Daß sie die Arbeit schätzen, ist selbstverständlich zu begrüßen. Aber irgend etwas in ihrer Beziehung zur Arbeit stimmt nicht: Die einen benützen sie, um sich Wünsche, die über ihre Möglichkeiten hinausgehen, zu erfüllen, stürzen sich in Schulden und scheitern allzu oft daran finanziell und gesundheitlich; die anderen scheinen oft die Arbeit als Selbstzweck zu betreiben, wissen zum Schluß gar nicht, in welcher Weise sie das gewonnene Geld verwenden sollen (Geld als »Selbstzweck«) und scheinen das Sprichwort »Das Totenhemd hat keine Taschen« nie gehört zu haben. Interessant ist auch, daß alle diese Menschen nicht imstande sind, eine Berufsbegeisterung an die nächste Generation weiterzugeben. Früher arbeiteten nur die Männer, und sie waren die entscheidenden Vermittler eines »Berufsbildes«; heute arbeiten auch die Frauen (Gott sei Dank), aber beide Geschlechter vermögen dieselbe Wirkung nicht auszuüben. Dies liegt offenbar daran, daß die müde heimkehrenden Eltern nicht mehr die Kraft aufbringen, etwas aus ihrem beruflichen Leben zu erzählen (was unbedingt nötig wäre).

Aber ein anderer Grund dürfte wohl auch sein, daß sie gar keine spezifische Begeisterung für ihre Form der Tätigkeit aufbringen, sondern daß sie einfach arbeiten um der Arbeit willen. Auf diese Weise erleidet die Jugend einen doppelten Schaden: Auf der einen Seite fehlt ihr auf diesem Gebiet ein Identifikationsobjekt, auf der anderen Seite erlebt sie die

Arbeit als ihren Feind, weil sie ihnen die Eltern raubt. Wir dürfen dann diesen jungen Menschen keinen Vorwurf machen, wenn sie mitunter ein gestörtes Verhältnis zur Arbeit haben; das ist nicht Faulheit, sondern oft Ratlosigkeit, und ihre Forderung, nur einen ihnen sinnvoll erscheinenden Beruf ergreifen zu wollen, ist zu begrüßen. Freilich macht die Situation auf dem Arbeitsmarkt oft genug einen Strich durch diese gute Absicht.

Der Verdacht entsteht, daß unsere »Arbeitswut« nicht zuletzt dem Ziele dient, uns von uns selber abzulenken. Er erhärtet sich, wenn man sieht, wie sehr wir uns vor Tagen fürchten, wo man uns nicht erlaubt, zu arbeiten: Angst vor Feiertagen (Wochenenddepression) und ganz besonders natürlich vor dem Urlaub – welche Perversion! Aber unverzagt, Gott – oder besser Luzifer – sei Dank, wir haben ja noch die Fremdenverkehrsindustrie, und die erfindet hurtig den »Aktivurlaub«. Wie unser unvergeßlicher Freund Helmut Qualtinger gesagt hat:

> Ich waß zwar net, wo i hinfahr', aber dafür bin i schneller durt.

Man erspart uns also Zeit, aber die ersparte Zeit wird in ein Tagesprogramm verwandelt, das keinen anderen Sinn hat, als zu verhindern, daß wir auch nur einen Moment zu uns selber kommen. Alles muß spannend sein; wir dürfen uns nicht selber begegnen. Da hat ein Witzbold gesagt: »Wenn ich allein bin, dann bin ich in zu schlechter Gesellschaft.«

Ich habe einmal zu den Vertretern des österreichischen Tourismus gesprochen und vor dieser Urlaubsform gewarnt, welche die Menschen kranker heimkommen läßt als sie weggefahren sind. Die Antwort lautete: »Die Leute wollen nicht ›mit der Seele baumeln‹, wie Sie es vorschlagen; sie wollen das Tages- und Nachtprogramm; und also werden wir es ihnen bieten. Natürlich auch zu unserem eigenen Vorteil; wir sind ja keine Selbstmörder!« – »Aber vielleicht bietet ihr damit Hilfe bei einer Art von Selbstmord der Klienten«, hätte man eigentlich replizieren müssen.

Vor einiger Zeit hatte ich ein eindrucksvolles Erlebnis. Ich war zu einer Pressekonferenz im Pitztal geladen. Dort am Ende steigt man in eine kleine Bahn, die in sieben Minuten in einer unvergeßlichen Fahrt unter der Erde in die Höhe von 2.800 Meter führt. Wenn man aussteigt, steht man vor dem Pitztalgletscher und der Wildspitze, immerhin Österreichs zweithöchstem Berg. Man kann nur bitten: Fahrt dorthin und erlebt es! Aber eben dort wurde ich auch mit einer Veranstaltung konfrontiert, die viele Menschen aus allen möglichen Ländern vereinigt und sich »WISBI« nennt; eine Abkürzung für »Wie *schnell* bin ich?« Warum schon wieder Tempo, also Raserei am Berg? Wie heilsam wäre: Wie *schön* bin ich, wenn ich mich in der Natur entspanne, oder: Wie *sicher* bin ich, wenn ich mich nicht überfordere! Da konnte ich nicht anders, ich mußte meine Pressekonferenz mit den eindrucksvollen Versen Kästners beenden:

> Das Gebirge machte böse Miene,
> das Gebirge wollte seine Ruh',
> und mit einer mittleren Lawine
> deckte es die ganze Bande zu.

Ich meinte es wirklich nicht böse, und die guten Leute verstanden es sogar. Wir schieden als Freunde, und ich werde immer aufs neue die Schönheit des Pitztales, einst die ärmste Gegend Tirols, preisen. Aber das alles ist uns doch geschenkt, um zu uns zu kommen, und nicht, um von uns entfernt zu werden. Wo bleiben die zentripetalen Kräfte, die zu unserer Mitte führen – wen interessiert dies in unseren Tagen? Vor vielen Jahren hat Hans Sedlmayr ein Buch geschrieben, das zu Recht viel Aufsehen erregte: »Verlust der Mitte«. Aber wie es halt so geht in Österreich, inzwischen haben wir es gekonnt vergessen und unter den Teppich gekehrt.

Zweitens: Vor 200 Jahren schrieb Novalis: »Die Fortschrittler sind restlos damit beschäftigt, die Natur, den Erdboden, die Seele und die Wissenschaft von der Poesie zu säubern, jede Spur des Heiligen zu tilgen und die Welt allen bunten Schmuckes zu entkleiden.« Was würde er dann erst heute sagen? Die Erde ausgebeutet, die Natur so verunreinigt, daß Umweltschutz ein Gebot des Überlebens wurde, die Wissenschaft total versachlicht (ein Beispiel aus der Medizin: Man kann nur mehr Dozent werden mit Arbeiten, die von Zahlen, Tabellen, Kurven nur so »strotzen« – Ideen sind da schon weniger gefragt), und was die Seele betrifft, so ignoriert man sie im irdischen Bereich ebenso wie – was noch erstaunlicher ist – im überirdischen. Wir haben einen Papst, der aus der Kälte kommt (so sagte Ferdinand Klostermann), und dementsprechend in Österreich Bischofsernennungen, bei denen Wolfgang Broer von »Eisheiligen« spricht. Ich will es kurz machen und es auch hier mit den prophetischen Worten desselben bereits zitierten Sedlmayr zusammenfassen: »In unserer Welt sind Erkalten, Entfärben, Verblassen, Erstarren, Schwer-Werden, Trauer und Totenstille, Entwesung der Menschen zu hohlen Larven, Phantomen, Gespenstern ganz charakteristisch.«

Meine Meinung ist nun, und damit komme ich zum eigentlichen Thema: Die Wohnung kann einen bedeutenden Beitrag dazu leisten, daß wir die Mitte unseres Lebens wiederfinden und Kälte in Wärme verwandeln.

Beginnen wir mit dem ersten Problem: Um zur Mitte zu finden, bräuchten wir zuerst die Bereitschaft, uns selbst zu erkennen, so wie wir sind. Daß dies nicht leichtfällt, scheint klar. Wieweit es gelingen kann, durch Vorträge und Bücher

Selbsterkenntnis zu fördern, muß dahingestellt bleiben.

Eine weitere wesentliche zentripetale Kraft scheint mir die Familie zu sein, der Inbegriff des Zueinandergehörens und des Miteinanderlebens. Der Begriff »Familie« wurde in unserer Zeit bedauerlicherweise abgewertet, dennoch bin ich davon überzeugt, daß wir ohne ihn nicht leben können. Daß so viele Menschen, die innerhalb der Familie aufwachsen, neurotisiert werden, kann nicht dem Begriff »Familie« angelastet werden, sondern den Menschen, welche diese Familie bilden. Alle Versuche, Kinder außerhalb der Familie zu erziehen, haben keine besseren Resultate, sondern, ganz im Gegenteil, eher schlechtere gebracht. Außerdem haben gerade die Untersuchungen Freuds und vieler Tiefenpsychologen nach ihm gezeigt, daß die Familie mit ihrer Dreiheit von Vater, Mutter, Kind eine psychohygienische Notwendigkeit für eine gesunde Entwicklung des Kindes darstellt.

Freilich, es kommt natürlich ganz wesentlich darauf an, wieweit sich Vater und Mutter verstehen. Im folgenden möchte ich zwei Lieder Georg Kreislers zitieren; in dem einen befindet sich der Mann auf der ständigen Flucht vor dem Zuhause, im anderen wird – wohl als ausgleichende Gerechtigkeit – ein Mann von der Frau verlassen und bleibt verstört alleine zu Hause zurück:

Zu Hause ist der Tod

Kommt mit mir, schöne Dame, in die Anden nach Peru!
Ich bin frei, und um die Ecke steht mein Boot.
Komm, ich zeige dir die Zulus
und die schönsten Honolulus –
aber nicht nach Hause! Denn zu Hause ist der Tod.

Komm mit mir, schöne Dame, in den Dattelpalmenhain!
Auch in der Südsee gibt's ein Überangebot.
Komm, wir fliegen nach Kentucky,

nach Paris, nach Nagasaki –
aber nicht nach Hause! Denn zu Hause ist der Tod.

Der Tod ist jeden Tag bei mir zum Essen.
Er unterhält sich nämlich gern mit meiner Frau,
wäscht das Geschirr und macht ihr dampfende Kompressen.
Er hat die Küche frisch gestrichen, grau in grau.
Und wenn ich komm, spendiert er eine Runde.
Und gegen neun schläft er vorm Fernseher ein.
Er liebt Prinzessinnen, Schlagersänger, Hunde.
Ich möchte nicht zu Hause sein.

Komm mit mir, schöne Dame, komm, wir fliegen nach
Hawaii!
Gleich im Nebenzimmer wartet mein Pilot.
Oder fändest du es schicker
in New York, in Costa Rica?
Nur nicht nach Hause, denn zu Hause ist der Tod.

Die Ruhe dort ist wie im Grabe.
Mein Wohnzimmer ist wie ein Labyrinth.
Am Küchenofen sitzt bei uns ein Rabe
und in der Ecke schreit ein unbekanntes Kind.
Die Bilder fangen abends an zu brüllen.
Die Wasserleitung singt das alte Lied.
Der Tod sitzt da und kaut Pastillen.
Man freut sich fast, wenn man ihn sieht.
Ich hab so Angst, ich schüttle seine Hände
und sag, wie geht's dir, Kumpel, bist du auch gesund!
Er blickt mich an und, glaube mir, sein Blick spricht Bände.
Und meine Frau kommt herein und küßt mich auf den Mund.

Komm mit mir, schöne Dame, wünsch dir alles, was du willst!
Ich bin zugänglich für jedes Angebot.
Komm, wir fliegen in den Süden
zu den fernsten Latitüden!
Laß dich küssen unter Palmen
und auf salzburgischen Almen!
Ich bin überall zu Haus, nur nicht zu Hause.
Denn zu Hause ist der Tod.

Es wird alles wieder gut, Herr Professor

Es wird alles wieder gut, Herr Professor,
bißchen Mut, Herr Professor,
es wird gut, Herr Professor.
Und die Frau Professor kommt, Herr Professor,
aber ganz bestimmt zurück.
Als sie weg war, sagten Sie, Herr Professor,
es geht Ihnen irgendwie etwas besser,
doch das war vor einer Stund', Herr Professor,
Sie sind jetzt, Herr Professor,
nicht gesund, Herr Professor.

Und man muß ja auch verstehn, Herr Professor,
sie ist jung, Herr Professor,
jung und schön, Herr Professor.
Da ist sicherlich kein Grund, Herr Professor,
daß sie plötzlich Sie verläßt.
Doch vielleicht nach einer Zeit, Herr Professor,
tut's der Frau Professor leid, Herr Professor,
und dann kommt sie hier herein, Herr Professor,
aber Sie, Herr Professor,
sagen Nein, Herr Professor.

Ja, ich weiß, Sie lieben sie.
Ja, Sie sind allein.
Glücklich wird sie sicher nie
mit dem anderen sein.

Schauen Sie meine Ingrid an,
die gestorben ist.
Man begreift es irgendwann
und wird Realist.

Es wird alles wieder fein, Herr Professor,
auch allein, Herr Professor,
renkt sich's ein, Herr Professor.
Und Sie haben doch einen Kreis, Herr Professor,
von Bekannten überall.
Ja, ich weiß es ganz genau, Herr Professor,

auch ein Freund ist keine Frau, Herr Professor.
Doch die Frau Professor war, Herr Professor,
auch kein Freund, Herr Professor,
das ist klar, Herr Professor.

Legen Sie sich etwas hin, Herr Professor!
Aspirin, Herr Professor?
Disziplin, Herr Professor!
Mit ein bißchen Disziplin, Herr Professor,
ist das alles ganz normal.
Es war immer so der Brauch, Herr Professor,
und das wissen Sie ja auch, Herr Professor,
daß man jemand glauben muß, Herr Professor,
und am Schluß, Herr Professor,
gibt's Verdruß, Herr Professor.
Das hat's immer schon gegeben, Herr Professor,
und man muß es überleben, Herr Professor.
Ihre Arbeit ist jetzt wichtig, Herr Professor.
Was Ihre Frau tat, war nicht richtig, Herr Professor,
aber der Himmel wird sie strafen, Herr Professor.
Jetzt versuchen Sie zu schlafen, Herr Professor!

Beiden Liedern ist aber auch etwas gemeinsam: Alles dreht sich um die Wohnung, einmal im zentrifugalen, dann wieder im zentripetalen Sinn. Wenn wir den Begriff »Familie« für das Finden der Mitte als wichtig halten, dann brauchen wir auch einen Ort der Handlung, wo sich das abspielen kann – und der ist eben, im Guten wie im Bösen, durch das Zuhause gegeben. Eine meiner fähigsten Schülerinnen, Anneliese Fuchs, die Gründerin des Instituts für Präventivmedizin, pflegt zu sagen: »Man kann sich über die Kriterien einer guten Ehe streiten; für mich ist das verläßlichste, ob sich Mann und Frau freuen, nach Hause zu kommen oder nicht.« Wieder wird die Wohnung zum Schauplatz der gemeinsamen Beziehung und im weiteren Verlauf zum Nest für den neuen kleinen Erdenbürger, in dem sie tiefe, formende Eindrücke hinterläßt.

Es ergibt sich die entscheidende Frage: Tun wir alles, um

uns zu Hause auch zu Hause zu fühlen? Umfragen berichten, daß der Österreicher zwar für die Ernährung 30 Prozent seines Einkommens ausgibt (das ist fast schon eine Vorstufe zum Selbstmord mit Messer und Gabel), aber nur neun Prozent für Miete, Einrichtung und Erhaltung seiner Wohnung. Man hat da ganz unwillkürlich den Eindruck, er wolle seine Behausung so unwirtlich wie möglich machen, um ein Alibi zu haben, warum er sich dort nicht wohl fühlen könne und daher möglichst oft und lang weggehen müsse (was dann darin zum Ausdruck kommt, daß die in der Wohnung verbrachte Zeit immer mehr schrumpft).

Wenn wir somit bei der Einrichtung angelangt sind, finden wir mühelos den Übergang zum zweiten Punkt, nämlich zur Verwandlung der Kälte in Wärme. Ein entscheidendes Kriterium, dem keiner entgehen kann, der eine Wohnung betritt, ist die Frage: Fühle ich mich dort wohl, »gemütlich« (ich komme auf diesen Begriff noch zurück), oder nicht? Wovon hängt dies ab? Zuerst sicherlich einmal von dem Material, das beim Hausbau benutzt worden ist. Kein Mensch kann mir einreden, daß zum Beispiel der harte, kalte Beton eine angenehme Ausstrahlung hat. Dann natürlich von den Menschen, die dort wohnen. Als ich meinen 65. Geburtstag hatte, hat Peter Turrini etwas gesagt, was mich vielleicht am meisten bewegt hat: »Es ist seltsam; wenn ich vom Erwin weggehe, fühle ich mich immer erwärmt; merkwürdig, er hat immer etwas davon übrig, was er abgeben kann.« Ich wage es nicht, zu beurteilen, ob er recht hat damit, aber eines ist sicher: Wir alle besitzen zu wenig Wärme, darum wohl auch benötigen wir soviel Energie! – Und letztlich, aber wahrlich nicht an letzter Stelle, kommt es ganz auf die Art der Einrichtung an.

An dieser Stelle möchte ich auf die Sonne zu sprechen kommen, die Grundlage aller Wärme und allen Lebens auf der Erde. Ich habe einmal gesagt und wiederhole es heute leidenschaftlich: Es dürfte keine Wohnungen mit Zimmern nur auf der Nordseite mehr geben! Das ist ein ungeheuerliches Verbrechen, und es müssen noch heute ungezählte Menschen so leben. Unsere unvergeßliche Ingeborg Bachmann hat, und jetzt ist diese Wortwahl von mir ganz absichtlich, einen unvergeßlichen Satz »ersonnen«. (Sehr interessant, wie im »ersonnen« auch die »Sonne« drinnen ist!) Sie hat nämlich gesagt: »Nichts Schöneres unter der Sonne, als unter der Sonne zu sein.« Leider bei uns – zum Beispiel im neuen AKH – gibt es viele Räume, die überhaupt kein Tageslicht haben. Wie werden dort Menschen arbeiten, welchen Stimmungen werden sie ausgesetzt werden? Künstliches Licht ist auch ein enormes seelisches Problem. Man bedenke aber auch, daß es viele Wohnungen gibt, in die das Licht als ein ungebetener Gast hereinkommt, nämlich künstliches Licht bei Nacht, oft die ganze Zeit nicht ausgeschaltet. Es ist ein mühsamer Prozeß, wie man sich gegen dieses grelle, feindliche Licht abgrenzt.

Aber zurück zur Sonne: Sie lehrt uns, daß Licht und Farbe zusammengehören. Nochmals sei an Sedlmayr erinnert: Erkalten und Entfärben gehören zusammen (er hat dies ja auch über eine Sonnenfinsternis geschrieben, die ihn einfach an unser Miteinander-Umgehen erinnerte). Was wir also unbedingt hereinbringen müssen in unser Sein, ist die Farbe.

Gerade als Psychiater habe ich zu diesem Thema einiges zu sagen: Wenn ein Mensch in eine Depression fällt, verschwindet die Farbe aus seinem Leben und auch aus seinen Zeichnungen; dort finden wir dann nur Grau und Schwarz. Wenn Farben wieder vorsichtig auftauchen, ist dies ein sicherer Hinweis darauf, daß sich die Depression zu verabschieden beginnt.

In die gleiche Richtung weist die Beobachtung, daß depressive Frauen aufhören, den Lippenstift zu benutzen, und das erste zarte Rot, das sie auftragen, die Wendung zum Besseren ankündigt.

In diesem Zusammenhang möchte ich eine dramatische Geschichte aus meinem Leben erzählen, und ich bitte um Entschuldigung, daß ich dazu etwas weiter ausholen muß: Im Jahre 1925 übersiedelten meine Eltern mit mir, der ich damals vier Jahre alt war, von Hollabrunn nach Wien in den ersten Bezirk, Annagasse 8. Diese neue Adresse bedeutete gerade damals, in der Zeit der größten Wohnungsnot, eine besondere Gnade. Nicht nur hatten wir eine Bleibe gefunden in der Hauptstadt, sondern auch mitten im Zentrum, noch dazu in einem ehrwürdigen Palais, erbaut nach den Plänen des großen Lukas von Hildebrandt. Diese überraschende Wendung hatte mein Vater, der seit längerer Zeit an der Lehrerbildungsanstalt in der Hegelgasse unterrichtete, seinem dortigen Kollegen, dem Religionsprofessor Josef Miklas (dem Bruder des Bundespräsidenten Wilhelm Miklas, der sich in äußerst tapferer Weise, intensiver jedenfalls als Schuschnigg, bis zuletzt dem erzwungenen Anschluß Österreichs im Jahre 1938 widersetzte, leider aber bei der Zerstörung der Demokratie 1933 weit weniger Standfestigkeit zeigte), zu verdanken. Dieser hatte ihn kennen- und schätzengelernt und durch seine Verbindungen dann die Übersiedlung ermöglicht.

Das Haus Annagasse 8 konnte damals nicht nur als ein besonders schönes, sondern seiner Tradition und seinen Bewohnern nach auch als ein »besonders christliches« Haus bezeichnet werden (was immer man auch darunter verstehen mag – heute verbinden sich für mich mit diesem Begriff nicht nur positive Assoziationen). Der Hausherr, ein Ing. Mayer, war nach dem frühzeitigen Tod seines Vaters praktisch von einem Prälaten des erzbischöflichen Ordinariats aufgezogen worden. Unter diesem Einfluß hatte er sich bemüht, vor allem ähnlich gesinnten Menschen in seinem Hause Aufnahme zu bieten.

Das Palais war eigentlich ein Doppelhaus, von der Annagasse bis zur Krugerstraße reichend, und auf der zweiten Stiege, die der Zugang zur Krugerstraßenseite war, wohnte der Hausherr im zweiten Stock, im dritten Stock eine alteingesessene und angesehene Bürgerfamilie (in dieser Wohnung lebt heute kein Geringerer als Peter Berner, der Vorstand der Psychiatrischen Klinik und Nachfolger Hans Hoffs), in den vierten Stock durften nun wir einziehen. Im ersten Stock aber war ein Baron Neuenstein zu Hause, seines Zeichens überzeugter Legitimist und Anhänger einer Restauration der Habsburger. Diese gesamte zweite Stiege hielt jedenfalls ihrer Überzeugung und ihrem Glauben an Österreich auch die Treue, als dieser Name 1938 von der Landkarte verschwand und nicht mehr ausgesprochen werden durfte. Man bestärkte sich gegenseitig mit Worten und vielsagenden Blicken in der Hoffnung, daß dieses schreckliche Zwischenspiel nicht lange dauern werde. Wenige Tage nach der sogenannten Volksabstimmung, die über den Anschluß Österreichs inszeniert wurde, wurde Neuenstein verhaftet und von da an nie mehr gesehen. Er hatte gewagt, mit »Nein« zu stimmen, und die Gestapo hatte dies bei einem Plebiszit, das angeblich frei und geheim war, rasch erfahren und daraus ebenso rasch die bekannten Konsequenzen gezogen. Die »Front« der Ablehnung des Nationalsozialismus blieb aber in der zweiten Stiege der Annagasse 8 insofern trotzdem erhalten, als eine neue Mieterin dort einzog, mit Namen Dorothea Neff. Wenn man sie nur sah und erst recht, wenn man mit ihr sprach, verstärkte sich immer mehr der Eindruck: eine Frau von Wuchs und Charakter, gerade, aufrecht und fest wie ein Baum, eine »Mutter Courage« im besten Sinne des Wortes, mit einer Stimme, die alleine schon Mut machen konnte, und ohne all jene Anpassungstendenzen, die die Brechtsche Figur so zwielichtig erscheinen lassen.

Es gibt eine wunderbare Ballade von Franz Werfel, »Der gute Ort zu Wien«, worin der Dichter die Tatsache, daß den Juden 1938 in Wien der Besuch aller öffentlichen Anlagen und Gärten untersagt wurde und ihnen demnach nur die israelitische Abteilung des Zentralfriedhofs zur Erholung blieb, wie folgt besingt:

> In Väterzeiten, lang verdorrt,
> da hieß der Friedhof: guter Ort.
> Nun ist als Schutz vor feigen Horden
> zum guten Ort er wieder worden.

Wann immer ich jetzt dieses Gedicht lese, fällt mir als erste Assoziation Dorothea Neffs Wohnung ein. Meine Begegnungen mit ihr im Stiegenhaus, nicht häufig, aber doch um so mehr beeindruckend, unsere kurzen, aber prägnanten Gespräche, vermittelten mir immer von neuem das Gefühl, daß von dieser Frau eine ungewöhnliche Kraft ausgehe und daß es gut sein müsse, unter ihrem Schutz zu stehen. Ich erinnere mich noch genau des schrecklichen Tages im Dezember 1939, als das tagelang schon Vorausgeahnte Wirklichkeit wurde und die schon sprichwörtlich gewordenen zwei Herren von der Gestapo an meiner Türe läuteten, um mich zu verhaften, weil ich die Pfarrjugend in St. Stephan leitete. Als ich im Stiegenhaus abeskortiert wurde und mich die Ängste quälten, wie ich die kommenden Verhöre gut überstehen sollte, da führte mich natürlich mein Weg auch vorbei an der Neffschen Wohnungstür, und ich meinte, auf einmal von dort gleichsam eine erste Ermutigung zu spüren, die mir den Rücken stärkte. (Und ich hatte dann auch das Glück, in der

Zelle dem kommunistischen Widerstandskämpfer Franz Schefzik zu begegnen, der mir jungem und unerfahrenem Menschen jene Ratschläge gab, die mich befähigten, die Situation zu meistern. Leider aber, Franz Schefzik hat die Haft nicht mehr lebend verlassen; er wurde von den Nazis hingerichtet. Ich konnte ihm nie richtig meinen Dank abstatten, weswegen ich hier besonders seiner gedenke ...)

So spürten wir alle also, daß die Wohnung von Dorothea Neff, dank des So-Seins dieser Frau, ein guter Ort sein müsse. In welcher Weise dies aber, selbst die kühnsten Vorstellungen übertreffend, *wirklich* der Fall war, das ahnte niemand von uns. Dort lebte also all die Jahre versteckt Lilli Wolff, ohne Lebensmittelkarten, ohne Möglichkeit, in den Luftschutzkeller zu gehen, bedroht von allen nur vorstellbaren Gefahren, und doch vor all diesen Gefahren bewahrt durch Dorothea Neff! Und diese Lebensrettung unter Einsatz des eigenen Lebens war nicht zustande gekommen aufgrund einer Bitte des Opfers, die vielleicht von Dorothea Neff nicht abgeschlagen werden konnte, nein, Dorothea selbst war es, die Lilli Wolff den Vorschlag machte: Du bleibst, denn der Transport geht in den Tod. Mir fällt das Gedicht von Gerti Spieß ein:

Ins Dunkel, ins Elend, wohin wird es gehen?
Werden wir dort unsere Kinder sehen?
Wird es noch furchtbarer werden als hier?
Wird man uns töten? Was wissen denn wir!
Eine nur flüstert: ich weiß es schon –

Diese eine war in diesem Falle Dorothea Neff; sie hatte inmitten der angeblich Unwissenden aufnahmebereite Sinne und Phantasie genug, um die vielfachen Gerüchte zu der Erkenntnis zu verdichten: Juden werden umgebracht. Es war die Leistung dieser Phantasie, sich nämlich das Elend der Betroffenen vorzustellen, die sie schließlich befähigte, jede Gefahr auf sich zu nehmen, um wenigstens einen Menschen der tödlichen Maschinerie zu entreißen ...

Wir aber unter demselben Dach Hausenden hatten, wie schon gesagt, keine Ahnung, bis ich knapp vor dem Kriegsende in diese einmalige Geschichte am Rande hineinverwoben wurde. Denn eines denkwürdigen Tages, Anfang 1945, stand Frau Neff vor meiner Tür und fragte: »Ringel, können Sie Injektionen geben?« Ich war zwar mit dem Medizinstudium noch nicht fertig, hatte aber als Praktikant im Rudolfsspital genug Erfahrung gesammelt, um diese Frage bejahen zu können. Von da an durfte ich in der Zeit, in der die Kriegsereignisse Wien nahe kamen, Lilli Wolff jene Injektionen geben, die bei ihrer perniziösen Anämie damals das einzige Rettungsmittel darstellten. Der tapfere Arzt, der dies viele Jahre vorher getan hatte, stand in den letzten Wochen vor Kriegsende nicht mehr zur Verfügung, und so sprang ich ein ...

Unvergeßlich der Ostersonntag 1945, der Tag der Befreiung, der die qualvolle Besetzung unseres Landes beendete, an dem sich Lilli Wolff zum ersten Male wieder, ohne am Leben bedroht zu sein, im Sonnenlicht zeigen konnte. Und dennoch waren ihre Probleme nicht geringer geworden. Zu sehr hatte sie sich in den Jahren der Schicksalsgemeinschaft an eine Art Dualunion mit Dorothea Neff gewöhnt, als daß sie deren jähe Beendigung hätte ertragen können. Zu sehr auch hatte sie sich dem Lande und seinen Bewohnern entfremdet, als daß sie wünschen wollte, weiter in einer solchen Umgebung zu verbleiben. Da ich durch die Injektionen Lilli Wolff kennengelernt hatte, wurde ich unwillkürlich ihr Vertrauter in dieser ihrer schweren Konfliktsituation; es war dies eigentlich meine erste Psychotherapie, die ich zu bewältigen hatte, ohne noch voll zu wissen, was Psychotherapie wirklich ist. Es blieb kein anderer Ausweg: Lilli Wolff mußte

Österreich verlassen. Sie ging nach Amerika; sie brauchte die Distanz von dem Land, das sie verfolgt, aber auch von der Frau, die sie gerettet hatte.

Kaum drüben angelangt, gab sie ihrer Retterin, aber rührenderweise auch mir, unvergeßliche Zeichen ihrer Verbundenheit. So oft als möglich kamen Care-Pakete, und man muß diese Zeit erlebt haben, um zu begreifen, welch ein Schatz ein solches Paket damals war, gefüllt mit Dingen, die man hier nur mehr vom Hörensagen kannte.

Merkwürdigerweise, Lilli Wolff, die wußte, daß ich nur auf ein Kleidungsstück wirklichen Wert lege, nämlich auf die Krawatte – man mag dies tiefenpsychologisch deuten, wie man will –, legte diesen Paketen neben den köstlichsten Nahrungsmitteln immer wieder auch eine Kollektion von amerikanischen Krawatten für mich bei, die sich durch eine Mischung von grellsten und buntesten Farben auszeichnete. Damals war ich schon an der Psychiatrischen Klinik tätig, und eine solche Krawatte verhalf mir zu einem seltsamen Erlebnis: Ich wartete im Sekretariat der Klinik, um eine Krankengeschichte diktieren zu können, während eine Ärztin gerade dabei war, dies zu tun. Plötzlich unterbrach sie ihr Diktat und sagte zu mir: »Herr Ringel, bitte verlassen Sie den Raum; ich verspreche Ihnen, Sie sofort zu rufen, wenn ich fertig bin, damit Sie als Nächster an die Reihe kommen, aber die Farben Ihrer Krawatte kann ich nicht aushalten; Sie müssen mir aus den Augen gehen.« Ich verstand damals noch wenig von meinem Fach, aber ich empfand, daß die Reaktion der Ärztin seltsam war, und ich dachte, daß sie irgendwie gefährdet sei. Ich erfuhr, daß sie einen Verlobten habe, rief denselben an und drückte meine Sorge aus. Ich erhielt eine grobe Abfuhr: »Junger Mann, mischen Sie sich nicht in meine Angelegenheiten; es ist alles in bester Ordnung.« Vierzehn Tage später war die Ärztin tot; sie hatte mit einer hohen Dosis Morphium Selbstmord begangen. Man kann also das Problem so benennen: Der Farbschock, den die Frau gezeigt hatte, war ein eindeutiges Symptom einer tiefen inneren Depression und Verzweiflung. Für mein ganzes Leben werde ich diese tragische Erfahrung nicht vergessen.

Aber, auch abgesehen von der psychiatrischen Problematik, muß auf die Wechselwirkung hingewiesen werden: Der Depressive mag keine Farbe, und umgekehrt macht das Fehlen von Farben den Menschen auch depressiv – das ist eine Art von unterschwelliger Wirkung; man merkt sie vielleicht am Anfang gar nicht, aber allmählich wirkt sich das Nichtvorhandensein der Farbe für Auge und Gemüt negativ aus.

Die Farbe müßte aber auch in einer besonders »heimeligen« Weise angeboten werden. Wenn ich zum Beispiel vergleiche eine bloß angestrichene Wand und eine mit Tapeten, so ist das für mich ein ungeheurer Unterschied, wie zwischen kalt und warm oder zwischen Nacktheit und wohligem Angezogensein (letzteres im doppelten Sinne des Wortes). Die »bloße« Wand hingegen gibt sich in meinen Augen und in meinen Empfindungen eine Blöße. Ähnlich geht es mir mit Parkettböden, von denen, weiß Gott, bewundernswerte Arten existieren. Aber welch herrliches Gefühl, wenn der Fuß in einen Teppich mit seinen Farben versinkt und dort eine kleine Spur zurückläßt.

Aber nun wieder zurück zur Wärme in der Wohnung. Zu Recht hat man die Wohnung als eine »andere Haut« des Menschen bezeichnet, weil sie ebenfalls den beiden Zwekken, der Abgrenzung und der Kommunikationsfähigkeit durch Berührung, dient. Wärme setzt Geborgenheit voraus, und diese wiederum beruht auf der Fernhaltung störender Einflüsse von außen. Wenn man immer wieder sehen muß,an welchen Punkten, mitten im tosenden Verkehr der

Städte, Häuser gebaut werden, dann muß man sich wahrlich über Architekten wundern, die bereit sind, an solchen Stellen Wohnungen zu errichten. Man möchte die Baumeister am liebsten bei der Hand nehmen und sie fragen: »Wo wohnen denn Sie selber?« Oft bleibt den Bewohnern dort im Sommer wirklich nur die Wahl, ob sie sozusagen ersticken oder durch Öffnen der Fenster um jede Schlafruhe gebracht sein wollen.

Aber Lärmgefahr kommt ja nicht nur von der Straße. Vielfach sind die Wände so dünn, daß man jeden Laut, jeden Schritt durchhört. Betrachten wir dies zuerst einmal aus der Perspektive des Kindes: Besonders in den ersten Lebensmonaten macht es mehrere Schreiperioden durch, und für die Entfaltung seiner Stimme, seiner Kommunikationsfähigkeit, des Ausdrucks seiner Gefühle und somit eigentlich der gesamten Persönlichkeitsentwicklung erscheint es ganz entscheidend, daß dieses Schreien zugelassen, beantwortet und nicht unterdrückt wird, wie im vorhergehenden Kapitel gezeigt wurde. Wenn diese Unterdrückung auch von den Eltern aus sehr egoistischen Gründen durchgeführt wird (»Wir wollen unsere Ruhe haben«), so liefern die dünnen Wände zumindest den perfekten Vorwand: »Wir müssen auf die Nachbarn Rücksicht nehmen und können das daher nicht dulden.« Noch später, aus der Perspektive des Jugendlichen, ist dieses Problem virulent, wie das folgende Gedicht von Markus Marotte beweist:

Jugend

I

Wir erschrecken vor dieser Freiheit,
die Ihr uns plötzlich gebt,
mit der Ihr uns alleinlaßt
in den leeren Wohnungen,
während Ihr selbst

die Flucht ergreift,
in panischer Angst
in immer schnelleren Autos.

II
Unsere Frage nach Gott
speist Ihr mit einem Löffel Schlagsahne ab.
Eure Schwarzwälder Torten
stinken.

III
Wundert Euch nicht,
wenn wir Euren Händen entgleiten,
davonbrausen
auf unseren heulenden Maschinen,
weil wir daheim nicht heulen dürfen
in der hellhörigen Wohnung.

Wundert Euch nicht,
wenn wir uns ekeln vor Euren Gesichtern,
aber den Augen des Guru
blind vertrauen.

Wir wissen es ja,
so oder so,
Wir gehen drauf.
In Eurer Mitte
fallen wir um eines Tages.
Vor Euren Augen
sterben wir
an der Sinnlosigkeit
Eures Lebens.

Aus dem Blickwinkel der Erwachsenen ist dies nicht weniger schlimm: Mit Recht hat Wilhelm Reich den Orgasmus als ein Grundrecht jedes Menschen bezeichnet. Letztlich bedeutet er ein grenzenloses Außer-sich-Geraten, bis hin an ein Auslöschen: Wie soll man dies alles ungehemmt erleben können, wenn ein unerwünschter Zuhörer daran teilnimmt?

Um nun vom Beischlaf zum Schlaf zu kommen: Auch er ist eine köstliche Quelle der Parasympathikotonie; Voraussetzung aber dafür, diesen Trunk genießen zu können, ist wieder das Gefühl der Ungestörtheit, das Wissen, daß man unabhängig ist vom guten oder bösen Willen des Nachbarn, wenn er Radio oder Fernsehen aufdreht. Wie viele Feindschaften, die Menschen erleiden und ein Leben lang entzweien, kommen auf diesem Weg zustande! Wie viele Schlafstörungen entstehen, weil man der Umgebung nicht vertrauen kann?

Und für noch etwas ganz Wesentliches benötigt man »Ungestörtheit« – für das Zu-sich-Finden, das Zur-Ruhe-Kommen. Treffend drückt dies Hermann Claudius in den folgenden Versen aus:

> Die Stille meiner Stube um mich her,
> ich gebe mich ihr gern und ganz gefangen.
> Wie wollte ich anders zu mir selbst gelangen,
> wenn nicht die Stille meiner Stube wär?

Die Wohnung sollte also unser »Gestimmt-Sein« positiv beeinflussen können. Und so, wie die Farben den Psychiater, so ruft die Stimmung den Psychosomatiker auf den Plan. Die Psychosomatik aber sollte uns Gelegenheit geben, unsere Betrachtung der Welt (= Welt-Anschauung) zu revidieren. Wir verherrlichen derzeit drei Götter: den Verstand, den Willen und das Bewußte. Aber die Psychosomatik lehrt uns, daß die lebenswichtigen Teile unseres Körpers, das Herz-Kreislauf-System, der Atmungstrakt, die Verdauungsorgane, der Uro-Genital-Trakt, die Drüsen mit innerer Sekretion, die Haut, weil sie dem *un*willkürlichen, dem autonomen (selbständigen), dem vegetativen Nervensystem unterstehen, sich unserem Willen entziehen. Ihnen allen können wir keine Befehle erteilen; hier stoßen der bewußte Wille und der Verstand an ihre Grenzen, und das Reich der unwillkürlichen, oft auch unbewußten Gefühle und des Gemütes (daher auch die Bedeutung der »Gemütlichkeit«)

beginnt. Wir machen uns, zu Recht, so viele Gedanken, was wir tun könnten, um gesund zu bleiben. Nur, etwas ganz Wesentliches vergessen wir dabei: unser vegetatives Nervensystem in Balance zu halten zwischen Anspannung und Entspannung, was wieder von unserer gefühlsmäßigen Ausgeglichenheit und Harmonie abhängig ist. Niemand kann sich zu positiven Gefühlen zwingen, aber er kann einiges dazu tun, in eine gute Richtung beeinflußt zu werden, und ein ganz ausgezeichnetes Mittel dazu ist – die Wohnung.

Ein paar Punkte möchte ich in diesem Zusammenhang erwähnen; vollständig sein kann ich nicht, möchte ich auch gar nicht, denn einiges muß der Phantasie überlassen bleiben, und jeder muß ja selber erst entdecken, was ihn in die richtige »Gestimmtheit« bringt.

Mein Freund Max Piperek hat zum Beispiel festgestellt, daß der Blutdruck eines Menschen in einem Betonklotz höher ist als in einem Holzhaus. Ich wiederhole in diesem Zusammenhang noch einmal die Reizworte Tapete, Teppich, Polster, Vorhang. Besonders die Einrichtung des Wohn- und des Schlafzimmers wird entscheidend sein. Die Wohnung als Möglichkeit, Geselligkeit und Musik zu genießen! Eine leere Wohnung gemeinsam einrichten zu dürfen ist eine Gnade von hohen Graden. Da entscheidet Geschmack, da tritt Harmonie zutage, hat sich demokratisches Verständnis füreinander zu bewähren.

Ein Zimmer sollte jeder haben, das ihm allein gehört. Und da sind wir bei einem bekannten Phänomen: So, wie man immer um einen Tausender zu wenig verdient, so ist die Wohnung immer um einen Raum zu klein. Die Kinder brauchen ihre eigenen Zimmer (sehr wichtig für die Entwicklung ihrer Selbständigkeit), nicht zuletzt auch deswegen, damit die Eltern nachts ungestört sein können (viele sexuelle Beziehungen von Eheleuten scheitern in der Phase, wo sie ständig fürchten, von den Kindern »ertappt« zu werden). Ein Zimmer sollte immer zur Verfügung stehen, um sich in kritischen Momenten dorthin zurückziehen zu können, damit man nicht gleich die Wohnungstüre von außen zuschlagen muß, wenn man mit sich selber nicht zurechtkommt. Entfaltung ist das Zauberwort einer glücklichen menschlichen Entwicklung; der Mensch soll immer »weiter« werden, soll sein Leben in »wachsenden Ringen« gestalten (Rilke). Allzu große Enge ist dem feindlich im Wege; Räumliches verwandelt sich sehr rasch in Psychisches.

Ich möchte an dieser Stelle auch ein leidenschaftliches Plädoyer für einen Raum (und sei es die Wohnküche) als dem Zentrum der Begegnung aller Familienmitglieder halten. Ich bin kein Illusionist; weiß, wie schwer alle diese Forderungen unter den heutigen finanziellen Bedingungen für den »Durchschnittsbürger« zu realisieren sind. Aber andererseits kann man als Psychohygieniker nicht aufhören, das Notwendige zu verlangen und zu hoffen, daß es eines Tages verwirklicht sein wird.

Natürlich ist für ein »glücklich liebend Paar« auch in der kleinsten Hütte Platz; selbstverständlich vermag auch ein Palast kein zufriedenes Leben zu garantieren; immer hängt es von den Einwohnern ab, ob sie gemeinsam imstande sind, eine Wohnung zum Atmen, zum Leben zu bringen.

Dennoch aber muß ich mit Nachdruck darauf hinweisen, daß das Wohnen nach wie vor hier ein ungelöstes soziales Problem darstellt. Darüber steht im *»profil«* im Oktober 1984:

> Es ist der reinste *Wohn*sinn: ein gutes Viertel der österreichischen Wohnungen ist Substandard und beinahe die Hälfte längst vor dem Zweiten Weltkrieg erbaut. Im statistischen Durchschnitt verfügt jeder Wiener über 31 Quadratmeter Wohnfläche, und die Durchschnittsgröße der städtischen Behausungen beträgt auch nur 64 Quadratmeter. Beinahe

ein Fünftel der Wohnungen zwingt die Bewohner zum Sanitärgang vor die Tür. Wer nicht Substandard wohnt, ist – statistisch beschrieben – in Betonsilos gepfercht, in äußerlich desolaten Zinshäusern untergebracht oder verliert sich gar zu horrenden Betriebskosten in zentralgeheizten Wohnmaschinen.

Zur guten Gestimmtheit hilft auch sicherlich das Gefühl: Ich habe meine individuell gestaltete Wohnung. Wenn man zum Beispiel viele Hochhäuser ansieht, so hat man den Eindruck einer Einheitsware, Massenware, Uniformierung, und man kann sich schwer vorstellen, daß dort individuelles Wohnen möglich ist. Ich habe vorhin von der zweiten Funktion der Wohnung als einer »anderen Haut« gesprochen, nämlich der Berührung, der Kommunikations-Ermöglichung. Aber das darf keine erzwungene Berührung sein. Zur Gemeinschaft kann und darf man nicht kommandiert werden; sie muß sich bilden und entwickeln, gleichsam von selbst.

Wenn ich in Bremen zu meinem Freund Will Quadflieg fahre, komme ich an einer solchen Siedlung von Hochhäusern vorbei; man nennt sie »Klein-Manhattan«. Dort hat man für jede aller möglichen Gemeinschaftsfunktionen Räume geschaffen; aber die Häuser sind leer, die Fenster blicken wie Augen von Ruinen. Die Siedlung ist weitgehend eine Totenstadt geworden, weil sich die Leute nicht wohl gefühlt haben, weil sie nicht zwangsbeglückt sein wollten. Christine Nöstlinger hat dieses Schicksal des Zusammenlebens und dennoch Voneinander-getrennt-Seins im folgenden Gedicht unvergeßlich festgehalten:

Dunasdog um zwöfe

I won in an Haus,
was 8 Schdogweak hod.
Im 7tn Schdog

beim 6tn Fensda
vun rechts her zöd
faungd mei Wonung au.
Beim 5tn Fensda
vun lings aus grechnd
heads auf.
158 Wonungan
hod Genosnschofd baud.
Des hasd:
Mia san 474 Leid
im Haus,
weu jede Famülie
beschded aus
Vata, Muta und Kind.
E gloa!
Maunchane Leid
haum zwa Kinda.
Oba dafua
haum aundare kans.
Und des
gleichd sie aus.
Das mei Nochbarin
Bogna hasd,
wasi.
Des schded aun ira Tia.
Und untn beim Lifd
hängd a Tofe,
auf dera
schdengan de Naumen da Mita
und dahinta
des Numara vun ira Tia.
Wauni aufn Lifd woat,
lern i de Naumen,
und wauni schbeda daun
bei mein Fensda schde
und owa schau
und an ins Haus ge sich,
deng i ma aus,
wöchana vun de Naum
vun da Tofe

zu eam basd.
Iwa mia is a Kind,
des wos vü schreid.
Ned nua aum Tog,
a in da Nocht.
Unta mia wond ane,
de is varugt.
De hod ma an Zedl
aund Tia bigd,
drauf is gschdaundn,
i soi in da Kuchl
ned Roischuach foan.
Aum Dunasdog
kochn olle Fraun im Haus
Schbinod.
Des wasma,
weu aum Freidog
des Misdkiben
voi Schbinodpakeln san.
De Kuchln in unsan Haus
– weus wegn die Inschdalationen
bülliga woa –
san olle iwaranaund.
Und de Gashead,
de wosd Genossnschofd
ind Kuchl gschdöd hod,
schdengan olle
in a Fensdaekn
aun da Bodzimmawaund.
Kuchl
auf Kuchl
auf Kuchl
bis untas Doch.
Und jedn Dunasdog um zwöfe
schdengan 158 Weiba
unterana und
iwaranaund
fua eanare Gashead
und glezln
grosgrine Wiafen

aus eiskoide Pakeln
und schiams
in de Reindln umaranaund,
bis a Schbinod draus wiad.
A Schbinod
mid Eibrenn und Knofe.
Da gleiche Schbinod
aum gleichn Head
gleichschnö griad
is gleich schnö featig.
Jedn Dunasdog um hoiba ans
nimi mein Töla Schbinod
und sez mi zum Tisch.
Da Lefe tauchd ei
in de grosgrine Baz,
i schau aufe zum Blafon
und owe zum Fuasbon
und brü
so laud,
das duach de dinan Meian
dröna muas:
Guadn Apadid!
Oba nia ned
kumt a Auntwuat.

Ganz besonders möchte ich in diesem Zusammenhang auf das Schicksal der Kinder aufmerksam machen. Es ist bekannt, daß je höher ein Mensch in einem Hochhaus wohnt, er desto gefährdeter erscheint. Ein Kind vor allem: in seiner seelischen Gesundheit nämlich, weil die Kommunikation mit der Natur immer schwerer und entfernter erscheint. Weil wir ja in einer Welt leben, die kinderfeindlich ist und die, statt die Kinder auszulassen, die Kinder nur mit einem Satz umgibt, nämlich: »Laß das!« Spielen verboten, Lärmen verboten, Radfahren verboten, Raufen verboten, alles verboten! Und dann erwarten wir eine Generation, die das Leben meistert und auf die wir stolz sein können. Man bedenke doch, in Wohnungen werden Kinder gezeugt, in Wohnungen wachsen Kinder auf, und diese Wohnungen formen ganz wesentlich das menschliche Schicksal. Wie Heinrich Heine gesagt hat: »Unter jedem Grabstein ruht ein menschliches Schicksal.« Und solange wir dieses Schicksal noch positiv beeinflussen können, so lange müssen wir eigentlich alles tun, was möglich ist, denn im Grabe ist es zu spät dafür.

Am Schluß möchte ich zu jenem Begriff zurückkehren, den ich schon einige Male hier apostrophiert habe, nämlich zur Phantasie. Die Psychiatrische Klinik, in die ich im Jahre 1946 eintrat, war ein hundert Jahre altes palaisartiges Gebäude, welches mitten im Grünen stand. Die Umgebung jedes Hauses ist ja von größter Bedeutung, und mit Freude höre ich immer, daß es heute unter den Architekten eine Bewegung gibt, die sich »Öko-Architektur« nennt und sich der Tatsache bewußt ist, daß Haus und Umwelt eine Einheit darstellen, die es beim Bauen nicht nur zu bewahren, sondern auch zu unterstützen gilt. Mein Lehrer Hans Hoff hat dies alsogleich dazu benützt, eine Psychiatrie im Grünen aufzubauen: Die Patienten wurden, sobald es wärmer war, mit ihren Betten in den Garten hinausgeführt, damit sie dort besser zu sich kommen, schöne und positive Eindrücke gewinnen konnten, die es ihnen erstrebenswert erscheinen ließen, in die Welt der Gesunden, der sogenannten Normalen, zurückzukehren. Heute ist dies alles längst in die Luft gesprengt (es waren übrigens vier Sprengungen nötig; so solide war gebaut worden), und an derselben Stelle steht nunmehr das neue Allgemeine Krankenhaus. Wir mußten in eine neue Klinik, die sehr nüchtern und kalt wirkte, übersiedeln; eine umgebende Natur ist kaum mehr zu bemerken, und selbst die paar Quadratmeter Grün müssen wir immer wieder von neuem erbittert verteidigen. Aber da waren andererseits auch große Fortschritte zu registrieren, denn nun haben wir Zimmer mit vier Betten, nun gibt es moderne, zufriedenstellende sanitäre Einrichtungen, und sicher stellt dies für die Patienten einen großen Gewinn dar. Und wir haben eben dann zusammen versucht, trotz all dieser gegebenen Bedingungen der Nüchternheit unsere Phantasie spielen zu lassen und es den Menschen dort so bunt zu machen, wie es eben möglich ist.

Und diesen Schluß möchte ich ziehen: Ich warne vor dem Fertighaus und vor dem fertigen Haus. Nie sollten wir für unsere Phantasie keinen Spielraum mehr haben, immer noch Vorstellungen entwickeln, die wir auch in irgendeinem Sinne in eine Realität verwandeln können. In diesem Sinne darf ich abschließend ein Gedicht aus den »Sonetten an Ead« von Anton Wildgans zitieren:

An Dorfes Ende bauen sie ein Haus.
Schon ragt ein fest Gevierte aus dem Grunde
und wächst und wird mit jeder Zeiger-Runde,
und kommt der Herbst, träumt blauer Rauch daraus.

Du unbesorgter Eigner dieses Baus,
sei gut und gib dem fremden Frager Kunde.
Bist du nicht bang vor jener Feierstunde,
da einst man sagt: »Nimm hin dein fertig Haus«?

Wird dich's nicht ängstigen, daß die Welt so weit
und dieses Mauerwerk wie ein Gefängnis,
worin dem Wunsch kein Flügel mehr gedeiht?

Mir, siehe, ist selbst die Unendlichkeit
zu sehr verräumt mit Nähe und Bedrängnis! –
Er lächelt nur wie einer, der verzeiht.

VIII. KAPITEL

Mein Weg zum Psychotherapeuten

(zugleich ein später Dank an Jakob Wassermann)

1. Akt:

Mein Vater war Mittelschulprofessor an der Lehrerbildungsanstalt in Wien, Hegelgasse 12. Wenn er heimkam, sagte er nicht zu mir: »Laß mich in Ruhe, ich bin jetzt müde«, sondern er setzte sich hin und erzählte mir stundenlang, was er in seiner Schule erlebt hatte, so daß ich in der Naivität eines Volksschulkindes zu glauben anfing, er übe seinen Beruf nur aus, um mir davon berichten zu können. Alsbald begann ich, Hefte mit Schularbeiten verschiedener imaginärer Schüler auszufüllen (!) und sie dann anschließend zu korrigieren. Natürlich legte ich auch Kataloge an, in denen ich die Noten festhielt. Mit anderen Worten: Es war meinem Vater gelungen, mich für seinen Beruf zu begeistern (was heute zu selten geschieht), und ich war fest entschlossen, ebenfalls Mittelschullehrer zu werden. Von diesem Weg wich ich nur ein einziges Mal kurz ab. Im Jahre 1934 machten meine Eltern mit mir im Sommer einen Ausflug nach Bad Ischl. Dort führten sie mich liebevoll zum »Zauner«, und dessen Köstlichkeiten begeisterten mich so sehr, daß ich am nächsten Vormittag bat, doch wieder zum Zauner gehen zu dürfen. Auch dieser Wunsch wurde mir erfüllt. Als aber am Nachmittag desselben Tages mich neuerlich die Sehnsucht nach dorthin überfiel, sagte meine Mutter: »Lieber Erwin, der Vater hat ein fixes Gehalt; das ist in dieser Zeit der Arbeitslosigkeit eine große Gnade. Aber andererseits ist das Gehalt doch nicht so groß, daß wir uns so viele Extravaganzen leisten können.« Ich wurde sehr nachdenklich und sagte auf der Heimfahrt: »Liebe Mutter, wenn es sich ein Mittelschullehrer nicht einmal leisten kann, sein Kind dreimal zum Zauner hinzuführen, dann ist das kein Beruf für mich!« Aber das war nur ein momentaner »Umfaller«. Die großartigen Professoren, die ich im Akademischen Gymnasium hatte und denen ich in der »Österreichischen Seele« bereits, auch namentlich, ein Denkmal gesetzt habe (in der Zwischenzeit durfte ich in »meiner« Schule sowohl zu den Schülern als auch zu den Eltern sprechen, was mir große Freude gemacht hat), sorgten ganz im Gegenteil dafür, daß sich mein Wunsch immer mehr festigte und ich nach der Matura entschlossen war, Mittelschullehrer zu werden. Etwas anderes stand für mich nicht einmal zur Debatte.

2. Akt:

Er spielt in Viktring in Kärnten, wo ich seit dem 1. 4. 1939 meinen sechsmonatigen Pflichtdienst im Reichsarbeitsdienst, einer ebenso geistlosen wie brutalen Organisation, ableistete. Am 1. 9. hatte Hitler Polen überfallen, zwei Tage später erklärten England und Frankreich Deutschland den Krieg, was die Nazis im Lager bedrückte, denn sie hatten gehofft, daß Hitler weiterhin ein Opfer nach dem anderen abschlachten könnte, ohne daß ihn jemand daran hinderte. Ich aber ging seither erhobenen Hauptes umher; für mich war dies der erste Schritt zu Hitlers Untergang, wie ich überhaupt keinen Moment – auch zur Zeit seiner größten Siege – an seiner Niederlage zweifelte. Da wurde ich am 6. September zum Telefon gerufen, und ich hörte die Stimme meines Vaters, der mir mitteilte, daß er mich soeben an der medizinischen (!) Fakultät inskribiert habe. Wenig ehrfürchtig erwiderte ich: »Bist du verrückt geworden?« Aber er schloß das Gespräch mit der knappen Bemerkung: »Du wirst schon sehen, warum ich es getan habe.«

Nun, den Grund konnte ich mir schon vorstellen, und so war es auch. Am nächsten Tage gab es einen Appell und die Mitteilung: Erlaß des »Führers«, alle Medizinstudenten rüsten ab. So tauschte ich die verhaßte Uniform mit den Zivilkleidern und verließ am nächsten Tag das Lager. Ich war vielleicht hundert Schritte weit gekommen, als ich zum »Oberstfeldmeister« (= Kommandant des Lagers) zurückgeholt wurde (rückblickend betrachtet glaube ich, ich hätte dem Befehl nicht Folge leisten müssen, denn schließlich war ich ordnungsgemäß entlassen worden). So aber mußte ich in einer lauten Schreiorgie hören, daß alles Lüge und Schwindel sei; ich hätte beim Eintritt erklärt, ich wolle Lehrer werden, und darum sei mein Sinneswandel ungültig! Also wieder hinein in die Uniform, und meine Kameraden waren gespannt, welchen Tischspruch ich beim Abendessen vortragen würde (denn dies fiel immer mir als »zitatenkundigem« Individuum zu). Ich zögerte nicht und sagte: »Was uns nicht umbringt, macht uns nur stärker!« Dieses Wort sollte sich zwei Tage später bewahrheiten: wieder Appell, wieder »Führererlaß«, aber diesmal sollte der Jahrgang 1921 abrüsten. Daß ich in diesem Jahre geboren war, konnte der Lagerführer »beim schlechtesten Willen«, wie ich ihm ironisch sagte, nicht abstreiten, und also verließ ich, diesmal für immer, das Lager (vor Jahren habe ich mich mit Genugtuung davon überzeugt, daß auch nicht der kleinste Rest von ihm übriggeblieben ist).

3. Akt:

Ich rekapituliere jetzt ein entscheidendes Gespräch mit meinem Vater, nicht zuletzt auch deswegen, weil ich intensiv anregen möchte, daß auch heute noch, natürlich über ganz andere Themen, ähnliche Dialoge zwischen Vätern und Söhnen stattfinden mögen.

Mein Vater: »Du wirst also mit dem Medizinstudium beginnen?« Ich: »Mitnichten. Du darfst nicht vergessen, daß ich nicht als Medizinstudent, sondern als Jahrgang 1921 abgerüstet habe. Es besteht also nicht die geringste Verpflichtung meinerseits, mit einem ungeliebten Studium anzufangen.« Mein Vater: »Schau, du darfst nicht Lehrer werden. Du kannst ja den Mund nicht halten; in deiner ersten Schulstunde wirst du deine anti-nationalsozialistische Gesinnung verraten und unweigerlich von der Gestapo verhaftet werden. Was das bedeutet, können wir alle uns vielleicht gar nicht vorstellen.« Ich antwortete blitzschnell: »Lieber Vater, bis ich Professor bin, gibt es längst keinen Hitler mehr.« (Man sieht: Ich hatte den Rüstungsstand Englands und Frankreichs bei weitem überschätzt.)

Nun trat eine lange Pause ein. Meinem Vater schienen einen Moment lang die Gegenargumente auszugehen. Aber dann sprach er doch, und noch heute möchte ich ihm danken dafür und ihm versichern: Mit dem, was er mir dann sagte, hat er mein Leben schicksalhaft verändert.

Mein Vater: »Es mag schon sein, daß dann Hitler nicht mehr existiert. Aber, und das fällt schwer ins Gewicht, du auch nicht mehr! Denn Philosophiestudenten müssen sicher einrücken und kämpfen, und welchen Sinn hätte es für dich, für den Mann und seine Bewegung zu fallen, den du für die Inkarnation des Bösen auf der Welt hältst? Ärzte hingegen werden gebraucht, und als Medizinstudent hast du die Chance, dein Studium zu beenden.«

Nun war es an mir, eine Weile still zu sein. Dann aber gab ich mich geschlagen und bekannte: »Ja, Vater, du hast recht; ich muß Medizin studieren. Aber natürlich nur so lange, als

Hitler existiert. Nachher wird mich nichts aufhalten, meine wahre Sehnsucht zu realisieren.«

4. Akt:

Das Studium zieht sich in die Länge. Zweimal muß ich einrücken, aber beide Male gelingt es mir, wieder weiterstudieren zu können. Und je höhere Semester ich erreiche, desto näher steht der kranke Mensch vor mir (die theoretischen Fächer der Vorklinik blieben mir teilweise fremd), und Schritt für Schritt, ohne daß ich es mir im Anfang bewußt eingestehe, kann ich es mir immer mehr vorstellen, Arzt zu werden, ohne aber auch nur im mindesten schon eine Vorentscheidung hinsichtlich des angestrebten Fachs zu treffen. In dieser Situation geschieht nun wieder etwas Schicksalhaftes, und es hat wieder zu tun mit meiner Schulklasse im Akademischen Gymnasium.

Einer meiner Mitschüler dort war Ernst Haller; als Legitimist (Habsburg-Anhänger) wurde er später von 1940 bis 1942 eingekerkert. Knapp nach seiner Entlassung versank er beim Baden in einem Teich; er war einem Herzschlag erlegen (und die Gestapo hatte ihn wohl nur deswegen freigehen lassen, weil sie seinen Tod aufgrund ärztlicher Untersuchung voraussah und ihr Konto damit nicht belasten wollte).

Nun aber geschah etwas Eigenartiges, und deswegen erzähle ich diese Geschichte: Die Eltern meines Freundes beschlossen, seine Bibliothek an die nächsten Freunde, sozusagen als ein Memento an ihn, zu verschenken. Und so bekam auch ich einen Band, den ich natürlich als Kostbarkeit aufbewahre, in dem zu lesen ist: »Behalten Sie in guter Erinnerung Ihren Schulkameraden Ernst Haller, gestorben am 22. 8. 1943.« Ich war also auf diese Weise Besitzer eines dicken Buches geworden, mit dem ich aus tausend Gründen nichts anzufangen wußte: Der Name des Autors Jakob Wassermann sagte mir nichts (obwohl ich gerade mit jüdischen Dichtern vertraut war). Auch der Titel »Etzel Andergast« erweckte keine Assoziationen.

Es war mitten im schrecklichen Kriege, niemand wußte, ob er den nächsten Tag noch erleben werde – und daher stellte ich das Buch einfach in meinen Bücherschrank. Eines schönes Tages – hier paßt diese Redewendung wirklich –, ich kann nicht mehr sagen, wie es kam, ich weiß nur, daß es 1944 geschah, ergriff ich dieses Buch, und von dem Moment an, da ich es zu lesen begann, legte ich es nicht mehr aus der Hand. Ich wußte damals gar nicht, daß der »Etzel Andergast« der zweite Teil einer Trilogie war, wußte nichts vom Vorher, nichts vom Nachher; ich las nur und war fasziniert. In diesem Buch beschreibt Jakob Wassermann das Leben eines Psychiaters und Psychotherapeuten, Josef Kerkhoven ist sein Name. Bis zum heutigen Tage, nach mehr als vierzigjähriger Tätigkeit in diesem Fach, kann ich es nicht fassen, daß ein Mensch, der selber nie Psychiater, Psychotherapeut gewesen ist, die Existenz eines Psychotherapeuten so beschreiben kann, wie das Jakob Wassermann gelungen ist. Und oft ertappe ich mich während meiner Arbeit bei dem Gedanken: »Handelst du jetzt nicht genauso, wie es Kerkhoven getan hat oder getan haben würde?« – So sehr wirkt dieses Buch in mir nach; es ist in gewissem Sinne ein Teil meines Selbst geworden.

Während dieser Lektüre, während ich fassungslos Seite um Seite verschlang, in eine ganz neue Welt eingeführt wurde und wünschte, daß das Buch nie zu Ende ginge, war es mir da bewußt, daß ich schon meinem Schicksal begegnet bin? Wie so oft in ähnlichen Fällen, keineswegs. Aber dennoch war ein Zunder in mir angezündet worden, der in der Tiefe unaufhörlich weitergloste, und es bedurfte nur noch eines letzten auslösenden Faktors, bis ich ganz bewußt Feuer und Flamme war für den Beruf des Psychiaters und Psychotherapeuten.

5. Akt:

Im Frühjahr 1946, nach einer fast einjährigen Unterbrechung meiner Abschlußprüfungen infolge einer schweren Diphtherieinfektion, die ich mir beim Sezieren im Jahre 1945 zugezogen hatte, mit allen nur denkbaren Folgeerscheinungen, trete ich zum Rigorosum in Psychiatrie und Neurologie an. Beim Portier in der Lazarettgasse erkundige ich mich, wo denn die Psychiatrische Klinik sei, und als er hört, daß ich sie zum Zwecke der Prüfung aufsuchen will, stellt er mir eine schlechte Prognose, weil ich offensichtlich keine Vorlesung besucht habe, sonst wüßte ich ja, wo die Klinik ist. Er hat unrecht, denn er kennt den Grund nicht, warum ich nie dort war: Die Mitstudenten gehen hin, weil es »eine Hetz ohnegleichen« ist, man sich über die »Irren« lustig machen kann. Das aber paßt mir ganz und gar nicht, und darum habe ich mich statt dessen mit Skripten sorgfältig vorbereitet.

Der Klinikchef Otto Kauders ist aus irgendwelchen Gründen verhindert, das Examen selber abzunehmen. Es erscheint statt seiner Professor Stransky; er dreht seinen Schirm in der Hand und erklärt, daß er gut aufgelegt sei, weil heute ein Kandidat antrete, der den gleichen Vornamen trage wie er selber. Aber sofort fügt er hinzu: Derjenige solle sich nicht freuen, denn wenn man Erwin hieße, verpflichte dies zu besonderen Leistungen in der Psychiatrie. Mir bleibt keine Zeit, um zu überlegen, ob ich es bedauern solle, daß mir meine Eltern diesen Vornamen gegeben haben (wozu ich eigentlich nie eine Veranlassung gehabt habe), schon bin ich mitten in der Prüfung: Ich bekomme als »Fall« – sonderbare Fügung – einen Selbstmordversuch, also mein künftiges Spezialgebiet betreffend, und erreiche die große Zufriedenheit des Prüfers, der mir spontan eine schöne Zukunft als Arzt prophezeit und mir alles Gute wünscht.

Zu Hause angekommen, verkünde ich meiner ganz verdutzten Mutter, daß ich nun ganz sicher sei, was ich werden wolle, nämlich Psychiater und Psychotherapeut! »Hast du dir das aber auch gut überlegt?«, fragt eher warnend meine Mutter. »Ja«, antworte ich, »denn diese Psychiater sind ganz andere Menschen als alle anderen«, gebe ich als Grund an. Niemand konnte damals ahnen, daß es schon ein paar Jahre später heftige Auseinandersetzungen zwischen dem jungen Ringel und dem Altmeister Stransky geben sollte, freilich immer im Rahmen großer Ehrfurcht von meiner Seite. Wie immmer mein Motiv auch wirklich gelautet hat, eines ist sicher: Daß Psychiater ganz anders sind als die anderen, diese Erkenntnis habe ich in der Zukunft immer bestätigt gefunden, die eigene Person selbstverständlich eingeschlossen.

6. Akt und Schlußstein:

Sofort nach der Erreichung des Doktordiploms im Oktober 1946 gehe ich auf die Psychiatrische Klinik und bewerbe mich um dortige Aufnahme zur Ausbildung. Wo waren die Gedanken, nach Hitlers Ende sofort zu meinem wahren Wunsch, zur Mittelschulprofessur, zurückzukehren? Leider hat mein Vater, der Initiator meiner neuen Entwicklung, diesen seinen »Triumph« nicht mehr erlebt; er starb im Mai

1945, zweifellos als ein spätes Kriegsopfer, an den Folgen einer Prostataoperation, die in normalen Zeiten wahrscheinlich ganz glatt verlaufen wäre.

Otto Kauders schaut mich streng an und fragt, warum ich gerade in seiner Klinik arbeiten wolle. Meine Antwort: »Weil ich wissen möchte, warum die Menschen so handeln, wie sie handeln« schien ihm zu gefallen, und er nimmt mich an. Dort war vor wenigen Tagen auch Walter Spiel eingetreten, und das Schicksal hat uns für eine Art von Parallelkarriere vorbestimmt: Zusammen werden wir Assistenten (Oberärzte), fast gleichzeitig habilitieren wir (1961/62), 1972 werden wir außerordentliche Professoren und Departementsleiter; er für Kinderpsychiatrie und -neurologie, ich für Psychosomatik. Und schließlich erreichen wir – er früher als ich – den Plafond der ordentlichen Professur (ich für Medizinische Psychologie). Als Hans Hoff 1951 die Klinik nach dem früh verstorbenen Kauders übernimmt und uns beide alsbald sehr fördert, spricht man vom »Ringelspiel« an der Klinik und fügt hinzu: »Hoff spielt nach links und ringelt sich nach rechts.« Heute würde man das vielleicht schon in umgekehrter Zusammensetzung sagen. Und mein »Weg nach links« beginnt mit keinem Geringeren als Oscar Spiel, dem Vater von Walter. Oscar Spiel ist nach dem Tode Ferdinand Birnbaums der fast letzte lebende Schüler Alfred Adlers, der Direktor der individualpsychologischen Versuchsschule. Und mit dieser Begegnung ist nicht nur entschieden, daß mein Hauptinteresse innerhalb des Faches der Psychotherapie gelten wird, sondern auch, in welcher Schule ich meine dauernde Heimat finde, in der Alfred Adlers. Und auch das scheint mir heute kein Zufall zu sein.

Ende des Jahres 1983 erreicht mich – eine weitere der zahlreichen bedeutungsvollen »Zufälligkeiten« meines Lebens –

ein Anruf eines gewissen Günter Köberl aus Aussee. Er fragt mich, ob ich bereit sei, zum 50. Todestag Jakob Wassermanns (er lebte viele Jahre in Altaussee und liegt dort begraben) die Gedenkrede zu halten. Sofort sage ich zu, und als sich mein Gesprächspartner dafür bedanken will, schreie ich es bereits heraus, daß *ich* es sei, der zu danken habe, da ich eben diesem Jakob Wassermann ein Gutteil meiner Laufbahn, das Finden eines Berufes, der mich glücklich macht, zu verdanken hätte. Die geplante Rede könne daher nur ein schwacher Teil meiner Dankesschuld sein.

Heute ist Köberl einer meiner liebsten Freunde, und in dem kleinen Vorzimmer meines ebenso kleinen Büros in der Klinik hängt ein Bild, auf das die Blicke jedes Besuchers zuerst fallen müssen. Und wenn dann gefragt wird, ob dies der beeindruckende Kopf eines meiner Lehrer sei, kann ich immer nur antworten: meines Wohltäters, der durch das, was er schrieb, mich auf den rechten Weg geführt hat.

Und nun möchte ich logischerweise mit Teilen der Ausseer Rede schließen, die ich unter dem Titel »Jakob Wassermann – ein zu Unrecht vergessener Dichter« gehalten habe, damit auch die Leser diesen Mann besser kennenlernen:

Wer war dieser Jakob Wassermann, geboren 1873 bei Nürnberg, bestimmt, einer der größten Romanciers zu werden, gestorben 1934 in Altaussee, von dem heute nur mehr so wenige Menschen wissen? Heimito von Doderer hat einmal die Kindheit mit einem Topf verglichen, der uns am Beginn des Daseins übergestülpt wird und dessen Inhalt dann ein ganzes Leben lang an uns herunterrinnt. Wie war die Kindheit von Jakob Wassermann? Man kann sagen wie so oft: Die Tragödie begann schon vor seiner Geburt. Die Mutter, die Jette Traub aus der Würzburger Gegend, eine im ganzen Lande berühmte Schönheit, liebte einen Christen, und – wir kommen darauf noch zurück – das durfte damals einfach nicht sein. Und so heiratete sie – man kann ruhig dieses psychosomatische Wort gebrauchen – »gebrochenen Herzens« den Adolf Wassermann, einen Kaufmann in Fürth, der es nie zu etwas Richtigem brachte, sich und die Seinen gerade mühsam über Wasser halten konnte: Das war die schlimme Ausgangssituation des Wassermannschen Lebens. Die Mutter hat sich von dieser doppelten Enttäuschung nie mehr erholt; demütig, still, geduldig, depressiv, sich in Träumereien flüchtend – das ist vielleicht für Jakob Wassermann später bedeutungsvoll geworden – siechte sie dahin und verstarb schließlich, wohl an Schwermut, als Jakob neun Jahre alt war. Der Vater wußte mit diesem Kind, das wahrscheinlich der Mutter seelisch sehr ähnlich wurde, nie viel anzufangen, zeichnete es sich doch schon frühzeitig durch etwas aus, was ihm verhaßt war: den Hang zum Träumen und zum Geschichten-Erfinden; er akzeptierte nur die Realität, und je weniger er ihr gewachsen war, desto mehr verbiß er sich in sie und verhöhnte den »Phantasten«. In diese Familie kam dann die Stiefmutter herein, wie das so üblich ist, und damit begann großer Kummer für Jakob Wassermann, denn sie hatte für ihn noch weniger »Verständnis« als der Vater.

Mit Recht sagt die großartige Alice Miller: »Wenn ein Kind fühlt, nicht richtig geliebt zu werden, dann will es oft durch schlechte Noten teils dagegen protestieren, teils wohl auch um mehr Aufmerksamkeit und Zuwendung bitten.« Wahrscheinlich waren das auch für Jakob Wassermann die Gründe, ein schlechter Schüler zu werden. Seine »Therapie« bestand aber in wiederholten Prügeln, in der »gesunden Watschen«, die ja bis zum heutigen Tage in unseren Regionen für ein ausgezeichnetes Erziehungsmittel gehalten wird. Eine besonders schlimme Strafe für Jakob war daheim das Wegräumen der Bücher, in denen er so gerne las, die immer mehr zu einer Quelle seiner Erbauung und seines Glücks wurden. Die Devise der Eltern jedoch lautete: »Du mußt lernen und nicht lesen!« Und da war noch etwas: Er begann zu schreiben, erste kleine, hilflose Skizzen; aber diese Skizzen waren der Stiefmutter ein Dorn im Auge, und daher wurden sie verbrannt. Das war die erste Verbrennung Wassermannscher Werke. Wie bekannt, sollte später (1933) eine zweite, dramatischere, schicksalhaftere und aussagekräftigere Verbrennung stattfinden: der Ungeist wider den Geist! Aber in gewissem Sinne mag man auch schon hier, in der Verbrennung der frühen Wassermannschen »Werke« durch die Stiefmutter, einen Ungeist verspüren. Denn was wäre wichtiger für eine gute Erziehung, als die Phantasie des Kindes anzuregen und ihr die Möglichkeit zu geben, sich zu entfalten? Ist sie doch die weltbewegendste Kraft, gibt es doch nichts, und sei es das Unwahrscheinlichste und Überraschendste, was nicht vor seiner Realisierung bereits von der Phantasie vorweggenommen worden wäre!

Aus den bisherigen Darlegungen ergibt sich ein wesentliches Kriterium der Wassermannschen Existenz: sein Ausgesetzt-Sein. Von den Seinen nicht verstanden und verstoßen, erleidet er beim Versuch, von der »anderen Seite« (= der Gesellschaft) angenommen zu werden, Schiffbruch. Er schreibt über dieses sein Schicksal, das ihm in gewissem Sinne treu bleibt bis an sein Ende:

> Ich wurde als Mensch nicht als zugehörig gefordert, weder von einem Einzelnen noch von einer Gemeinschaft, weder von den Menschen meines Ursprungs noch von denen meiner Sehnsucht, weder von denen meiner Art noch von denen meiner Wahl, denn zu wählen hatte ich mich ja nachgerade entschlossen, und die Wahl hatte stattgehabt. Von jenen habe ich mich mehr durch inneres Geschick als durch freien Entschluß geschieden, diese aber nahmen mich nicht auf und an, und

mich selber darzubieten, ging gegen Stolz und Ehre. Ein Findling, ein Fremdling.

Damit kommen wir zu jener Zeit, die er selbst als den Gipfel seines Fremdheitsgefühls bezeichnet hat: Als er mit sechzehn die Schule mehr schlecht als recht absolviert hatte, wurde er zur Lehre nach Wien (wo ein Onkel wohnte) geschickt. Er flüchtete mit allen Zeichen des Schreckens, wurde wieder zurückbeordert, ging noch einmal durch, diesmal entschlossen, koste es, was es wolle, sich auf eigene Füße zu stellen.

Es begannen qualvolle Wanderjahre: In Würzburg absolvierte er den verhaßten Militärdienst; anschließend versuchte er, mit Hungergeldern entlohnt, sich eine Existenz aufzubauen in Freiburg, in Zürich, in Nürnberg, zweimal in München, immer vergeblich. Aber schon damals spürte er irgendwie, daß seine Berufung ganz woanders gelegen ist: Er beginnt wie im Fieber zu schreiben, reicht die Skizzen bittend an ungezählten Stellen ein, wird überall abgewiesen. Was für den Schauspieler die Rolle – ohne sie geht er zugrunde –, das ist für den dichtenden Menschen die Möglichkeit, gedruckt zu werden. So war Wassermann damals am Verhungern, im doppelten Sinne des Wortes: Er hatte buchstäblich nichts mehr zu essen und sah andererseits keine Chance, in die Welt der Dichter einzutreten. Auf dem Höhepunkt dieser Notzeit wanderte er wochenlang praktisch als Landstreicher durch den Schwarzwald und – seltsam, er überstand diese Periode, weil er den Bauern und ihren Kindern Märchen und Geschichten erzählte und dafür Nahrung erhielt: ein erster, ganz winziger Hinweis darauf, daß man durch Dichten überleben konnte.

Da ich die Worte »Hunger« und »Landstreicher« ausgesprochen habe, fühle ich mich gedrängt, auf Parallelen zwischen Jakob Wassermann und einem anderen großen Dichter dieses Jahrhunderts, der ebenfalls durch seine Romane Weltruhm errang, hinzuweisen: Knut Hamsun. Auch er erlitt jahrelang das schreckliche Schicksal des Ausgestoßenen, des Abgewiesenen, des Darbenden, bis er, von Verzweiflung getrieben, sein Elend in dem Roman »Hunger« hinausschrie – und über Nacht weltweit bekannt wurde.

Bei Wassermann ging es nicht so dramatisch und plötzlich zu, aber sein Leben begann sich Schritt für Schritt zu ändern, als er, dreiundzwanzigjährig, in München Ernst von Wolzogen begegnete, der Gefallen an ihm fand, ihn zu einer Art Sekretär machte und vor allem dafür sorgte, daß der Verlag Langen seinen Erstling »Melusine« herausbrachte: Ein wichtiger Anfang war gemacht. Aber, wie typisch für Wassermann, auch diese positive Wende ist mit einem sehr bitteren Beigeschmack versehen: Ganz charakteristisch für Wassermann ist seine Dankbarkeit, und so hat er zeit seines Lebens diesen Ernst von Wolzogen als seinen Wohltäter, als einen ganz entscheidenden Mann, als einen Weichensteller seines Lebens bezeichnet. Aber, und jetzt kommt die Tragödie, derselbe Wolzogen schreibt später – natürlich unter dem Einfluß der Nationalsozialisten – in seinen Memoiren die folgende Passage: »Ein kleiner, schiefer Jude suchte mich damals viel auf. Meine Frau öffnete immer das Fenster, wenn er gegangen war. Es war Jakob Wassermann.« Wie kläglich schämt sich da einer der guten Tat, die er einst einem Juden erwiesen hat! Gern möchte er sie ungeschehen machen, und da er dies nicht kann, bleibt ihm nichts anderes übrig, als sich wenigstens jetzt zu distanzieren, indem er den Beschenkten verspottet. Mir will scheinen, daß dieser Wolzogen ein schlimmes Symbol für viele Deutsche und Österreicher darstellt, die auch über Nacht sich der Bekanntschaft mit jüdischen Mitbürgern schämten und sie verleugneten.

Wiederum zeigt sich Wassermann als Wanderer zwischen

zwei Welten. Zuerst hatte er im Judentum aufgrund der gegebenen familiären Verhältnisse nicht Wurzeln schlagen können. Wie wichtig ist es, daß die Kinder von den Eltern hören: »Du gehörst zu uns, wir brauchen dich, du bist ein wesentlicher Bestandteil unserer Gemeinschaft.« Das hat der »Jakele« von seinen Eltern nie vernommen: Dadurch wurde ihm auch das Judentum in gewissem Sinne fremd. Zu der jüdischen Religion konnte er nie eine richtige Beziehung gewinnen; sie schien ihm seltsam, langweilig; der jüdische Gott, wohl infolge der gestörten Vaterbeziehung, »ein Schemen«, wie er sich einmal ausdrückte. Andererseits erkannte er und mußte es bald am eigenen Leib verspüren, daß diese Gemeinschaft, in der er sich gar nicht heimisch fühlte, von den anderen gemieden und abgelehnt wurde. Er schreibt:

> Ich war aufgewachsen wie ein Wilder, von den Gesetzen des Umganges mit den Menschen hatte ich keine Ahnung. Jede Konvention war mir verhaßte Fessel und es bedurfte trüber Erfahrungen in einer langen Periode der Selbsterziehung, bis ich mich in die Regeln der Welt einfügen lernte.

Und er schreibt weiter:

> Die gesellschaftliche Diskreditierung ließ sich nicht abschütteln. Wie sollte ich eindringen in die vielfach abgegrenzten Zirkel? Ich stand an der Peripherie, aber nicht in der Mitte. Aber ich brauchte diese Mitte, Anschluß, menschliche Wirkung, soziale Erfahrung, eine Tragfläche, ein umschlingendes Band. Stattdessen fand ich mich zurückgeworfen und isoliert unter dreifach erschwerenden Umständen: als Literat, als Deutscher ohne gesellschaftliche Legitimation, als Jude ohne Zugehörigkeit.

Wenn man das bisher Gesagte zusammenfaßt, sieht man: Wassermann konnte ursprünglich keine Zugehörigkeit zum Judentum entwickeln; er fühlte sich als Deutscher, wurde aber von den »Deutschen« zurückgewiesen, hatte auch ein ungeheures Gerechtigkeitsgefühl, das ihn erkennen ließ, wie sehr den Juden Unrecht getan wird, welches ihn veranlaßte, sich doch an die Seite der Verfolgten zu stellen, also sich als Jude zu bekennen. (»Nun hat mich aber das Schicksal zum Juden gemacht«, ruft er in diesem Zusammenhang aus.) Auf diese Weise wird er in gewissem Sinne überall ein Heimatloser, und das Schicksal Alfred Polgars und vieler anderer Emigranten geht an ihm zumindest teilweise in Erfüllung: »Die Heimat ist fremd geworden, aber die Fremde keine Heimat.« Bis zum heutigen Tag ist dies das Los ungezählter jüdischer Mitbürger in allen möglichen Ländern, die zwischen Judentum und der Nation, der sie angehören, hin- und hergerissen, oft auch zerrissen werden. Klabund formuliert es in seinen Villon-Nachdichtungen so:

Ohne Heimat in der Fremde
bin ich ganz auf mich gestellt
und mein Herze und mein Hemde
sind mein Alles auf der Welt.

Als Jakob Wassermann mit dem »Caspar Hauser«, auf den ich noch zurückkommen werde, einen der erschütterndsten Romane aller Zeiten geschrieben hat, und als viele sagten: Das ist ein wichtiges und wesentlich deutsches Buch, wie aus der Seele des Volkes heraus geschrieben, da meinten die anderen: »Dieses vergrübelte Wesen ist fremden Ursprungs; diese psychologische Bohr- und Grubentechnik hat nichts mit unserer Stammesart gemein« – das war genau das, was man auch von Freud und Adler behauptete –, »das Ganze ist Resultat jüdischer Geschicklichkeit, schlauer jüdischer Einfühlungsgabe, gefährlicher jüdischer Täuschungs- und Bestrickungsmacht.«

Und so wurde er also von den Deutschen zurückgewiesen, man kann ruhig sagen: zurückgeschlagen. Und in seinem Buche »Mein Weg als Deutscher und Jude«, in dem er sein Schicksal analysiert und das leider bis zum heutigen Tage so aktuell geblieben ist, daß man es jedermann zur Lektüre empfehlen möchte, hat er die erschütternden Worte geprägt, die man nie vergessen sollte:

> Warum schlagt Ihr die Hand, die für Euch zeugt? Es ist vergeblich, für sie zu leben, und es ist vergeblich, für sie zu sterben. Sie sagen nur: Er ist ein Jude. Es ist mir, als wäre nur bei den Toten Gerechtigkeit zu finden gegen die Lebenden, denn was diese tun, ist ganz und gar unerträglich.

Im Jahre 1938 wurden nicht nur die jüdischen Schüler über Nacht vom Unterricht ausgeschlossen, sondern selbstverständlich auch alle jüdischen Professoren. Im Akademischen Gymnasium, das ich besuchte, war davon ein ganz besonderer Lehrer betroffen, Ernst David Oppenheim, der uns in unvergeßlicher Art nicht nur die griechische Sprache, sondern auch die humanistische Denkungsart der Hellenen vermittelte. Erst später entdeckte ich, daß derselbe Oppenheim viele Jahre an den berühmten Mittwochabend-Sitzungen der Freud-Schüler teilgenommen hatte, also dem engsten Mitarbeiterstab angehörte. Er war es auch, der durch ein fabelhaftes Referat das Selbstmordproblem bei Jugendlichen aufgriff, woraus eine so intensive Diskussion entstand, so daß das gesamte Thema in einer eigenen Schrift veröffentlicht wurde, die alsbald weltweit Beachtung fand. Bei der Publikation wagte es Oppenheim, weil er kein Arzt und »nur« (!) Dr. phil. war, nicht, mit seinem Namen aufzuscheinen und wählte in seiner Bescheidenheit statt dessen das Pseudonym: Unus multorum (Einer von Vielen). Er war aber in Wirklichkeit das gerade Gegenteil, nämlich ein ganz Seltener, Einmaliger, Unersetzbarer. Übrigens verließ er 1911 zusammen mit Adler den Freud-Kreis und wurde ein Mitbegründer der Individualpsychologie.

Ein paar Wochen nach dem schrecklichen März 1938 ging ich in großer Sorge, besonders weil ich wußte, daß er ein weltfremder Mann war, zu ihm und beschwor ihn: »Herr Professor, ich bitte Sie, verlassen Sie so rasch wie möglich, solange Sie es noch können, dieses Land; es kommt der Tag, wo sie am Leben bedroht sein werden.« Darauf antwortete mir Oppenheim: »Lieber Ringel, was fällt Ihnen denn ein? Machen Sie sich keine Sorgen; ich habe das goldene Tapferkeitsabzeichen aus dem Ersten Weltkrieg, ich bin schwerst verwundet worden, ich habe für dieses Land mein Leben gewagt; sie werden mir nichts tun.« Er ist nicht weggegangen und in Theresienstadt im Konzentrationslager 1943 umgekommen. Das war eine Art »Parade-KZ«, zum »Herzeigen«, gegründet unter der heuchlerischen Parole: »Der Führer schenkt den Juden eine Stadt« – aber auch dort »schenkte« er ihnen in Wirklichkeit den Tod. (Mit Erschütterung fand ich jetzt im jüngst veröffentlichten Totenbuch Theresienstadt auch den Namen Oppenheim, gestorben am 18. 2. 1943.) Er hätte Wassermann ganz ernst nehmen müssen:

> Du kannst für sie leben, Du kannst für sie sterben; es wird immer nur heißen: Er ist ein Jude.

Um besser zu vermitteln, was das für Christen damals und vielleicht noch heute bedeutet, dieses »ein Jude«, möchte ich eine kleine Geschichte aus dem Leben Jakob Wassermanns erzählen:

Die Wassermanns hatten eine christliche Magd, und die sagte eines Tages zum »Jakele«: »Jakob, du hast ein gutes Herz. Du bist gar kein Jud', du bist ein Christ, denn du hast ein christliches Herz.« Da haben wir es: Das Gute wird für das Christliche beansprucht, das Böse bleibt dann dem Jüdischen. Der kleine Jakob zog daraus den umgekehrten Schluß: Das Menschliche kann in *allen* Religionen gefunden werden; es müßte eigentlich das sein, was sie, über alle Meinungsverschiedenheiten hinweg, verbindet. Also veranlaßte ihn gerade das Erlebnis mit der Magd, nachwirkend das Trennende zu ignorieren und das Gemeinsame zu suchen.

Betrachten wir unter dieser Devise seinen weiteren Lebensweg, der uns schon sehr nahe an Aussee heranführt. Die letzten 35 Jahre seines Lebens hat Wassermann in Österreich verbracht; mag sein, daß er die Doppelzüngigkeit Wolzogens unbewußt erahnt, mag sein, daß ihn eine sehr unglückliche Liebeserfahrung zusätzlich motiviert hat, Deutschland zu verlassen und nach Österreich zu gehen. Von 1899 bis 1919 lebte er in Wien; der »Caspar Hauser« ist in Hietzing, das »Gänsemännchen« in Grinzing, der »Wahnschaffe« im Anblick des Kobenzl geschrieben. Nach dem Scheitern seiner ersten Ehe lebte er dann mit der zweiten Gattin von 1919 bis zum 1. Jänner 1934 hier in Altaussee. Er hat über die Österreicher sehr freundliche Worte gefunden, wie das folgende Beispiel beweist:

> Die österreichischen Menschen kamen mir freier, williger, offener entgegen als die Deutschen. Österreich hat musikalisierend auf mich gewirkt; es hat mich geheilt, erneuert, umgewandelt, als ich, ein Gebrochener, dort Aufnahme fand. Es hat mich gelehrt, was Form ist, Zucht der Sinne, Rhythmus der Linie. Draußen habe ich den Pfeiler gesetzt, hier konnte ich den Bogen wölben.

Wunderbare Worte, die aber nicht darüber hinwegtäuschen können, daß ihm sein Schicksal, nicht *ganz* dazuzugehören, auch in unserem Vaterlande treu blieb. Wohl wurde er bald mit vielen prominenten Dichtern bekannt, wie Hofmannsthal, Schnitzler, Beer-Hofmann, Auernheimer, ja, sie wurden seine innigen Freunde, und doch, wie es einer der profundesten Wassermann-Kenner, Peter de Mendelssohn, ausdrückt, »teilte er dennoch ihre Welt nicht mit ihnen und sie die seine nicht mit ihm«. In ähnlichem Sinne schreibt Martha Karlweis, seine zweite Gattin, in ihren Erinnerungen:

> Bei aller Herzlichkeit des Umganges blieb er seinen Freunden Deutscher. Er war etwas anderes als sie. Er brachte ihnen Farbe und Geruch einer Landschaft, die sie nicht kannten und die ihnen fremd blieb.

Und weiter:

> Gewisse deutliche Anklänge an die heimatliche Mundart hat seine schön klingende, dunkel tönende Rede nie verloren. Er ist von seinen österreichischen Freunden oft darum geneckt worden. Hofmannsthal erfand ganze Sätze, in denen die Konsonanten T, P und K wie D, B und G ausgesprochen wurden und umgekehrt, woraus wieder ein komisch verkehrter Sinn sich ergab. Wassermann legte diese Mutterlaute nie ab, ebensowenig wie er Österreichisches in seinen Sprachschatz aufnahm oder gar – bäuerlicher Mensch, der er durch und durch war – das Steirergewand anlegte, in dem mancher städtische Literat ihn in Aussee besuchte. Das trug er nie; es wäre ihm an seiner Person wie Maskerade vorgekommen. Maskerade aber verabscheute er mehr als alles.

Ich könnte mir denken, daß die Bemerkung über die Maskerade gerade hier angesichts des Verhaltens mancher »Wiener«, die sich mit Gewalt als Ur-Steirer aufspielen und ausgeben möchten, einige Assoziationen hervorruft; wir aber müssen zu der Tatsache zurückfinden und sie, wenn auch sicherlich ungern, akzeptieren, daß sich Wassermann auch in Österreich in gewissem Sinne trotz allen Wohlbefindens »fremd« fühlte.

Da es jetzt darum geht, den Wassermannschen Lebensweg zusammenzufassen, weiß ich nichts Besseres, als Kurt Tucholsky, seinen großen Bewunderer, zu zitieren:

> Wie hat sich dieser Mensch gequält! Gequält mit sich, mit der Umgebung, mit dem Schicksal, mit Hunger, Kälte und Arbeitslosigkeit, mit dem Unvermögen, sich in die rohe Welt des platten Geldverdienens hineinzufinden, und in die verlogene der unordentlichen Bürger mit der Samtjacke oder der Hornbrille – Qual und Unschlüssigkeit, Verzweiflung und

Selbsthaß, Verlorenheit innen und Hohn außen. Der Lebensabriß hat etwas Erschütterndes.

Wenn also tatsächlich die Kindheit bis zum Ende seines Lebens am »Jakele« herunterrann, wie war es dann möglich, daß dieser Gedemütigte, Ausgestoßene, Getretene, Verfolgte, dieser Fremdling, Findling, Wildling – wie war es möglich, daß aus diesem Menschen etwas so Großes wurde? Er selbst sagte:

> Mich retteten zwei Dinge: die »innere« Landschaft und das Wort.

Unter »innerer Landschaft« verstand er die Entdeckung des Selbst. Da man ihn gesellschaftlich immer an die Peripherie rückte, worunter er, wie ich schon zitiert habe, unsagbar litt, suchte er durch nimmermüde Analyse der eigenen Person – gleichsam von Pol zu Pol der in ihm wirkenden ungezählten Gegensätze in sich selbst – die ihm ansonsten verwehrte Mitte zu finden. Und als Resultat all dieser Bemühungen durfte er da nur festhalten:

> Ich fühlte einen unerschöpflichen Vorrat an Kräften in mir. Was ich äußerlich zu erdulden hatte, schien mir in keiner Beziehung zu stehen zu dem, was ich innerlich war.

Ich meine, daß dies ein Satz ist, den wir alle uns nicht oft genug vorsagen können: Bei aller Bedeutung äußerer Faktoren, lehrt er, kommt es letztlich darauf an, *was wir aus unserem Inneren gemacht haben*.

Aber nun zum zweiten »Rettungsanker« Wassermanns, zum Wort. Wahrlich, wir gehen leichtfertig um mit diesem kostbarsten Schatz des Menschen, so daß man immer wieder Rilke zu zitieren sich veranlaßt fühlt: »Ich fürchte mich so vor der Menschen Wort«. Aber das Lesen Wassermannscher Werke macht da wieder Mut, denn zu Recht hat Tucholsky über seine Sprache gesagt:

> Wie die dunkle Landschaft unter seinen Händen zu singen anfängt! Wie Musik, Wälder, Maschinen, Bauernwirtschaft und steinerne Straßen aussagen, was sie sind, was sie ihm sind und was sie uns sind! Er hat das Unsagbare gesagt, er ist das, was der Franzose »bourdon« nennt, die tiefe, große Kirchenglocke.

Mir fällt da der Vers ein:

> Schläft ein Lied in allen Dingen,
> die da träumen fort und fort,
> und es hebet an zu klingen,
> findest Du nur das Zauberwort.

Dieses Zauberwort, besser gesagt: diese Zauberworte, hat Jakob Wassermann immer wieder gefunden. Und ich habe mir nun vorgenommen, ein kleines Beispiel dafür zu geben aus dem schon erwähnten Buche »Etzel Andergast«, die Schilderung eines jungen Menschen, der soeben einen Koitus erlebt hat, das hohe Lied der Vereinigung:

> Um fünf Uhr morgens verläßt er sie und geht leise in den oberen Stock, . . . Im Flur brennt Licht. Er findet die richtige Tür nicht gleich, zwei, an denen er die Klinke niederdrückt, sind versperrt, die letzte ist es, er tritt hinein und bleibt im Finstern stehen. Es ist ihm zumut, als befinde er sich im Innern eines Berges. Das Rauschen, das in allen finstern Räumen vernehmlich wird, klingt wie das Rauschen von fernen Wässern, die einen Ausweg aus dem Berg suchen. Urlange Zeit ist es her, daß ihn solche Stille umfangen hat. Im Grund ist es ja die Stille, die rauscht. Auch das Blut in den Adern kann es sein. In dunklem Jubel strömt es zum Herzen und entströmt ihm wieder, um unermüdet zurückzukehren, nachdem es den ganzen Leib mit seinem dunklen Jubel erfüllt hat. Viele Stimmen sind im Blut, alle Liebesworte sind hineingeschmolzen. Alle Bilder und Erinnerungen der Sinne sind im Blut, so wie Salz, das sich im Wasser gelöst hat, sind sie aufgelöst im Blut. Das Mund-an-Mund-Sein, die maßlosen Umarmungen, das brechende Auge. Die Flamme und die Erschöpfung, die Erneuerung und der Tod. Der Atem, der aus Liebe besteht,

> die Zunge, die wie eine feurige Lazerte ist, die unersättlichen Hände, der unerschöpfliche Dank im wiedererwachten Blick, das ungläubig-vertraute Flüstern, die Entdeckung des Du, wie wenn man nach vielen Irrfahrten auf einem andern Stern gelandet wäre. Er tastet sich zu seinem Bett. Er will kein Licht. Licht wäre Mord, er schlüpft unter die Decke und stürzt in den Schlaf wie ein Stein in einen Brunnen.

Man hat heute den Begriff »Graphotherapie« geprägt; er bedeutet, daß begabte Menschen durch das Niederschreiben ihrer Werke gleichzeitig eine psychische Behandlung der eigenen Person durchführen: Goethe wäre ein typisches Beispiel dafür, denn er war, als seine Charlotte den Herrn Kestner heiratete, nahe daran, Selbstmord zu begehen, ließ aber schließlich an seiner Stelle den »Werther« sterben. Es mag schon sein, daß auch Wassermann gegenüber den zahlreichen Nöten seines Lebens eine solche »Schreibtherapie« betrieb; jedenfalls glaubt dies Tucholsky, wenn er formuliert:

> Wie alle Bitterkeit in seinem Schaffen aufgelöst ist, wie kein häßlicher Bodensatz zurückgeblieben ist in ihm.

Damit habe ich wohl den Übergang vom Menschen Wassermann zu seinem Werk gefunden. Und natürlich muß man sich da ganz besonders der Frage stellen: Warum ist dieses Werk heute relativ vergessen? Blicken wir zurück: Im Jahre 1900, der Siebenundzwanzigjährige hat gerade »Die Geschichte der jungen Renate Fuchs« verfaßt, ein Meisterwerk schon am Anfang, schreibt Arthur Schnitzler über dieses Buch:

> Es ist wie von tausend Blitzen durchleuchtet, wirkt wie die Vorstufe zu dem großen Roman, zu dem ganz großen, der für unsere Zeit in Deutschland noch nicht geschrieben ist, und Wassermann könnte ihn schreiben.

Neunundzwanzig Jahre später meinte Thomas Mann:

Er, Jakob, ist es, der heute noch einen richtigen Roman schreiben kann.

An dieser Stelle möchte ich nun sagen, daß dieser ganz große Roman von Jakob Wassermann auch tatsächlich geschrieben worden ist, er ihn der Welt nicht schuldig blieb. Es sind, genau besehen, sogar zwei Romane, die hierher gehören als die Vollendung des deutschen Romans in unserer Zeit. Und es kann Sie mit großem Stolz erfüllen, daß diese beiden Romane hier in Altaussee entstanden sind: der »Fall Maurizius« und »Etzel Andergast«. Ich glaube, daß Wassermann sich selbst in diesen beiden Romanen vervollkommnet, seinen Gipfel und auch den des deutschen Romans erreicht hat. Wie aber konnte es geschehen, daß solche Werke heute weitgehend unbekannt sind? Hier ist zuerst einmal jenen leidenschaftlich zu widersprechen, die glauben, das hänge damit zusammen, daß die Romane Jakob Wassermanns vom Inhalt her, also von der Thematik, jede Aktualität verloren, mit unserer Zeit nichts mehr zu tun hätten. Dem ist nicht so! Ich möchte im folgenden mit zwei ausgewählten Beispielen (soweit es eben die zur Verfügung stehende Zeit zuläßt) den Wahrheitsbeweis für meine These antreten.

Da ist erstens der »Caspar Hauser«. Diese tragische Figur, jetzt durch Filme wieder in den Mittelpunkt des Interesses gerückt, in der Wildnis einsam aufgewachsen, zwar mit Nahrung zum Überleben versorgt, sonst aber ohne jeden menschlichen, besonders sprachlichen Kontakt. Er taucht eines Tages tierähnlich verwahrlost auf; seine Abstammung wird fast zu einem kriminalistischen Rätsel. Aber bevor es noch gelöst werden kann, eben wohl um die Lösung zu verhindern, löscht er wieder aus unter ebenso mysteriösen Umständen, wie er erschienen ist, wird zu Tode gebracht.

Nun zögere ich nicht, zu sagen, daß dieser Caspar Hauser

in mehr als einer Beziehung das Abbild des heutigen jungen Menschen ist. Der wächst auch vielfach auf ohne echte seelische Zuwendung. Die Eltern sind zwar bekannt und nicht unbekannt, wie im Falle des Caspar Hauser; sie bleiben aber dennoch in gewissem Sinne anonym, weil sie keine Zeit für die Kinder haben. Sie sind mit allen möglichen Dingen beschäftigt, vor allem damit, Geld zu verdienen, und dieses Geld lassen sie auch den Kindern zukommen in vielfacher Form, durch Überfütterung mit Nahrung und materiellen Gütern; aber seelisch verhungern sie; es fehlt ihnen die liebevolle Wärme, die gefühlsmäßige und sprachliche Zuwendung, das Verständnis, die Wertvermittlung, alles lebenswichtige Dinge.

Dieser Caspar Hauser ist somit eine ins Tragische überhöhte, dennoch aber archetypische Darstellung des heutigen jungen Menschen, der sich bei vollen Schüsseln verwahrlost in einem Dschungel unbewältigter Gefühle befindet, ohne zu wissen, welcher Weg herausführt, kompaßlos, konfrontiert mit einer harten, kalten und farblosen Welt.

Und jetzt die anderen, die sich um den Caspar Hauser angeblich kümmern, ihm helfen wollen: Neugier treibt sie und nicht Liebe; für sie ist dieser Mensch ein hochinteressantes Experiment, eine einmalige Gelegenheit, neue Erfahrungen zu sammeln, wissenschaftliche Erkenntnisse zu gewinnen. Das Schicksal des Betroffenen ist ihnen dabei im Grund gleichgültig. Mit anderen Worten: Sie machen aus einer lebenden Sache eine tote, und es ist nur ungeheuer konsequent, wenn dann der Tod die ganze Geschichte beendet. Viele Forscher und Wissenschafter der Gegenwart sind getreue Abbilder dieser »Helfer«. Wie treffend ist daher bis zum heutigen Tage der Titel, den Wassermann seinem Caspar Hauser gegeben hat: »Caspar Hauser oder Die Trägheit des Herzens«.

Noch eine Parallele: In der Bemühung, die Abstammung, die Geschichte Hausers aufzuklären, könnte man ein Abbild der modernen Psychotherapie erkennen. Psychotherapie ist ja nichts anderes als der Versuch, das eigene bisherige Leben noch einmal zu leben, die frühen Jahre der Vergessenheit zu entreißen, die Zusammenhänge verstehen zu lernen und eine in der Kindheit mißglückte Beziehung durch eine geglückte zum Therapeuten zu korrigieren. Die Psychotherapie versucht, die Wahrheit aufzudecken: Wie war das alles möglich, wie kam es dazu? Keine Verurteilung der Eltern, aber ein Ringen um Erkenntnis: Was hat denn damals gefehlt, was kann man tun, damit das, was einst nicht vorhanden war, jetzt nachgeholt wird – ein Nachholbedürfnis von höchster Aktualität, weil ja die jungen Menschen heute so erfüllt davon sind. Und sie haben wahrlich ein Recht, das zu erhalten, was sie in der Kindheit nicht bekommen haben: echte Liebe und Güte! Ganz wunderbar, im Roman die Dankbarkeit Caspar Hausers zu erleben für jede auch noch so kleine liebevolle Zuwendung, die ihm zuteil wird; auch das eine Parallele zur Jugend der Gegenwart.

Aber noch eine letzte schreckliche Übereinstimmung zwischen Roman und Wirklichkeit: Auch in der Realität sind immer wieder Menschen da, die die Aufdeckung der Wahrheit nicht wünschen, die nicht wollen, daß ein Kind, das leidet, zu anderen geht und sein Leid klagt. »Das geht die fremden Leute nichts an«, formuliert es Peter Turrini präzise. Es soll ruhig sein, fügsam und zufrieden mit dem Gebotenen, und wäre das auch noch so kärglich und kläglich. Und es soll so lange alles Negative vergessen, bis es am Ende glaubt, unter den besten Umständen aufgewachsen zu sein.

Und so, wie man den Caspar Hauser ermordet, bevor die Wahrheit über seine Abstammung herauskommt, so geschieht es dann leider viel zu oft, daß auch für unsere Kinder und Jugendlichen diese Aufklärung, dieses Ausgleichen, dieses Korrigieren torpediert wird. Die Eltern empfinden die Psychotherapie als gegen sich gerichtet, weil sie fürchten, hier kommt die Wahrheit an den Tag, und das führt zu Aggression und Anklage gegen sie. Und also: Schluß mit der Therapie; ich werde doch nicht dafür bezahlen, daß das Kind mein Feind wird. Wohin soll man gehen, wenn man auch nicht zum Therapeuten gehen darf? Peter Turrini gibt wiederum die Antwort: »Ich gehe nirgendwohin« – und dieses »Nirgendwohin« ist ja doch eigentlich schon mit dem Nichts, dem Weg in den Selbstmord, den immer mehr junge Menschen tragischerweise antreten, identisch. Und so darf ich wohl sagen: Der Caspar Hauser ist in seiner Grundkonzeption ein beunruhigend aktuelles Werk.

Ich komme jetzt zu einem zweiten Beispiel, zum »Christian Wahnschaffe«. Die Wahnschaffes, die sind also ein großes, mächtiges Geschlecht – ein Konzern, würde man heute sagen, eine Ansammlung von Macht und Geld und Besitz. Und allein schon die Wortschöpfung »Wahnschaffe« für diesen Zweck ist genial. Da ist zuerst einmal das »Schaffe«, dieses Erraffen, anders ausgedrückt: »Das kriegen wir noch« (ein wörtliches Zitat aus dem Buch), das noch, vieles andere auch noch, und überhaupt alles, und die Herrschaft wird immer noch erweitert, der Appetit hört niemals auf.

Erich Fromm hat ein Buch über »Haben oder Sein« geschrieben; beides zusammen, will er sagen, geht nicht. Entweder entscheide ich mich für mein Sein, für mein seelisches Wachstum, für mein Werden, oder ich entscheide mich für das Zusammenraffen materieller Güter – und das ist kein Wachstum, das ist bloß ein »Zuwachs«. Ja, ich kann alles zusammenraffen, aber mein seelisches Wachstum erfolgt dadurch nicht. Und da ist der zweite Teil der Wassermannschen Wortschöpfung: »Wahn«. Er will besagen, daß es

»Wahn« bleibt, wenn man glaubt, auf diese Weise die Welt verbessern zu können. »Wahnschaffe«: alles dirigieren, alles manipulieren, alles unter Kontrolle haben, jedes Ding schon im vorhinein berechnen zu können – alles das ist in diesem Roman da. Aber noch etwas ist enthalten: daß der Sohn, der älteste, Christian Wahnschaffe, gegen dieses System revoltiert. Hören wir uns zuerst seine Auseinandersetzung mit der Mutter an:

> Mutter, es ist nicht leicht, das Leben zu erklären, das man lebt, und die Ereignisse, die ihre Notwendigkeit von unbestimmter Zeit her in sich tragen. Wenn ich die ganze Vergangenheit durchsuche, kann ich noch nicht sagen, wo es begonnen hat, wann und womit. Wen das Licht blendet, der will an einen Ort, wo es dunkel ist; wer übersättigt ist, dem ekelt vor der Speise; wer sich nie an eine Sache hingegeben hat, der fühlt sich beschämt und möchte sich bewähren. Aber das erklärt das Wesentliche nicht. Sieh mal, Mutter: die Welt, wie ich sie nach und nach kennengelernt habe, ich meine die von Menschen stammenden Einrichtungen, darin liegt ein großes, dem gewöhnlichen Gedankengang unfaßbares Unrecht. Worin eigentlich dieses Unrecht besteht, kann ich nicht sagen. Kein Mensch kann es einem sagen. Es ist einfach da, und man begegnet ihm auf Schritt und Tritt. Es hilft nichts, darüber nachzudenken; man muß hinein und muß hinuntertauchen bis auf den untersten Grund, um zu erforschen, wo die Wurzel und der Ursprung ist. Danach kann einen eine Sehnsucht ergreifen, die alle andern Bestrebungen verdrängt und die einen nicht mehr losläßt. Es ist ein Gefühl, das ich dir nicht schildern kann, Mutter, auch nicht, wenn ich von jetzt bis in die Nacht zu dir reden würde. Es geht durch und durch, durch den ganzen Menschen, durch die ganze Existenz, und will man sich ihm entziehen, so wird es nur um so heftiger.
>
> . . . Nicht im Unterschied von arm und reich besteht das Unrecht. Nicht in der Willkür hier, im Erleiden dort. Nicht in dem. Sieh mal, wir alle sind in der Anschauung aufgewachsen, daß das Verbrechen seine Sühne findet, daß auf Schuld Strafe folgt, daß jede Tat ihren Lohn bereits in sich trägt, mit einem Wort, daß eine Gerechtigkeit vorhanden ist, die, wenn

nicht vor unsern Augen, so doch über unsern Köpfen alles ausgleicht, ordnet und vergilt. Das aber ist nicht wahr. Ich glaube nicht an die Gerechtigkeit. Es gibt keine Gerechtigkeit. Es ist nicht möglich, daß es eine gibt, sonst wäre das Leben, das die Menschen führen, nicht so, wie es ist. Und wenn es nun keine Gerechtigkeit gibt, von der die Menschen gewohnt sind zu sprechen und auf die sie sich verlassen, wenn unter ihnen ein Unrecht geschieht, so muß im Leben der Menschen selbst die Quelle des Unrechts verborgen sein, und man muß ausfindig machen können, wo sie steckt. Man kann es aber nicht ausfindig machen von außen; man muß innen sein, innen und drunten. Siehst du, das ist es. Jetzt begreifst du vielleicht.

Und nun noch die letzte »Abrechnung« mit dem Vater:

Der Vater: »Der Plan, daß du von hier verschwindest, hat vieles für sich. Andere Kontinente bieten einen günstigeren Boden für offensichtlich abstruse Ideen wie die deinigen. Die Stätte deiner Wirksamkeit zu verlegen, dürfte dir ein leichtes sein. Für uns wäre das eine Befreiung von einem Alpdruck..« – »Genau das habe ich vor«, sagte Christian, »verschwinden. Es ist zwar schwierig zu verschwinden; in unserer Welt zu verschwinden ist eine schwierige Aufgabe. Es heißt, die Person, die Heimat, die Freunde abtun und zuletzt noch den Namen abtun, was das Schwierigste ist. Aber ich will es versuchen.« Argwöhnisch blickte ihn der Vater an. »Und wohin hast du beschlossen zu gehen?« – »Ich bin noch unklar. Besser, du erfährst es nicht.« – »Und ohne Mittel, in Abhängigkeit und Dürftigkeit?« – »Ohne Mittel, in Dürftigkeit, aber nicht in Abhängigkeit.« – »Hirngespinst!« – »Was sollen die harten Worte noch, Vater?« – »Und ist es denn unabänderliche Notwendigkeit?« – »Ja, unabänderliche.« – »Unabänderliche Trennung zwischen uns und dir?« – »Ihr wollt es, ich muß es; unabänderlich.« Der Geheimrat verstummte. Ein leises Schwanken des Oberkörpers war das einzige Zeichen seines inneren Zerbrechens. Bis zu diesem Augenblicke hatte er gehofft. Er hatte an das Unabänderliche nicht geglaubt. Er war einem schmächtigen Lichtstrahl nachgegangen. Dieser erlosch. Sein Herz zerrieb sich in vergeblicher Liebe zu dem Sohn, der ihm das »unabänderlich« zugerufen hatte, das er nicht verstand. Alles, was er errungen, Macht, Reichtum, Ehren, der goldne Thron in einer Welt voll Überfluß, hatte eine entsetzliche Sinnlosigkeit und Öde. »Du wolltest mich an das Erbe binden«, hört er die klare und sanfte Stimme Christians sagen; »du wolltest mich kaufen durch das Erbe. Ich habe erkannt, daß man sich dem entziehen muß. Man muß mit der Liebe derer brechen, die sich darauf berufen: du gehörst uns, du bist unser Eigentum, du mußt fortsetzen, was wir angefangen haben. Ich konnte nicht Erbe sein. Ich konnte nicht fortsetzen, was du angefangen hast. Ich war in einer Schlinge. Alle lebten in Freuden, und alle lebten in Schuld.« Der Geheimrat rang nach einem Ausdruck seiner verworrenen und schmerzlichen Gefühle. Es kam alles anders, als er es erwartet hatte. Da sprach ein Mensch, ein Mann. Da trafen ihn Worte, mit denen man sich abfinden mußte. Argumente verweigerten sich. Es war falsch, es war wahr. Ohne Hoffnung auf ein Ja fragte er: »Blutsbande existieren also nicht mehr für dich?« – »Wenn du vor mir stehst und ich dich sehe, fühle ich, daß sie existieren«, war die Antwort, »wenn du handelst und sprichst, spür' ich sie nicht.« – »Gibt es eine Abrechnung zwischen Vater und Sohn?« – »Warum nicht? Wenn Aufrichtigkeit und Wahrheit entstehen soll, warum nicht? Vater und Sohn müssen neu beginnen können, einer dem anderen gleichgestellt. Sie dürfen sich nicht auf das Gewesene verlassen, auf das, was verbucht ist, was die Gewohnheit vorschreibt. Sohn bin ich, du bist Vater. Heißt das Knecht und Herr sein? Ich bin nicht mehr von deiner Welt. Deine Welt macht mich zu deinem Widersacher. Sohn und Widersacher, anders kann deine Welt nicht anders werden. Gehorsam ohne Überzeugung, was ist das denn? Die Wurzel von allem Übel. Du kannst mich nicht sehen; der Vater sieht nicht den Sohn. Die Welt der Söhne muß sich gegen die Welt der Väter erheben, anders kann es nicht anders werden. Was ich zunächst tun will, weißt du ja nun«, er lächelte gewinnend knabenhaft, »verschwinden.« – »Es wäre eine Art von Tod«, sagte der Geheimrat. »Oder eine andre Art von Leben«, erwiderte Christian; »ja, das ist die richtige Bezeichnung und eigentlich auch der Zweck: eine andre Art von Leben; denn diese«, er stand auf, und sein Blick erglühte, »diese ist unerträglich. Eure ist unerträglich.« – »Du sprichst mit einer Heiterkeit davon, und ich ... und wir ... Christian!« rief der Geheimrat verzweifelt, »ich hatte nur dich! Weißt du es nicht? Wußtest du es nicht? Ich habe nur dich, nur dich. Was soll nun werden? Was soll sein?« Christian streckte seinem Vater die Hand entgegen, und dieser nahm sie mit der Gebärde eines Gebrochenen. Er raffte sich gewaltsam zusammen. »Wenn es denn unabänderlich ist, dann kein langes Hinziehen«, sagte er. »Gott schütze dich, Christian. Du warst mir eigentlich ein unbekannter Mensch, du bist es noch. Es ist hart, sich sagen zu müssen: Ich hatte einen erstgeborenen Sohn, er lebt und ist mir gestorben. Ich will mich fügen. Ich sehe, es ist etwas in dir, dem man sich zu fügen hat. Vielleicht genügt es aber nicht einmal, wie? Vielleicht verlangst du mehr? Nun, ich bin zweiundsechzig, da muß es genügen. Gott schütze dich, Christian.« Beherrscht aufgereckt wandte er sich zum Gehen.

Wer die heutige Jugend auch nur einigermaßen kennt, der weiß, daß sich solche Gespräche in der Gegenwart genauso, ja, mit den gleichen Worten, abspielen könnten, nein: abspielen. »Gehorsam ohne Überzeugung, das ist die Wurzel von allem Übel« und »Du warst mir eigentlich ein unbekannter Mensch«, das sind Höhepunkte der Tragödie des Neben- statt Miteinanders zwischen den Generationen, die bis zum heutigen Tage sich immer wieder ereignet. Wie begnadet war der Dichter, der dies alles, zeitlos gültig, mit unvergeßlichen Worten festhalten konnte? Und wenn dies heute alles »vergessen« ist, muß man da nicht eine Absicht dahinter vermuten, einen verzweifelten Verdrängungsversuch von Menschen, die nicht an »Peinliches« erinnert werden wollen?

Meine Beispiele (und viele andere aus dem Werk Wassermanns wären noch zu erbringen!) zusammenfassend, wird man wohl sagen dürfen: An der Aktualität der Themen kann die relative Vergessenheit des Autors nicht gelegen sein. Oder vielleicht doch wieder auch: Denn es sind sehr unangenehme Fragen, die er stellt, und man kann sich gut vorstellen, daß die Menschen ihnen ausweichen wollen. Letztlich glaube ich aber, daß ein anderer Faktor maßgeblich dafür ist, daß er nun schon so lange ein Dornröschendasein führt (aus dem man ihn nur zu gerne wachküssen möchte). Wassermann war der begnadetste Erzähler deutscher Zunge. Man könnte ihn sich vorstellen in »Tausendundeiner Nacht«, unerschöpflich Geschichten erfindend: Es ist etwas Arabisches, auch etwas Chassidisches und noch etwas Drittes in ihm. Zu Weihnachten 1983 habe ich meinen Freund Manès Sperber in Paris angerufen, ihm meine Wünsche übermittelt und hinzugefügt: »Manès, mir ist eine besondere Auszeichnung und Beglückung zuteil geworden; ich darf zum Todestag von Jakob Wassermann in Aussee sprechen.« Da antwortete er: »Die Romane des Jakob Wassermann sind wie subtropische Pflanzen; sie fangen harmlos an, fast wie eine Kolportage, und auf einmal blüht und blüht und blüht es noch weiter, und dann geht es ins Uferlose, ins Endlose.« Und hier, glaube ich, müssen wir uns vergegenwärtigen, wie Jakob zu diesem »Endlosen« gekommen ist; er hat es uns ja im »Junker Ernst«, der starke autobiographische Züge trägt, verraten und damit einen neuen Beweis dafür geliefert, wie sehr *alles* von der Kindheit beeinflußt wird. Ein Onkel, der Bruder der verstorbenen Mutter, schickte regelmäßig etwas Geld zur Verbesserung der Kost der Kinder; der Jakele zweigte sich davon immer heimlich etwas ab für seine Bücher. Aber der jüngere Bruder entdeckte dies und drohte, ihn bei der Stiefmutter anzuzeigen. Er konnte nun das Böse nur abwenden, indem er dem Bruder vor dem Einschlafen eine Geschichte erzählte, die er absichtlich stets an der spannendsten Stelle abbrach. Dadurch erreichte er, daß der Bruder auch am nächsten Tag an der Fortsetzung interessiert war und die Gefahr des Verratenwerdens immer wieder hinausgeschoben wurde. In »Mein Weg als Deutscher und Jude« hat Wassermann das wie folgt beschrieben:

Je verwickelter, spannender, aufregender die von mir ersonnene Begebenheit war, je erpichter war er natürlich, die Fortsetzung zu hören, und ebenso natürlich mußte ich, um ihn im Zaum zu halten und nach meinem Willen lenken zu können, alle Geistes- und Kombinationskräfte zu Hilfe rufen. Es war keineswegs leicht. Ich hatte einen unerbittlichen Forderer, und es durfte nicht langweilig und nicht flüchtig werden. So erzählte ich wochen-, ja monatelang an einer einzigen Geschichte, im Finstern, mit leiser Stimme, bis wir beide müde waren und ich bis zum Durcheinanderwirren der Figuren zu der Situation gelangt war, von der ich selbst noch nicht wußte, wie sie zu lösen sei, die aber den atemlosen Lauscher wieder für vierundzwanzig Stunden in meine Gewalt gab.

Hier haben wir das ganze Geheimnis der Architektur der Wassermannschen Romane vor uns. Er erzählt, ähnlich seiner arabischen Schwester, gleichsam um sein Leben, er wird zum großen Fabulierer, verzweigt die Früchte seiner Erfindungen in ungezählte Verästelungen, gerät scheinbar vom Hundertsten ins Tausendste, ohne jemals uninteressant zu werden, und am Ende vollzieht sich das schier unglaubliche Wunder, daß ihn alle diese Abirrungen nicht daran hindern, wie von selbst wieder zum Hauptstrom zurückzufinden. Und man muß es wohl sagen: Es ist diese übergroße Erfindungsgabe, also ein Zu-Viel und nicht ein Zu-Wenig, die heute der Popularität Wassermanns im Wege steht. Wir sind nicht mehr bereit, wie der Bruder, Tag für Tag und Nacht für Nacht, dem Erzähler weiter zu lauschen, und mag er noch so spannend berichten; das dauert uns zu lang. Die Welt hat sich geändert; es handelt sich um einen Wandel, der gerade für Wassermann sehr ungünstig ist.

Einst hat ein Mann zu Bülow gesagt: »Der ›Tristan‹ ist ja wunderschön; er dauert aber zu lange«, und Bülow hat geantwortet: »Nicht der Tristan ist zu lang, sondern Ihr Verstand ist zu kurz, lieber Herr.« In ähnlichem Sinne könnte man über Wassermann sprechen. Vielleicht kommt die Zeit, wo wir wieder Zeit, Muße haben, wo wir uns entspannen, öffnen können, bereit sind, etwas zu lesen, was nicht gleich wieder vorbei und zu Ende ist. Ich bin sicher: Das würde auch die Zeit Jakob Wassermanns sein!

Zum Schluß möchte ich über eine besondere, in gewissem Sinne schreckliche Gabe Wassermanns sprechen, seine prophetische. Im Jahre 1933 hat er gesagt: »Die größte Kunst, die man beherrschen muß: Man muß wissen, rechtzeitig zu sterben.« Für mich gibt es gar keinen Zweifel, daß dieser Tod am 1. Jänner 1934 – welch ein schicksalhaftes Datum – ein unbewußt inszenierter Tod war. Daß das prinzipiell möglich ist, habe ich an vielen Beispielen meines Lebens erfahren. Was hatte Wassermann von 1934 und den folgenden Jahren zu erwarten? 1933 war in Deutschland die Machtergreifung Hitlers erfolgt, und sofort hatte dort die Judenverfolgung begonnen. Freilich, Wassermann war, in Österreich lebend, noch nicht unmittelbar betroffen, aber jedermann wußte, daß die Eroberung unseres Landes vom ersten Tage an das erklärte Kampfziel des Diktators war. Wie lange würde sich Österreich halten können? Gerade die tragischen Ereignisse von 1934 trugen ganz wesentlich dazu bei, die ohnehin fragliche Abwehrstärke unseres Landes noch weiter zu reduzieren. Nein, Jakob Wassermann mit seinen prophetischen Fähigkeiten hat genau gewußt, was auf ihn wartete, wenn er weiterleben, besonders wenn er lange weiterleben sollte. Schon als 1922 Rathenau ermordet wurde, sagte er: »Das trifft nicht nur Rathenau, das trifft uns alle, auch mich. Das ist, wie wenn ich selber sterben würde.« Und in einer »Selbstschau am Ende seines sechsten Jahrzehnts« hat er 1933 in der »Neuen Rundschau« das kommende Schicksal der Juden vorausgesagt:

> Es ist eine Straße des Kummers und der Tränen, wie es keine gab, seit menschliche Taten und Leiden aufgeschrieben wer-

den. Man vergißt es, man löscht es in sich aus. Es bleibt einem nichts anderes übrig, wie sollte man sonst weiterleben? Der Einzelne will nicht teilhaben an den Missetaten der Zeitgenossen, der Spätergeborene nicht an denen der Vorfahren. Ob Hunderte oder Tausende oder dreihunderttausend auf dem Scheiterhaufen und unter Mörderhand krepiert sind, statt an Altersschwäche in ihren Betten, spielt vielleicht nach fünfhundert Jahren keine Rolle mehr, schon nach zwanzig nicht. Manche beruhigen sich damit, daß der Menschheit überhaupt nicht zu helfen und Hopfen und Malz an ihr verloren ist. Und der Herd der Umtriebe, das Zentrum der Infektion, ist nach wie vor Deutschland. Das schmerzt. Dieses wunderbare Land, dieses unvergleichliche Volk. Es ließe mich nicht ruhen, auch wenn ich kein Jude wäre, den Stachel würde ich nicht los. Was hilft es, daß einige Wenige aus dem Riesenghetto zum Wohlstand aufsteigen? Nichts! Weniger als nichts. Diese Wenigen, diese Minorität bildet den Zündstoff für den *Ofen des Antisemitismus, die Millionen werden ohnehin darin verbrannt.* Verbrannt wird auf alle Fälle.

Und auch die Zeit nach dem Holocoust hat er tragischerweise ganz richtig beurteilt, viel besser jedenfalls als wir, die das alles miterlebt haben:

> . . . ihr Gewissen ist beunruhigt durch das unerklärliche Noch-immer-Existieren des Juden. Sie sind erstaunt, ihn noch immer auf dem Welttheater zu wissen. Du, den wir vernichtet, verbrannt, verkommen glaubten, wagst es wieder, uns gegenüber zu treten? Und sie suchen sich zu rächen, weil die Scham sie quält.

Da ist ja eigentlich schon der heute bekannte Spruch: »Die Täter werden den Opfern Auschwitz nie verzeihen«, schon vorweggenommen.

Wer wollte da noch bestreiten, daß er wußte, was kommen wird? Und wer wollte ihm da, so bedauerlich sein relativ früher Tod war, nicht gönnen, daß ihm so vieles erspart geblieben ist?

Er hat aber nicht nur das Schicksal der Opfer vorausgeahnt, sich das Unvorstellbare (und von uns nicht einmal jetzt, da es längst schreckliche Wirklichkeit wurde, ganz Erfaßte) vorgestellt, sondern auch das der Täter und der Handlanger, der Zuseher bei diesem Drama. Im Jänner und Februar 1932 hielt er an den Universitäten Basel, Bern und Zürich sowie im Wiener Kulturbund eine »Rede an die Jugend über das Leben im Geiste«, in der er die Situation wie folgt beschrieb:

> Betrachten Sie mit mir einen Augenblick die allgemeine Situation. Wir können sie nicht ignorieren. In Deutschland allein gibt es momentan ungefähr sechs Millionen junge Menschen ohne jede tragfähige Lebensgrundlage. Wohlgemerkt, ich spreche jetzt nicht von Arbeitslosen, ich spreche von Hoffnungslosen, und das geht an die Wurzel. Halten Sie sich vor, was es heißt: hoffnungslose Jugend. Beinahe eine contradictio in adjecto. Ich war im letzten Herbst in mehreren deutschen Städten; da sind viele junge Leute zu mir gekommen, um sich auszusprechen, mir zu erzählen, wie sie lebten. Es war kaum ein einziger darunter, der aus seiner kompletten Verzweiflung ein Hehl gemacht hätte. Und zwar war es weit häufiger die geistig-seelische Verzweiflung als die aus physischer Not entstandene. Das Dasein bietet ihnen überhaupt keinen Anreiz mehr. Die Folge ist eine Herabminderung von Vitalität, von Auftrieb, von innerer Freiheit, von tätigem Willen, die die Seelenlage der ganzen Nation verhängnisvoll beeinflußt. Niemand täuscht sich über die Größe der Gefahr, aber alle Mittel, die sie bannen, haben bis jetzt versagt. Und was waren das denn für Mittel? Worte, Zeitungsartikel. Paragraphen, Kommissionen, Tagungen, Kongresse. Ist es nicht, wie wenn die Feuerwehr, zu einem Brand geholt, statt die Wasserspritzen in Betrieb zu setzen, im Chorus die Formel H_2O absingen würde? Die Menschheit weiß im Grunde doch nicht, was ihr droht, jeder für sich haust in einer unzugänglichen Höhle, und alle zusammen sind sie mit Herzensblindheit geschlagen. Vollständig zermürbt von der Angst um den materiellen Besitz, vergessen sie, daß es der geistige ist, der ihnen erst dazu verhilft... Ich bilde mir nicht ein, Ihnen damit Neues zu sagen. Worauf ich abziele, ist die Feststellung, daß

> kein leibliches Elend so drückend und auf die Dauer verheerend sein kann wie das der Seele und des Geistes. Der Einblick, den der jugendliche Mensch, fast ohne sein Zutun, in die Weltverhältnisse gewinnt, ist so absolut niederschmetternd für ihn, daß die innere Schädigung, die er davon erfährt, weit schwerer wiegt als jede äußere Beeinträchtigung. Wir dürfen uns um die fraglose Wahrheit nicht herumlügen, daß es um Sein oder Nichtsein der menschlichen Gesellschaft geht, wenn wir von einer Katastrophe des Geistes sprechen, und daß, lassen wir sie zu, morgen schon in Trümmern liegen wird, was heute noch das letzte Bollwerk gegen das hereinbrechende Chaos ist.

Und warnt vor einer Politik als Lösung dieses Problems,

> ... die den Geist an die beinerne Ideologie verkuppelt und das Herz mit Leidenschaften erfüllt, durch die es prostituiert wird.

Wahrlich, Wassermann wußte die Tragödie der staatsgläubigen Menschen, die in der Massenbewegung ihr Heil suchten, voraus. Und müßte man ihn nicht heute wieder aus dem Grabe holen, da wir es, wenn auch aus ganz anderen Gründen, neuerlich vielfach mit einer hoffnungslosen Jugend zu tun haben?

Darf ich meinen Vortrag mit drei Thesen beschließen: *Erstens:* Ich habe mich bemüht, einen Menschen vor Ihnen erstehen zu lassen, der unendlich liebenswert war. Hugo von Hofmannsthal, wenn man ihn gefragt hat: »Was ist ein guter Mensch?«, hat öfters geantwortet: »*Was* einen guten Menschen ausmacht, kann ich nicht definieren, aber *wer* ein guter Mensch ist, das kann ich sagen, nämlich der Jakob Wassermann.«

Zweitens: Ich hoffe, gezeigt zu haben, daß dieser Mensch nicht nur liebenswert, sondern auch lesenswert ist, ja, daß es eine Notwendigkeit ist, ihn gerade heute zu lesen. Sie kennen den Vers:

Wer wird nicht einen Klopstock loben; doch wird ihn jeder lesen – nein. Wir wollen weniger gelobet und desto mehr gelesen sein.

Ich möchte behaupten: Wer Wassermann liest, der tut nicht nur Wassermann einen Gefallen, sondern auch sich selber. Der bereits zitierte Peter de Mendelssohn hat einmal gesagt: »Sein versunkenes Werk funkelt wie ein kostbarer Schatz in der Meerestiefe.« Heben Sie diesen Schatz und seien Sie des Wortes von Hermann Hesse eingedenk: »Ehe die Meisterwerke sich an uns bewähren, müssen wir uns an ihnen bewährt haben.« Ein großartiger Satz von Hermann Hesse, der unserem Jakob Wassermann von Herzen zugetan war.

Drittens: Es wäre schlimm, wenn dies nur ein Vortrag über Jakob Wassermann gewesen wäre. Wanderer zwischen den Welten, die keine Heimat haben, von allen ausgestoßen sind, nirgends hingehören – unsere Erde ist voll von ihnen. Sie sind im Dunkeln, tasten sich ängstlich durch die Welt, und wenn auch nicht jeder von ihnen ein Wassermann sein kann, vielleicht gerade deswegen brauchen diese Menschen unsere Hilfe! Und ihnen zu helfen, das ist sicher im Sinne Jakob Wassermanns!

Nachwort

Als ich am 26. Dezember 1983 in Altaussee die Gedenkrede für Jakob Wassermann halten durfte, war Manès Sperber noch am Leben, der, nur wenig später, viel zu früh von uns gegangen ist. Es fällt mir stets aufs neue schwer, zu begreifen, daß ich ihn nie mehr wieder werde umarmen dürfen. Aber gerade deshalb möchte ich mit einem Satz schließen, der sein Leben getragen hat:

> Ich bin nie einer Idee begegnet, die mich so überwältigt und die Wahl meines Weges so beeinflußt hat, wie die Idee, daß die Welt nicht bleiben kann, wie sie ist, ganz anders werden kann und es werden wird.

Wenn dieses Buch einen kleinen Beitrag dazu leistet, daß sich dies »kann« in ein »wird« verwandelt, wäre ich unbeschreiblich glücklich.

AUSGEWÄHLTE LITERATUR:

Ingeborg Bachmann: Musik und Dichtung. Werke, 4. Bd; hrsg. v. Christine Koschel, Inge von Weidenbaum, Clemens Münster. R. Piper u. Co. Verlag München/Zürich, 2. Aufl., Sonderausgabe 1982.

Franz Theodor Csokor: Gedichte von 1912 bis 1952. Österreichische Verlagsanstalt Innsbruck, 1952.

Erich Fried: Wächst das Rettende auch? Gedichte für den Frieden. Bund-Verlag, Köln 1986, S. 84.

Hermann Hesse: Gesammelte Schriften (Dichtungen), Suhrkamp Verlag, Frankfurt/Main 1958.

Georg Kreisler: In diesem Buch wurden »Professor Doktor Med.«, »Die Hexe«, »Zu Hause ist der Tod« und »Es wird alles wieder gut, Herr Professor« mit freundlicher Genehmigung von Herrn Georg Kreisler abgedruckt.

Christine Nöstlinger: Iba de gaunz oaman fraun, Verlag Jugend und Volk, Wien/München, 2. Aufl., 1982.
Iba de gaunz oaman kinda, Verlag Jugend und Volk, Wien/München 1980.

Alfons Petzold: Pfad aus der Dämmerung. Wiener Verlag 1947.

Qualtingers beste Satiren. Vom Travnicek zum Herrn Karl: Hrsg. und mit einem Nachwort von Brigitte Erbacher. Fischer Taschenbuch Verlag, Frankfurt/Main 1975.

Peter Turrini: Ein paar Schritte zurück. Gedichte. Europaverlag Wien/München/Zürich, 2. Aufl., 1987.

Jakob Wassermann: Etzel Andergast. Carl Posen Verlag Zürich 1944. Lizenzausgabe für Österreich: Ibis-Verlag Linz/Pittsburgh/Wien 1947.
Christian Wahnschaffe. S. Fischer Verlag Berlin, 39.–48. Aufl., 1933.
Rede an die Jugend über das Leben im Geiste. S. Fischer Verlag Berlin 1932.

Josef Weinheber: Sämtliche Werke, Band 1 Gedichte – »Ach ich Österreicher«, Otto Müller Verlag Salzburg 1953.

Anton Wildgans: Sämtliche Werke, 1. Bd., im Gemeinschaftsverlag Bellaria Verlag Wien/Verlag Anton Pustet, Salzburg 1948.

Carl Zuckmayer: Als wär's ein Stück von mir. Horen der Freundschaft. S. Fischer Verlag 1966.

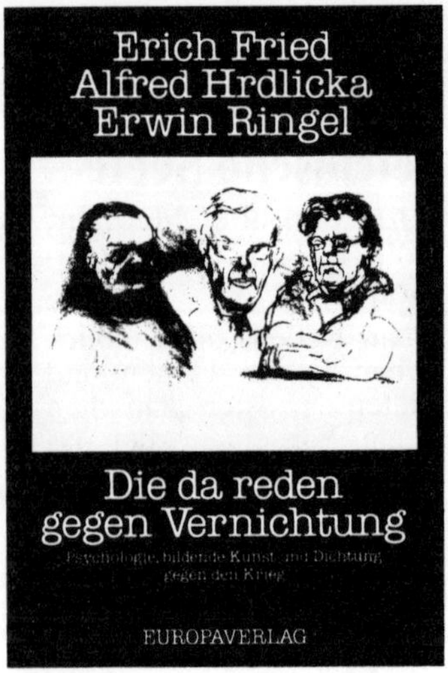

Erich Fried
Alfred Hrdlicka
Erwin Ringel

Die da reden gegen Vernichtung

Psychologie, bildende Kunst und Dichtung gegen den Krieg

Erich Fried

Es ist wichtig zu hören, und verstehen zu wollen, was Psychologen, Künstler und Dichter zu sagen haben, denn sie alle kämpfen auf ihre Weise gegen Entfremdung, Selbstentfremdung und Verdinglichung.

Alfred Hrdlicka

Kunst ist die Konfrontation mit denen, die die Macht haben.

Erwin Ringel

Erkranken können nicht nur Einzelpersonen, sondern auch Gemeinschaften – von der Familie angefangen bis zum Staat.

Gewalt und Unterdrückung, Krieg und Zerstörung – wie kann man in der Welt von heute diesen Mechanismen entgegenwirken? Diskussionsbeiträge und Aufsätze von Fried, Ringel und Hrdlicka, rund fünfzig Abbildungen von Hrdlickas Werken (unter anderem Erstveröffentlichungen), über fünfzig Gedichte von Fried, davon sechzehn bisher unveröffentlichte.

Französische Broschur, 200 Seiten mit 8 Farbtafeln, mehr als 50 Schwarzweißabbildungen und einer gefalteten Farbtafel

EV

Europaverlag